U0269435

王付五官疾病选方用药技巧

王　付◎主编

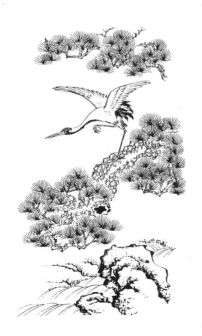

河南科学技术出版社

·郑州·

内容提要

本书以西医五官疾病分类为纲,如眼、耳、鼻、口腔、咽喉疾病等;以中医病证分型为目,如将眼科疾病分为热证、寒证、气郁证、瘀血证、虚证、痰证、风证、积滞证、出血证等;以选方用药为细则,如运用麻杏石甘汤、泽漆汤、竹叶汤等辨治眼科疾病属于热证的中医辨治思路、方法与应用技巧。本书将纲、目、细则融为一体,彰显中医辨治五官病证之优势及特色;全书举纲明目,点拨思路,启迪灵感,重在突出选方用药技巧,强化临床诊治技能,并以诊治案例为线索引导辨治五官疾病能够同中求异,择优选方,以使辨治五官疾病能够探隐索微,入细入微,切中病变证机。本书可作为中西医临床工作者及中西医院校在校师生的重要参考用书。

图书在版编目(CIP)数据

王付五官疾病选方用药技巧 / 王付主编 . — 郑州 :河南科学技术出版社 , 2018.9(2020.5 重印)

ISBN 978-7-5349-9314-5

Ⅰ . ①王… Ⅱ . ①王… Ⅲ . ①五官科学—疾病—中西医结合—诊疗 Ⅳ . ① R76

中国版本图书馆 CIP 数据核字 (2018) 第 168730 号

出版发行:河南科学技术出版社

地址:郑州市经五路66号　　邮编:450002

电话:(0371)65788613　65788629

网址:www.hnstp.cn

责任编辑:邓　为

责任校对:王俪燕

整体设计:张　伟

责任印制:朱　飞

印　　刷:河南省环发印务有限公司

经　　销:全国新华书店

幅面尺寸:720 mm × 1020 mm　1/16　印张:17.5　字数:315千字

版　　次:2018年9月第1版　2020年5月第3次印刷

定　　价:58.00元

前　言

　　五官疾病（眼、耳、鼻、口腔、咽喉疾病）既是临床中常见病、多发病，又是疑难病。要正确诊治五官疾病，既要了解西医对五官疾病的研究及进展，又要全面认识、系统掌握及合理运用中医理论，有针对性地辨治五官疾病，从而提高中医辨治五官疾病的诊治技术和应用技能。

　　辨清西医五官疾病与中医五官疾病在症状表现上的相同点和不同点，运用中医理论分型辨治西医五官疾病及选方用药，掌握中医理论辨治西医五官疾病"异中求同"和"同中求异"的应用技巧，辨别中医五官疾病与西医五官疾病之间的内在联系和必然关系，这是需要我们掌握的。其次，西医五官疾病如眼、耳、鼻及口腔、咽喉疾病虽有其各自的相对独立性和特殊性，但用中医辨识西医五官疾病则有共有性和关联性。用什么样的理论思维才能辨清西医五官疾病之间的共性及特殊性，用什么样的思维方法才能达到辨治西医五官疾病的目的，是中医同行十分关心的问题。鉴于此，笔者撰写了《王付五官疾病选方用药技巧》，重点突出辨治西医五官疾病要运用中医理论分型辨证论治，达到运用中医理论辨治西医五官疾病既能辨清相同疾病选用相同方药，又能辨清相同疾病选用不同方药，更能辨清不同疾病选用相同方药的目的。

　　运用中医理论思维辨治西医五官疾病，既要懂得运用中医理论辨治西医五官疾病所针对的不是病而是症状表现，又要懂得运用中医理论辨治西医五官疾病关键在于对症状表现及舌脉进行综合归纳、总结判断，高度概括并提炼为中医辨治之证型，以此根据病变证型选用治疗方药。

　　运用中医理论思维辨识西医五官疾病的最大优势和特色，一是根据患者的特有症状表现选方用药，如西医治病的特点是针对病因（如细菌、病毒、过敏，以及免疫缺陷、增生等）选用药物，中医治病的特点是并不局限于病因，而是针对病变证机（如寒、热、虚、实，以及痰饮、瘀血等）选方用药；二是中医与西医在用药治病方面具有很大不同，如西医治疗五官病毒性疾病的最佳方案是选用抗病毒类药，中医在辨治西医病毒性疾病时则是根据患者的特有症状表现及舌脉，或选用清热药，或选用温热药，或选用补益药，或选用理气药，或选用活血药等，或既选用寒药又选用热药，或既选用补药又选用泻药，等等。再如，辨治西医眼科疾病如流行性结膜炎，根据患者的具体症状表现及舌脉可以辨为热证，也可以辨为寒证，更可辨为气郁证、瘀血证、虚证、痰证、风证、积滞证、出血证等；在确立治疗方药时可选用清热方药、散寒方药、行气方药、理血方药、补虚方药、化痰方药、息风方药、化滞方药和止血方药，或根据复杂的病证表现选用不同的方药再相互结合治疗，这就是中医辨治五官疾病的优势和特色。

编写此书始终遵循理论源于临床并指导实践，实践经验丰富理论的基本原则，历经数年，虽反复推敲，仔细琢磨，数易其稿，但仍有诸多不足，恳请读者提出宝贵意见，以便今后修订与提高。

王付

2018 年 3 月

目 录

5

第／一／章 眼／科／疾／病／用／方

　　中医眼科病证主要有眼睑病证（针眼、胞生痰核、风赤疮痍、睑弦赤烂、上胞下垂、胞轮振跳、椒疮、目劄、睑内结石）、两眦病证（流泪症、漏睛、漏睛疮）、白睛病证（风热眼、天行赤眼、天行赤眼暴翳、脓漏眼、时复目痒、金疳、白涩症、胬肉攀睛、白睛溢血、火疳）、黑睛病证（聚星障、凝脂翳、湿翳、花翳白陷、混睛障、疳积上目、宿翳）、瞳神病证（瞳神紧小、瞳神干缺紧小、绿风内障、青风内障、圆翳内障、胎患内障、惊震内障、云雾移睛、暴盲、视瞻昏渺、高风内障、青盲）、目眶病证（眉棱骨痛、突起睛高、鹘眼凝睛），以及视衣脱离、视瞻有色、视瞻昏渺、目倦、通睛、风牵偏视、弱视等。

　　西医眼科疾病主要有眼睑炎症（睑腺炎、睑板腺囊肿、睑缘炎、病毒性睑皮炎、接触性睑皮炎）、眼睑肿瘤（良性肿瘤、恶性肿瘤）、泪器病（泪腺炎、泪腺肿瘤、泪腺脱垂、泪液分泌异常、泪道阻塞或狭窄、泪囊炎、泪囊肿瘤）、眼表疾病（干眼、睑板腺功能障碍）、结膜病（结膜炎、细菌性结膜炎、病毒性结膜炎如腺病毒性或流行性出血性结膜炎）、衣原体性结膜炎（沙眼、包涵体性结膜炎、其他衣原体导致的结膜炎）、免疫性结膜炎、结膜肿瘤，其他结膜病，角膜病，巩膜病，晶状体病、青光眼、葡萄膜疾病、玻璃体疾病、视网膜病、视路疾病、屈光不正、斜视与弱视、眼眶疾病，以及倒睫与乱睫、睑内翻、睑外翻、眼睑闭合不全、上睑下垂、内眦赘皮等。

郁 热 证

麻杏石甘汤

(《伤寒杂病论》)

【导读】麻杏石甘汤可辨治结膜炎、睑腺炎、鳞屑性睑缘炎、溃疡性睑缘炎、眦角性睑缘炎、急性传染性结膜炎、流行性结膜炎、流行性角膜炎、病毒性结膜炎、变态反应性结膜炎，或辨治神经性耳鸣、非神经性耳鸣、器质性耳鸣，或辨治鼻腔前半部（皮肤的毛囊、皮脂腺、汗腺局限性的）急性化脓性炎、鼻腔海绵窦栓塞性静脉炎、慢性鼻炎、慢性鼻窦炎、鼻中隔弯曲、酒渣鼻，针对病变证机是郁热闭窍、浸淫脉络、肆虐清窍或夹郁寒；麻杏石甘汤治疗作用特点是清宣郁热，宣通清窍，或辛散夹寒。

运用麻杏石甘汤辨治病证，不能仅仅局限于辨治肺热证，只要病变证机是郁热，均可选用麻杏石甘汤以宣散郁热。

【组成】麻黄去节,四两(12g)　杏仁去皮尖,五十个(8.5g)　甘草炙,二两(6g)　石膏碎,绵裹,半斤(24g)

【用法】上四味，以水七升，煮麻黄，减二升，去上沫，内诸药，煮取二升，去滓。温服一升。

【功效】清宣郁热。

【适用病证】

（1）辨治结膜炎、睑腺炎、鳞屑性睑缘炎、溃疡性睑缘炎、眦角性睑缘炎、急性传染性结膜炎、流行性结膜炎、流行性角膜炎、病毒性结膜炎、变态反应性结膜炎属于郁热浸目证；症状以白睛红赤，或胞睑红肿灼痛为主。

主要症状：白睛红赤，或白睛点片状溢血。

辨证要点：口渴，灼痛，舌质红，苔薄黄，脉浮数。

可能伴随的症状：眼沙涩，或胞睑红肿，或耳前或颌下可扪及肿核，或黑睛星翳，或畏光流泪，或热泪如汤等。

（2）辨治耳软骨炎、神经性耳鸣、非神经性耳鸣、器质性耳鸣、神经性耳聋、耳道湿疹属于郁热浸耳证；症状以耳鸣、耳痛、舌质红为主。

主要症状：耳鸣如蝉，或听力下降。

辨证要点：口渴，灼痛，舌质红，苔薄黄，脉浮数或正常。

可能伴随的症状：脑鸣，或耳中憋闷，或耳内疼痛，或发热，或怕冷，或耳中灼热等。

（3）辨治鼻腔前半部（皮肤的毛囊、皮脂腺、汗腺局限性的）急性化脓性炎、鼻腔海绵窦栓塞性静脉炎、慢性鼻炎、慢性鼻窦炎、鼻中隔弯曲、酒渣鼻等属于热毒郁鼻证；症状以鼻内、鼻外小疖肿，或鼻塞不通为主。

主要症状：鼻内、鼻外小疖肿，或鼻塞不通。

辨证要点：口渴，舌质红，苔薄黄，脉浮或正常。

可能伴随的症状：发热红肿疼痛，或高热，或寒战，或咳嗽，或鼻尖部脓头，或鼻部溃烂，或头痛，或眼结膜水肿，或眼球突出等。

【解读方药】　方中石膏清泻肺热，兼养阴生津；麻黄宣发偏于辛散透达，杏仁降泄偏于苦泄浊逆；甘草补益中气，兼以生津。方中诸药相互配伍，以奏其效。

【配伍用药】　若白睛红赤甚者，加赤芍、生地黄、玄参，以清热凉血；若灼痛甚者，加大石膏用量，再加赤芍、知母，以清泻郁热止痛；若口渴甚者，加麦冬、天花粉，以生津止渴；若大便干结者，加大黄、芒硝，以清泻郁热；若眼沙涩者，加玄参、生地黄，以清热凉血滋阴等。

【诊治案例】

1.病毒性结膜炎

李某，女，32岁。1年前至今病毒性结膜炎反复发作，近由病友介绍前来诊治。刻诊：白睛红赤并有点片状溢血，胞睑红肿、时时灼痛，五心烦热，盗汗，倦怠乏力，耳后淋巴结肿痛，怕光流泪，口渴，舌质红，苔黄腻，脉浮略数。辨为郁热迫血夹气虚证，治当清宣郁热，凉血明目，益气燥湿。给予麻杏石甘汤、百合地黄汤与栀子柏皮汤合方加味：麻黄12g，杏仁10g，石膏24g，百合15g，生地黄50g，栀子15g，黄柏6g，玄参30g，红参10g，青葙子20g，炙甘草10g。6剂，以水800~1 000mL，浸泡30min，大火烧开，小火煎煮40min，每次服用150mL；第2次煎煮15min；第3次煎煮若水少可酌情加水，煎煮15min，每日1剂，分3次服。

二诊：白睛红赤并有点片状溢血减轻，倦怠乏力好转，仍口渴，前方石膏改为45g，6剂。

三诊：胞睑红肿、时时灼痛基本消除，耳后淋巴结肿痛减轻，以前方6剂继服。

四诊：诸症基本消除，又以前方治疗20余剂，以巩固疗效。随访1年，一切尚好。

用方体会：根据白睛红赤、胞睑红肿辨为郁热，再根据五心烦热、盗汗辨为阴虚血热，因倦怠乏力辨为气虚，又因苔黄腻辨为湿热，以此辨为郁热迫血夹气虚证。方以麻杏石甘汤清宣郁热；以百合地黄汤清热凉血滋阴；以栀子柏皮汤清热燥湿，加红参补益中气，玄参清热凉血，青葙子清肝明目。方药相互为用，以奏其效。

2. **突发性耳聋**

许某，女，56 岁。5 个月前突然出现右侧耳聋，经中西药治疗但未见好转，近由病友介绍前来诊治。刻诊：右侧耳聋，左右耳鸣如蝉，耳内闷热堵塞，倦怠乏力，心烦急躁，情绪低落，不欲言语，口苦，咽干，时时欲吐，舌质红，苔薄黄，脉沉弱。辨为郁热闭耳夹气虚证，治当清宣郁热、疏利气机、益气通窍。给予麻杏石甘汤与小柴胡汤合方加味：麻黄 12g，杏仁 10g，石膏 24g，柴胡 24g，黄芩 10g，生半夏 12g，红参 10g，生姜 10g，大枣 12 枚，龙骨 24g，牡蛎 24g，炙甘草 10g。6 剂，以水 800~1 000mL，浸泡 30min，大火烧开，小火煎煮 40min，每次服用 150mL；第 2 次煎煮 15min；第 3 次煎煮若水少可酌情加水，煎煮 15min，每日 1 剂，分 3 次服。

二诊：耳鸣略有减轻，仍心烦急躁，以前方变龙骨、牡蛎各为 30g，石膏为 45g，6 剂。

三诊：耳鸣较前又有略微减轻，仍口苦，前方加黄连 10g，6 剂。

四诊：耳聋略有好转，口苦基本消除，以前方 6 剂继服。

五诊：耳聋较前又有好转，耳鸣较前又有减轻，咽干基本消除，以前方 6 剂继服。

六诊：诸症好转，又以前方治疗 50 余剂，耳聋基本恢复，仍有轻微耳鸣，又以前方治疗 20 余剂，诸症悉除。随访 1 年，一切尚好。

用方体会：根据耳聋、耳内闷热辨为郁热内结，再根据心烦、口苦辨为少阳郁热，因倦怠乏力、脉沉弱辨为气虚，又因情绪低落、不欲言语辨为少阳气郁，以此辨为郁热闭耳夹气虚证。方以麻杏石甘汤清宣郁热；以小柴胡汤清热益气，疏利气机，加龙骨、牡蛎潜阳安神。方药相互为用，以奏其效。

3. **慢性鼻窦炎、鼻出血**

郑某，女，32 岁。有多年慢性鼻窦炎病史，3 年前至今反复流鼻血，经检查未发现血液及器质性病变，近由病友介绍前来诊治。刻诊：鼻塞不通，流黄鼻涕，流鼻血，手足心热，急躁易怒，情绪低落，面色不荣，头晕目眩，舌质红，苔薄黄，脉沉弱。辨为郁热迫血灼鼻夹虚证，治当清宣郁热、疏肝凉血、益气补血。给予麻杏石甘汤、百合地黄汤、四逆散与胶艾汤合方：麻黄 12g，杏仁 10g，石膏 24g，柴胡 12g，白芍 12g，枳实 12g，川芎 6g，阿胶珠 6g，艾叶 10g，当归 10g，百合 15g，生地黄 50g，炙甘草 12g。6 剂，以水 800~1 000mL，浸泡 30min，大火烧开，小火煎煮 40min，每次服用 150mL；第 2 次煎煮 15min；第 3 次煎煮若水少可酌情加水，煎煮 15min，每日 1 剂，分 3 次服。

二诊：鼻塞减轻，仍手足心热，以前方加玄参 30g，6 剂。

三诊：鼻出血较前减少，鼻塞减轻，大便略溏，以前方变生地黄为 30g，6 剂。

四诊：鼻未出血，仍有鼻塞，以前方变麻黄为 15g，6 剂。

五诊：鼻未出血，急躁易怒基本消除，以前方 6 剂继服。

六诊：诸症基本消除，又以前方治疗 30 余剂，诸症消除。随访 1 年，一切尚好。

用方体会：根据鼻塞、流黄鼻涕辨为郁热内结，再根据急躁易怒、情绪低落辨为气郁，因面色不荣、脉沉弱辨为气虚，又因手足心热、盗汗辨为血热，以此辨为郁热迫血灼鼻夹气虚证。方以麻杏石甘汤清宣郁热；以四逆散疏肝理气；以胶艾汤补血止血；以百合地黄汤清热凉血止血。方药相互为用，以奏其效。

泽 漆 汤

（《伤寒杂病论》）

【导读】泽漆汤辨治结膜炎、睑腺炎、鳞屑性睑缘炎、溃疡性睑缘炎、眦角性睑缘炎、急性传染性结膜炎、流行性结膜炎、流行性角膜炎、病毒性结膜炎、变态反应性结膜炎，或辨治神经性耳鸣、非神经性耳鸣，器质性耳鸣，或辨治鼻腔前半部（皮肤的毛囊、皮脂腺、汗腺局限性的）急性化脓性炎、鼻腔海绵窦栓塞性静脉炎、鼻肿瘤，针对病变证机是郁热内生、损伤阳气、痰浊蕴结、壅滞气机、阻塞清窍；泽漆汤治疗作用特点是清泻郁热，通利清窍，益气和中，通阳散结。

运用泽漆汤辨治病证，不能仅仅局限于辨治肺痰热伤气证，只要病变证机是热痰伤气或夹寒，均可选用泽漆汤。

【组成】半夏半升（12g）　紫参（一作紫菀）五两（15g）　泽漆以东流水五斗，煮取一斗五升，三斤（150g）　生姜五两（15g）　白前五两（15g）　甘草　黄芩　人参　桂枝各三两（9g）

【功效】清热益气，化饮利窍。

【用法】上九味，㕮咀，内泽漆汁中，煮取五升，温服五合，至夜尽。

【适用病证】

（1）辨治结膜炎、睑腺炎、鳞屑性睑缘炎、溃疡性睑缘炎、眦角性睑缘炎、急性传染性结膜炎、流行性结膜炎、流行性角膜炎、病毒性结膜炎，变态反应性结膜炎属于痰热伤阳夹虚证；症状以胞睑红肿灼痛、目眵多，苔黄白夹杂为主。

主要症状：白睛红赤，或白睛点片状溢血，或目痒。

辨证要点：口渴，目痛，舌质红，苔黄或黄白夹杂，脉浮或沉数。

可能伴随的症状：眼沙涩，或胞睑红肿，或耳前或颔下可扪及肿核，或黑睛星翳，或畏光流泪等。

（2）辨治神经性耳鸣、非神经性耳鸣、器质性耳鸣、突发性耳聋、外耳郭或外耳道湿疹、中耳炎等属于痰热郁遏伤气证；症状以耳鸣、听力下降，或外耳湿疹，苔黄白夹杂为主。

主要症状：耳鸣，或脑鸣，或耳痛，或外耳疹痒。

辨证要点：口渴，舌质红，苔黄腻或黄白夹杂，脉浮或正常。

可能伴随的症状：听力下降，或耳中闷热，或耳中憋闷，或耳内肿胀，或发热，或怕冷，或耳中沉闷等。

（3）辨治慢性鼻炎、慢性鼻窦炎、鼻腔前半部（皮肤的毛囊、皮脂腺、汗腺局限性的）急性化脓性炎、鼻腔海绵窦栓塞性静脉炎、酒渣鼻、鼻肿瘤属于热毒伤阳夹虚证；症状以鼻内／鼻外小疖肿，或鼻端增厚结节凹凸不平、鼻涕黄白夹杂为主。

主要症状：鼻内、鼻外小疖肿，或鼻塞不通。

辨证要点：口渴，舌质红，苔腻黄白夹杂，脉浮或正常。

可能伴随的症状：鼻肿疼痛，或身热，或鼻痒，或鼻端增厚结节凹凸不平，或头痛，或鼻尖部脓头，或鼻部溃烂，或肌肉疼痛等。

【解读方药】 方中泽漆清泻肺咽郁热，散结气开胸气；黄芩清肺热利咽喉；紫参清咽解毒；半夏燥湿醒脾，化饮涤痰，利咽止逆；白前利咽祛痰；生姜宣肺降逆利咽；桂枝入肺化饮，通阳散结；人参补益肺气；甘草益气和中。方中诸药相互为用，以奏其效。

【配伍用药】 若白睛红赤甚者，加大黄芩用量，再加生地黄、玄参，以清热凉血；若灼痛甚者，加赤芍、牡丹皮，以清泻郁热止痛；若鼻肿甚者，加赤芍、天花粉，以活血消肿；若耳鸣甚者，加龙骨、牡蛎，以潜阳止鸣；若心胸烦热者，加栀子、淡豆豉，以清热除烦等。

【诊治案例】

1.溃疡性睑缘炎

贾某，男，28岁。有3年溃疡性睑缘炎病史，经中西药治疗但病情反复发作，近由病友介绍前来诊治。刻诊：目痒，睑缘灼热疼痛，睑缘溃烂，倦怠乏力，怕光流泪，眼眵多，头沉，口渴，舌质红，苔黄腻，脉沉数。辨为痰热伤气证，治当清泻郁热，燥湿化痰，益气明目。给予泽漆汤与麻杏石甘汤合方加味：

泽漆 30g，生半夏 12g，紫参 15g，生姜 15g，白前 15g，黄芩 10g，红参 10g，桂枝 10g，麻黄 12g，杏仁 10g，石膏 24g，菊花 24g，炙甘草 10g。6 剂，以水 800~1 000mL，浸泡 30min，大火烧开，小火煎煮 40min，每次服用 150mL；第 2 次煎煮 15min；第 3 次煎煮若水少可酌情加水，煎煮 15min，每日 1 剂，分 3 次服。

二诊：目痒减轻，流泪减少，目痛好转，以前方 6 剂继服。

三诊：目痒较前明显减轻，头痛基本消除，仍睑缘溃烂，以前方变黄芩为 15g，6 剂。

四诊：目痒基本消除，睑缘溃烂基本愈合，以前方 6 剂继服。

五诊：怕光流泪基本消除，以前方 6 剂继服。

六诊：诸症基本消除，又以前方治疗 30 余剂，以巩固疗效。随访 1 年，一切尚好。

用方体会：根据目痒、目痛、灼热辨为郁热，再根据流泪、眼眵多辨为痰热，因倦怠乏力辨为气虚，又因头沉、苔黄腻辨为痰热，以此辨为痰热伤气证。方以泽漆汤清泻郁热，燥湿化痰，益气和中；以麻杏石甘汤清宣郁热，加菊花清热明目。方药相互为用，以奏其效。

2. 外耳道湿疹

马某，女，33 岁。有多年外耳道湿疹病史，服用中西药但未能达到预期治疗效果，近由病友介绍前来诊治。刻诊：两耳道疹痒灼热，瘙痒，流黄脓水，面色不荣，咽痒咳嗽，舌质红，苔黄略腻，脉沉弱。辨为痰热伤气证，治当清泻郁热，疏利气机，燥湿化痰。给予泽漆汤、苦参汤、黄连粉方与栀子柏皮汤合方：泽漆 30g，生半夏 12g，紫参 15g，生姜 15g，白前 15g，黄芩 10g，红参 10g，桂枝 10g，栀子 15g，黄柏 6g，黄连 12g，苦参 12g，炙甘草 10g。6 剂，以水 800~1 000mL，浸泡 30min，大火烧开，小火煎煮 40min，每次服用 150mL；第 2 次煎煮 15min；第 3 次煎煮若水少可酌情加水，煎煮 15min，每日 1 剂，分 3 次服。

二诊：疹痒减轻，耳流黄脓水减少，以前方 6 剂继服。

三诊：疹痒较前又有减轻，仍咽痒咳嗽，以前方加桔梗 12g，6 剂。

四诊：咽痒咳嗽明显好转，仍有耳流黄脓水，以前方变黄连、苦参各为 15g，6 剂。

五诊：疹痒基本消除，耳道流黄脓水明显减少，以前方 6 剂继服。

六诊：诸症较前又有明显减轻，又以前方治疗 30 余剂，诸症悉除。随访 1 年，一切尚好。

用方体会：根据疹痒灼热、舌质红辨为郁热，再根据耳道流黄脓水辨为痰热，因面色不荣、脉沉弱辨为气虚，又因咽痒咳嗽辨为肺热，以此辨为痰热伤气证。方以泽漆汤清泻郁热，燥湿化痰，益气和中；以栀子柏皮汤、苦参汤、黄连粉方清热燥湿解毒。方药相互为用，以奏其效。

3. 酒渣鼻

李某，女，35岁。有多年酒渣鼻病史，近由病友介绍前来诊治。刻诊：鼻尖、鼻翼有丘疹脓疱，鼻端增厚结节凹凸不平，鼻尖呈暗紫红色，舌质暗红夹瘀紫，苔薄黄，脉沉弱略涩。辨为痰热伤气夹瘀证，治当清泻郁热，活血化瘀，益气化痰。给予泽漆汤与桂枝茯苓丸合方：泽漆30g，生半夏12g，紫参15g，生姜15g，白前15g，黄芩10g，红参10g，桂枝12g，茯苓12g，桃仁12g，牡丹皮15g，白芍12g，炙甘草12g。6剂，以水800~1 000mL，浸泡30min，大火烧开，小火煎煮40min，每次服用150mL；第2次煎煮15min，第3次煎煮若水少可酌情加水，煎煮15min，每日1剂，分3次服。

二诊：鼻丘疹略有减轻，仍有脓疱，前方变黄芩为24g，6剂。

三诊：鼻丘疹较前又有减轻，脓疱好转，以前方6剂继服。

四诊：鼻丘疹较前又有减轻，脓疱较前又有好转，鼻尖仍红，前方加赤芍24g，6剂。

五诊：鼻尖红减轻，诸症较前又有好转，以前方6剂继服。

六诊：诸症较前又有好转，又以前方治疗60余剂，诸症消除。随访1年，一切尚好。

用方体会：根据鼻丘疹、脓疱辨为痰热，再根据鼻端凹凸不平、舌质暗红夹瘀紫辨为瘀，因脉沉弱辨为气虚，以此辨为痰热伤气夹瘀证。方以泽漆汤清热化痰，益气温通；以桂枝茯苓丸活血化瘀消肿。方药相互为用，以奏其效。

4. 鼻咽癌术后复发并转移

许某，男，58岁。有多年慢性鼻窦炎病史，3年前经检查诊断为鼻咽癌，术后8个月复发并转移，近由病友介绍前来诊治。刻诊：鼻塞不通，鼻肿胀变形，颌下及颈部多处有肿块（淋巴结肿大），鼻痛，鼻涕黄稠，面肌抽动，怕冷，倦怠乏力，舌质暗红夹瘀紫，苔黄腻，脉沉弱略涩。辨为痰热伤气生风夹寒夹瘀证，治当清热温阳，活血息风，益气化痰。给予泽漆汤、藜芦甘草汤、头风摩散与失笑散合方：泽漆30g，生半夏12g，紫参15g，生姜15g，白前15g，黄芩10g，红参10g，桂枝10g，藜芦1.5g，附子3g，五灵脂10g，蒲黄10g，炙甘草10g。6剂，以水800~1 000mL，浸泡30min，大火烧开，小火煎煮40min，每次服用150mL；第2次煎煮15min，第3次煎煮若水少可酌情加水，煎煮15min，每日1剂，分3次服。

二诊：鼻涕略有减少，仍有鼻塞，前方加麻黄10g，6剂。

三诊：鼻涕较前又有减少，鼻塞好转，仍面肌抽动，前方变藜芦为2g，6剂。

四诊：鼻涕较前又有减少，鼻痛好转，仍怕冷，前方变附子为5g，6剂。

五诊：鼻涕较前又有明显减少，鼻痛较前又有好转，鼻肿略有减轻，仍有黄鼻涕，前方变泽漆为40g，6剂。

六诊：鼻痛基本消除，怕冷明显好转，以前方6剂继服。

七诊：诸症较前均有好转，又以前方治疗160余剂，经复查颌下及颈部淋巴结转移肿块较前缩小，鼻咽症状缓解；为了巩固疗效，又以前方酌情加减变化治疗。随访3年，病情稳定。

用方体会：根据鼻塞、鼻涕黄稠辨为热，再根据鼻肿胀、舌质暗红夹瘀紫辨为瘀，因倦怠乏力、脉沉弱辨为气虚，又因面肌抽动辨为风，更因怕冷辨为寒，以此辨为痰热伤气生风夹寒夹瘀证。方以泽漆汤清热化痰，益气温通；以藜芦甘草汤息风化痰止抽；以头风摩散温阳散寒通络；以失笑散活血化瘀消肿。方药相互为用，以奏其效。

竹 叶 汤

（《伤寒杂病论》）

【导读】 竹叶汤可辨治慢性泪囊炎、结膜炎、角膜炎、视神经炎，或辨治耳源性眩晕、神经性耳鸣、神经性耳聋、中耳炎、耳软骨炎，针对病变证机是郁热蕴结、阳气不通、正气虚弱；竹叶汤治疗作用特点是清解郁热，温通阳气，补益中气。

【组成】 竹叶一把（10g） 葛根三两（9g） 防风 桔梗 桂枝 人参 甘草各一两（3g） 附子炮，一枚（5g） 大枣十五枚 生姜五两（15g）

【用法】 上十味，以水一斗，煮取二升半，分温三服，温覆使汗出。颈项强，用大附子一枚，破之如豆大，煎药扬去沫；呕者，加半夏半斤，洗。

【功效】 清热益气，温通阳气。

【适用病证】

（1）辨治慢性泪囊炎、结膜炎、角膜炎、视神经炎属于郁热阳郁气虚证；症状以泪窍溢出黏液或脓液，手足不温为主。

主要症状：泪窍溢出黏液或脓液。

辨证要点：手足不温，倦怠乏力，舌质淡红，苔黄白夹杂，脉沉弱。

可能伴随的症状：眼目隐涩不舒，或视物模糊，或怕冷，或头晕目眩，或心悸等。

（2）辨治耳源性眩晕、神经性耳鸣、神经性耳聋、中耳炎、耳软骨炎属于郁热阳虚证；症状以耳鸣、眩晕、如坐舟车、急躁易怒、手足不温为主。

主要症状：耳鸣，或耳痛，或头晕目眩如坐舟车。

辨证要点：口渴，手足不温，舌质淡红，苔黄白夹杂，脉浮或正常。

可能伴随的症状：头痛，或耳湿疹，或耳肿，或恶心呕吐，或耳聋，或口苦咽干，或胸胁苦满，或耳郭溃烂等。

【解读方药】 方中竹叶清热偏于明目，葛根清热偏于透达，桔梗清热偏于宣利，附子辛散偏于壮阳，防风辛散偏于柔润，桂枝辛散偏于通经，生姜辛散偏于通透，人参益气偏于大补，大枣、甘草益气偏于缓急。方中诸药相互为用，以奏其效。

【配伍用药】 若热甚者，加栀子、石膏、知母，以清泻郁热；若泪甚者，加黄连、黄芩，以清热燥湿止泪；若视物模糊者，加青葙子、木贼，以清热明目等。

【诊治案例】

1. 慢性泪囊炎

尚某，女，51岁。有多年慢性泪囊炎病史，近由病友介绍前来诊治。刻诊：流泪，眼内结膜红赤，盗汗，用手挤压泪囊有黏液分泌物流出，眼睑下方呈囊状隆起，手足不温，倦怠乏力，怕冷，舌质淡红，苔黄白夹杂，脉沉弱。辨为郁热阳虚夹湿证，治当清泻郁热，温阳燥湿。给予竹叶汤、栀子柏皮汤与百合地黄汤合方：竹叶10g，葛根10g，防风3g，桔梗3g，桂枝3g，红参3g，附子5g，大枣15枚，生姜15g，百合15g，生地黄50g，栀子15g，黄柏6g，生甘草12g。6剂，以水800~1 000mL，浸泡30min，大火烧开，小火煎煮40min，每次服用150mL；第2次煎煮15min，第3次煎煮若水少可酌情加水，煎煮15min，每日1剂，分3次服。

二诊：流泪略有减少，仍倦怠乏力，前方变红参为10g，6剂。

三诊：流泪较前又有减少，倦怠乏力明显好转，以前方6剂继服。

四诊：眼内结膜红赤较前减轻，仍怕冷，前方变附子为9g，6剂。

五诊：眼内结膜红赤基本消除，眼睑下方呈囊状隆起明显减轻，以前方6剂继服。

六诊：诸症较前又有好转，又以前方治疗50剂，诸症悉除。随访1年，一切尚好。

用方体会：根据眼内结膜红赤辨为郁热，再根据盗汗辨为血热，因流泪、泪囊黏液辨为湿热，又因手足不温、怕冷辨为阳虚，更因倦怠乏力辨为气虚，以此辨为郁热阳虚夹湿证。方以竹叶汤清热透散，益气温阳；以百合地黄汤清热凉血；以栀子柏皮汤清热燥湿。方药相互为用，以奏其效。

2. 耳软骨炎

谢某，女，38岁。有多年耳软骨炎病史，近由病友介绍前来诊治。刻诊：耳肿，耳痒，外耳溃烂流黄水，耳周红赤发热，手足不温，倦怠乏力，怕冷，舌红少苔，脉沉细弱。辨为郁热迫血，阳虚夹湿证，治当清泻郁热，温阳燥湿。给予竹叶汤、栀子柏皮汤与百合地黄汤合方：竹叶 10g，葛根 10g，防风 3g，桔梗 3g，桂枝 3g，红参 3g，附子 5g，大枣 15 枚，生姜 15g，百合 15g，生地黄 50g，栀子 15g，黄柏 6g，生甘草 12g。6 剂，以水 800~1 000mL，浸泡 30min，大火烧开，小火煎煮 40min，每次服用 150mL；第 2 次煎煮 15min；第 3 次煎煮若水少可酌情加水，煎煮 15min，每日 1 剂，分 3 次服。

二诊：耳肿略有减轻，仍外耳流黄水，以前方变黄柏为 12g，6 剂。

三诊：耳肿、耳痒较前又有减轻，外耳流黄水减少，以前方 6 剂继服。

四诊：耳肿、耳痒较前又有减轻，仍倦怠乏力，以前方变红参为 10g，6 剂。

五诊：外耳溃烂基本消除，手足不温基本消除，以前方 6 剂继服。

六诊：诸症基本消除，又以前方治疗 60 剂，诸症悉除。随访 1 年，一切尚好。

用方体会：根据耳周红赤发热辨为郁热，再根据舌红少苔辨为血热，因外耳流黄水辨为湿热，又因手足不温、怕冷辨为阳虚，更因倦怠乏力辨为气虚，以此辨为郁热迫血，阳虚夹湿证。方以竹叶汤清热透散，益气温阳；以百合地黄汤清热凉血；以栀子柏皮汤清热燥湿。方药相互为用，以奏其效。

竹叶石膏汤

(《伤寒杂病论》)

【导读】 竹叶石膏汤辨治结膜炎、睑腺炎、鳞屑性睑缘炎、溃疡性睑缘炎、眦角性睑缘炎、急性传染性结膜炎、流行性结膜炎、流行性角膜炎、病毒性结膜炎、变态反应性结膜炎、视神经萎缩，针对病变证机是郁热闭窍、气阴两伤，病变证型是郁热闭窍，气阴两伤证，症状以白睛红赤、眼干眼涩为主；竹叶石膏汤治疗作用特点是清泻郁热，益气养阴，降泄浊逆。

【组成】 竹叶二把（20g）　石膏一斤（48g）　半夏洗，半升（12g）　麦门冬去心，一升（24g）　人参二两（6g）　甘草炙，二两（6g）　粳米半升（12g）

【用法】 上七味，以水一斗，煮取六升，去滓。内粳米，煮米熟，汤成，去米。温服一升，日三服。

【功效】 清泻郁热，益气养阴。

【适用病证】

主要症状：白睛红赤，或眼睑红肿，或视力下降。

辨证要点：口渴，倦怠乏力，舌质红，苔薄黄或少苔，脉弱或细数。

可能伴随的症状：眼干沙涩，或不思饮食，或眵泪黏稠，或头晕目眩，或失眠，或畏光流泪，或大便干结等。

【解读方药】 方中石膏清热偏于生津，竹叶清热偏于利水；人参益气偏于大补，甘草益气偏于缓补；麦冬滋补阴津；半夏辛苦降逆。方药相互为用，以奏其效。

【配伍用药】 若热甚者，加大石膏用量，再加知母，以清泻郁热；若白睛红赤者，加赤芍、生地黄、玄参，以清热凉血；若气虚甚者，加大人参用量，再加山药，以益气生津；若口渴甚者，加麦冬、天花粉，以生津止渴；若阴伤明显者，加大麦冬用量，再加玉竹、生地黄，以滋补阴津；若失眠者，加龙骨、牡蛎，以潜阳安神等。

【诊治案例】 视神经萎缩

许某，女，59岁。3年前因视力下降，经检查诊断为视神经萎缩，近由病友介绍前来诊治。刻诊：视力减退，口渴欲饮，恶心，嗳气，倦怠乏力，大便干结，舌质红，苔薄黄，脉沉弱。辨为郁热津伤夹气虚证，治当清泻郁热，益气生津。给予竹叶石膏汤与百合地黄汤合方加味：竹叶20g，石膏48g，生半夏12g，麦冬24g，红参6g，粳米12g，百合15g，生地黄50g，枸杞子15g，菊花15g，炙甘草6g。6剂，以水800~1 000mL，浸泡30min，大火烧开，小火煎煮40min，每次服用150mL；第2次煎煮15min；第3次煎煮若水少可酌情加水，煎煮15min，每日1剂，分3次服。

二诊：口渴减轻，视力未恢复，以前方加青葙子15g，6剂。

三诊：口渴基本消除，视力未恢复，以前方变红参为10g，枸杞子、菊花各变为24g，6剂。

四诊：大便略溏泻，倦怠乏力好转，以前方变生地黄为30g，6剂。

五诊：大便基本正常，视力减退略有好转，倦怠乏力基本消除，以前方6剂继服。

六诊：视力较前又有好转，以前方6剂继服。

七诊：视力较前又有好转，又以前方治疗120余剂，视力较前又有明显好转；为了巩固疗效，又以前方变汤剂为散剂，每次服6g，每日分早中晚服。随访1年，视力较前好转。

用方体会：根据视力减退、口渴辨为郁热伤津，再根据大便干结辨为郁热内结，因嗳气、恶心辨为胃气上逆，又因倦怠乏力辨为气虚，以此辨为郁热伤津夹气虚证。方以竹叶石膏汤清热生津，益气降逆；以百合地黄汤清热益阴生津，加枸杞子滋阴明目，菊花清热明目。方药相互为用，以奏其效。

清肝明目饮

（《治法与选方用药》）

【导读】 清肝明目饮辨治结膜炎、睑腺炎、鳞屑性睑缘炎、溃疡性睑缘炎、眦角性睑缘炎、急性传染性结膜炎、流行性结膜炎、流行性角膜炎、病毒性结膜炎、变态反应性结膜炎，针对病变证机是郁热肆虐、浸淫脉络、上攻清窍，病变证型是郁热壅窍证，症状以胞睑红肿流泪为主；清肝明目饮治疗作用特点是清散郁热，开窍明目。

【组成】 青葙子 12g　草决明 15g　钩藤 12g　菊花 12g　谷精草 15g

【用法】 上药既可水煎服，又可浸茶服用。

【功效】 清肝明目。

【适用病证】

主要症状：白睛红赤，或白睛点片状溢血，或眼痒。

辨证要点：口渴，目痛目胀，舌质红，苔薄黄，脉浮数。

可能伴随的症状：眼睛干涩，或视物模糊，或胞睑红肿，或黑睛星翳，或畏光流泪，或热泪如汤等。

【解读方药】 方中青葙子清肝利目，草决明泻肝明目，钩藤息风明目，菊花疏散明目，谷精草清透明目。方中诸药相互配伍，以奏其效。

【配伍用药】 若白睛红赤甚者，加赤芍、生地黄、玄参，以清热凉血；若白睛点片状溢血者，加白茅根、水牛角、侧柏叶，以清热凉血；若目胀甚者，加大青葙子、钩藤、菊花用量，以疏风除胀；若小便短少者，加车前子、瞿麦，以利水明目；若眼睛干涩者，加大草决明用量，再加玄参、生地黄，以清热凉血滋阴等。

【诊治案例】 变态反应性结膜炎

徐某，男，38岁。有多年变态反应性结膜炎病史，虽经中西药治疗但病情仍反复发作，近由病友介绍前来诊治。刻诊：眼痒灼热感，怕光流泪，视力轻度下降，眼眵多，轻微咳嗽，咯吐黄痰，急躁易怒，口渴，舌质红，苔薄黄，脉略浮数。辨为郁热蕴结证，治当清肝明目，疏理气机。给予清肝明目饮、麻杏石甘汤与四逆散合方加味：青葙子 12g，草决明 15g，钩藤 12g，菊花 12g，谷精草 15g，麻黄 12g，杏仁 10g，石膏 24g，柴胡 12g，枳实 12g，白芍 12g，炙甘草 12g。6剂，以水 800~1 000mL，浸泡 30min，大火烧开，小火煎煮 40min，每次服用 150mL；第 2 次煎煮 15min；第 3 次煎煮若水少可酌情加水，煎煮 15min，每日 1 剂，分 3 次服。

二诊：目痒减轻，怕光流泪好转，仍眼眵多，以前方变菊花、青葙子为24g，6剂。

三诊：目痒较前明显减轻，怕光流泪基本消除，以前方6剂继服。

四诊：目痒基本消除，视力较前恢复，仍口渴，以前方变石膏为45g，6剂。

五诊：诸症基本消除，又以前方治疗20余剂。随访1年，一切尚好。

用方体会：根据目痒灼热感辨为郁热，再根据急躁易怒辨为肝郁，因轻微咳嗽、咯吐黄痰辨为肺热，以此辨为郁热蕴结证。方以清肝明目饮清肝明目；以麻杏石甘汤清宣郁热；以四逆散疏肝理气。方药相互为用，以奏其效。

银 翘 散

（《温病条辨》）

【导读】 银翘散辨治结膜炎、睑腺炎、鳞屑性睑缘炎、溃疡性睑缘炎、眦角性睑缘炎、急性传染性结膜炎、流行性结膜炎、流行性角膜炎、单纯疱疹病毒性角膜炎、沙眼，或辨治外耳道疖疮、分泌性中耳炎、气压损伤性中耳炎、中耳炎，或辨治慢性鼻炎（萎缩性、干酪性、肥厚性、过敏性、单纯性鼻炎）、鼻窦炎、鼻咽炎，或辨治扁桃体炎、咽炎、喉炎，针对病变证机是郁热闭窍、灼腐脉络、阻滞清窍；银翘散治疗作用特点是清解郁热，透散热结，疏利气机。

【组成】 连翘一两（30g） 金银花一两（30g） 苦桔梗六钱（18g） 薄荷六钱（18g） 竹叶四钱（12g） 生甘草五钱（15g） 荆芥穗四钱（12g） 淡豆豉五钱（15g） 牛蒡子六钱（18g）

【用法】 将药研为细散状，用水煎煮18g，加鲜苇根30g，视病情决定服药时间与次数。

【功效】 清热解毒，透散开窍。

【适用病证】

（1）辨治结膜炎、睑腺炎、鳞屑性睑缘炎、溃疡性睑缘炎、眦角性睑缘炎、急性传染性结膜炎、流行性结膜炎、流行性角膜炎、单纯疱疹病毒性角膜炎、沙眼属于郁热浸目证；症状以胞睑红肿痒痛、口渴为主。

主要症状：眼胞睑红肿痒痛，或羞光流泪。

辨证要点：口渴，舌质红，苔薄黄，脉浮数或正常。

可能伴随的症状：头痛，或眼睑颗粒色红赤，或睫毛根部有糠皮样脱屑，或痒涩热赤，或溃烂，或发热，或怕冷，或全身肌肉不适，或黑睛骤生星翳，或胞轮红赤等。

（2）辨治外耳道疖肿、分泌性中耳炎、气压损伤性中耳炎、中耳炎属于郁热壅耳证；症状以耳痛剧烈、张口咀嚼时加重为主。

主要症状：耳痛剧烈，张口咀嚼时加重。

辨证要点：口渴，舌质红，苔薄黄，脉浮或正常。

可能伴随的症状：耳郭牵拉痛，或发热，或怕冷，或头痛，或外耳道壁局部红肿，或隆起如椒目状，或烦躁不安等。

（3）辨治慢性鼻炎（萎缩性、干酪性、肥厚性、过敏性、单纯性鼻炎）、鼻窦炎、鼻咽炎属于郁热闭窍证；症状以鼻痒、鼻涕、鼻塞、口渴为主。

主要症状：鼻痒，或鼻塞，或鼻涕。

辨证要点：口渴，舌质红，苔薄黄，脉浮数或正常。

可能伴随的症状：咳嗽，或咽痒，或咽痛，或喷嚏，或头痛，或发热，或怕冷等。

（4）辨治扁桃体炎、咽炎、喉炎属于郁热灼腐证；症状以咽喉肿痛，或咽喉不利，舌质红，苔薄黄为主。

主要症状：咽喉干燥，或灼热，或疼痛。

辨证要点：口渴，舌质红，苔薄黄，脉浮或正常。

可能伴随的症状：喉核红肿，或身热，或自汗，或咽痛因吞咽加重，或咳嗽，或头痛，或大便干结等。

【解读方药】方中牛蒡子、薄荷辛凉，牛蒡子偏于宣肺，薄荷偏于利咽；荆芥、淡豆豉辛温，荆芥偏于疏散，淡豆豉偏于透达；连翘、金银花、竹叶、芦根清热，连翘、金银花偏于解毒，竹叶偏于泻火，芦根偏于生津；桔梗苦平，宣肺利咽；生甘草清热益气。方药功用是以辛凉宣透，清热解毒为主，兼以生津利咽。

【配伍用药】若红肿甚者，加赤芍、生地黄，以凉血消肿；若痒甚者，加蝉蜕、菊花，以疏风清热止痒；若痛甚者，加赤芍、牡丹皮，以凉血消肿；若口渴甚者，加大芦根用量，再加天花粉，以清热生津；若溃烂者，加黄连、竹叶，以清解热毒等。

【诊治案例】 分泌性中耳炎（非化脓性中耳炎）

许某，男，9岁。2年前诊断为分泌性中耳炎，但病情反复不愈，近由病友介绍前来诊治。刻诊：耳中闷热，听力轻微下降，轻微耳痛，耳鸣，耳中胀闷堵塞，摇头伴有水声，舌质红，苔黄厚腻，脉沉。辨为郁热夹湿证，治当清透郁热，燥湿解毒。给予银翘散与栀子柏皮汤合方加味：栀子15g，黄柏6g，连翘30g，金银花30，桔梗20g，薄荷20g，竹叶12g，荆芥12g，淡豆豉15g，牛蒡子20g，龙骨24g，牡蛎24g，生甘草15g。6剂，以水800~1 000mL，浸泡30min，大火烧开，小火煎煮40min，每次服用150mL；第2次煎煮15min；第3次煎煮若水少可酌情加水，煎煮 15min，每日 1 剂，分 3 次服。

二诊：耳鸣减轻，仍苔黄厚腻，以前方变黄柏为 24g，6 剂。

三诊：耳鸣较前又有减轻，苔黄厚腻好转，以前方 6 剂继服。

四诊：耳中胀闷堵塞明显减轻，耳鸣基本消除，以前方 6 剂继服。

五诊：摇头伴有水声基本消除，耳鸣未再出现，以前方 6 剂继服。

六诊：诸症基本消除，又以前方治疗 12 剂。随访 1 年，一切尚好。

用方体会：根据耳中闷热辨为郁热，再根据耳痛辨为热伤脉络，因摇头伴水声、苔黄腻辨为湿热，以此辨为郁热夹湿证。方以银翘散清宣郁热；以栀子柏皮汤清热燥湿，加龙骨、牡蛎潜阳止鸣。方药相互为用，以奏其效。

桑 菊 饮

（《温病条辨》）

【导读】 桑菊饮辨治慢性泪囊炎、急性传染性结膜炎、流行性结膜炎、流行性角膜炎、病毒性结膜炎、单纯疱疹病毒性角膜炎，或是辨治耳源性眩晕、中耳炎、神经性耳鸣，或是辨治慢性鼻炎、鼻出血（血管病变、血液病变、内分泌病变、肝肾病变、肿瘤病变等），针对病变证机是风热侵袭、灼损脉络、浸淫清窍；桑菊饮治疗作用特点是清宣郁热，透解热毒，益气生津。

【组成】 桑叶二钱五分（7.5g）　菊花一钱（3g）　杏仁二钱（6g）　连翘一钱五分（5g）　薄荷八分（2.4g）　桔梗二钱（6g）　甘草生，八分（2.4g）　苇根二钱（6g）

【用法】 水煎服，每日分 2 次温服。用汤剂可在原方量基础上加大 1 倍。

【功效】 疏风清热，宣利清窍。

【适用病证】

（1）辨治慢性泪囊炎、急性传染性结膜炎、流行性结膜炎、流行性角膜炎、病毒性结膜炎、单纯疱疹病毒性角膜炎，或是辨治耳源性眩晕、中耳炎、神经性耳鸣属于风热浸目证；症状以泪窍溢出黏液或脓液、目赤为主。

主要症状：泪窍溢出黏液或脓液。

辨证要点：眼干红赤，舌质红，苔薄黄，脉浮数或正常。

可能伴随的症状：眼目隐涩不舒，或时而泪出，或晴明穴下方稍显隆起，或眦部暗红发紫，或溃烂等。

（2）辨治耳源性眩晕、中耳炎、神经性耳鸣属于风热淫耳证；症状以眩晕、如坐舟车、面赤为主。

主要症状：头晕目眩，如坐舟车。

辨证要点：面目红赤，舌质红，苔薄黄，脉浮数或正常。

可能伴随的症状：发热，或恶心呕吐，或鼻塞流涕，或胸闷，或咽痛，或咳嗽等。

（3）辨治慢性鼻炎、鼻出血（血管病变、血液病变、内分泌病变、肝肾病变、肿瘤病变等）属于风热伤鼻证；症状以鼻塞或鼻出血、口渴为主。

主要症状：鼻塞，鼻涕，或鼻出血。

辨证要点：口渴，舌质红，苔薄黄，脉浮数或正常。

可能伴随的症状：面红目赤，或发热，或头痛，或骨节疼痛，或咽喉疼痛，或心烦，或咳嗽等。

（4）辨治口腔单纯性疱疹、口腔念珠菌病、复发性阿弗他溃疡、天疱疮、口腔白斑病、口腔扁平苔藓属于风热郁窍证；症状以口腔溃烂、灼热疼痛为主。

主要症状：口腔、舌面、口颊生疮，溃疡疼痛。

辨证要点：口渴，舌质红，苔薄黄，脉浮或正常。

可能伴随的症状：发热，或怕冷，或头痛，或咽痛，或身体不舒，或心烦等。

【解读方药】方中桑叶辛凉偏于疏散营卫风热，菊花辛凉偏于辛透肺中郁热，薄荷辛凉偏于辛凉利咽；连翘清热偏于解毒，芦根清热偏于生津；桔梗偏于宣肺利咽，杏仁偏于肃降肺气；甘草益气和中。方中诸药相互为用，以奏其效。

【配伍用药】若溢出黏液甚者，加黄连、黄芩，以清热燥湿；若目红赤甚者，加生地黄、玄参，以清热凉血；若热痛者，加石膏、知母，以清泻郁热；若口渴甚者，加大芦根用量，再加天花粉，以清热生津；若大便干结者，加大黄、芒硝，以清泻热结；若出血者，加白茅根、藕节，以凉血止血等。

【诊治案例】 流鼻血

孙某，男，36岁。有多年流鼻血病史，多次检查未发现血液及器质性病变，近由病友介绍前来诊治。刻诊：鼻痒，鼻干，流鼻血1次/2~3天，血色鲜红量多，手足心热，盗汗，大便干结，舌质红，苔黄略腻，脉沉细。辨为郁热迫血内结证，治当清泻郁热，凉血止血。给予桑菊饮、百合地黄汤与大黄甘草汤合方：百合15g，生地黄50g，桑叶15g，菊花6g，杏仁12g，连翘10g，薄荷5g，桔梗12g，大黄12g，生甘草12g。6剂，以水800~1 000mL，浸泡30min，大火烧开，小火煎煮40min，每次服用150mL；第2次煎煮15min；第3次煎煮若水少可酌情加水，煎煮15min，每日1剂，分3次服。

二诊：只流鼻血1次，仍鼻痒，以前方变薄荷为20g，6剂。

三诊：鼻痒基本消除，未出现流鼻血，以前方6剂继服。

四诊：大便通畅，仅流1次鼻血，血量较前减少，以前方6剂继服。

五诊：手足心热及盗汗基本消除，未出现流鼻血，以前方6剂继服。

六诊：诸症基本消除，又以前方治疗 20 余剂。随访 1 年，一切尚好。

用方体会：根据鼻痒、鼻干辨为郁热伤津，再根据流鼻血、血色鲜红辨为血热，因大便干结辨为热结，以此辨为郁热迫血内结证。方以百合地黄汤清热凉血止血，以大黄甘草汤清泻热结，以桑菊饮疏散郁热。方药相互为用，以奏其效。

泻 肺 汤

（《审视瑶函》）

【导读】 泻肺汤辨治结膜炎、睑腺炎、鳞屑性睑缘炎、溃疡性睑缘炎、眦角性睑缘炎、急性传染性结膜炎、流行性结膜炎、流行性角膜炎、病毒性结膜炎、变态反应性结膜炎、视神经炎、视神经萎缩，针对病变证机是郁热闭窍、伤阴迫血、气机不利，病变证型是郁热闭窍，伤阴迫血证，症状以白睛小疱红赤、涩痛畏光为主；泻肺汤治疗作用特点是清宣郁热，滋阴凉血，宣利气机。

【组成】 桑白皮 黄芩 地骨皮 知母 麦门冬（去心） 桔梗各等分

【用法】 上锉一剂。用水 450mL，煎至 300mL，去滓，食后服。

【功效】 清热燥湿，育阴凉血。

【适用病证】

主要症状：白睛小疱红赤，或涩痛畏光流泪，或视力下降。

辨证要点：口渴，舌质红，苔薄黄，脉浮数或正常。

可能伴随的症状：白睛颗粒隆起，或碍睛涩痛，或头痛，或珠痛泪流即午前重午后轻，或眼内起如玉粒，或大便干结等。

【解读方药】 方中桑白皮清热偏于降逆，黄芩清热偏于燥湿，知母清热偏于益阴，地骨皮清热偏于凉血，麦冬清热偏于滋阴，桔梗宣利气机。方中诸药相互为用，以奏其效。

【配伍用药】 若阴伤甚者，加大麦冬用量，以滋补阴津；若涩痛甚者，加赤芍、生甘草，以清热缓急止痛；若白睛红赤者，加生地黄、玄参、水牛角，以清热凉血；若头痛者，加川芎、青葙子、薄荷，以行气通窍止痛；若口渴甚者，加麦冬、天花粉，以生津止渴；若大便干结者，加大黄、芒硝，以清泻热结等。

【诊治案例】 球后视神经炎

刘某，男，45 岁。2 年前因视力下降，经检查诊断为球后视神经炎，近由病友介绍前来诊治。刻诊：视力减退，畏光流泪，眼球刺痛，咽痒咳嗽，口渴欲饮，五心烦热，盗汗，大便干结，舌质暗红夹瘀紫，苔薄黄，脉沉涩。辨为郁热伤阴夹瘀证，治当清泻郁热，益阴化瘀。给予麻杏石甘汤、泻肺汤与下瘀血汤合方：

麻黄 12g，石膏 24g，杏仁 10g，大黄 6g，桃仁 4g，土鳖虫 10g，桑白皮 12g，黄芩 12g，地骨皮 12g，知母 12g，麦冬 12g，桔梗 12g，炙甘草 6g。6 剂，以水 800~1 000mL，浸泡 30min，大火烧开，小火煎煮 40min，每次服用 150mL；第 2 次煎煮 15min；第 3 次煎煮若水少可酌情加水，煎煮 15min，每日 1 剂，分 3 次服。

二诊：眼球刺痛略有减轻，视力仍未恢复，以前方加菊花 24g，6 剂。

三诊：眼球刺痛较前又有略微减轻，视力仍未恢复，以前方加枸杞子 24g，6 剂。

四诊：大便基本正常，咽痒咳嗽基本消除，以前方 6 剂继服。

五诊：眼球刺痛基本消除，大便轻微溏泻，视力减退略有好转，以前方变大黄为 3g，6 剂。

六诊：眼球刺痛未再发作，视力减退较前又有好转，以前方 6 剂继服。

七诊：诸症明显趋于好转，又以前方治疗 80 余剂，诸症基本消除。随访 1 年，视力基本正常。

用方体会：根据视力减退、眼球刺痛辨为瘀，再根据口渴、舌质红辨为郁热，因咽痒、咳嗽辨为肺热，又因五心烦热、盗汗辨为阴虚，以此辨为郁热伤阴夹瘀证。方以麻杏石甘汤清宣郁热；以泻肺汤清热益阴；以下瘀血汤泻热化瘀。方药相互为用，以奏其效。

泻 肺 饮

（《眼科纂要》）

【导读】 泻肺饮辨治结膜炎、睑腺炎、鳞屑性睑缘炎、溃疡性睑缘炎、眦角性睑缘炎、急性传染性结膜炎、流行性结膜炎、流行性角膜炎、病毒性结膜炎、变态反应性结膜炎，针对病变证机是郁热闭窍、阳郁寒结、湿瘀阻滞，病变证型是郁热闭窍夹寒证，症状以白睛红赤、灼痛，或口渴欲饮热水为主；泻肺饮治疗作用特点是清宣郁热，宣通清窍，益气活血，或辛温散寒。

【组成】 石膏 3g 赤芍 3g 黄芩 3g 桑白皮 3g 枳壳 3g 川木通 3g 连翘 3g 荆芥 2.4g 防风 2.4g 栀子 2.4g 白芷 2.4g 羌活 2.1g 甘草 1.2g

【用法】 水煎服。

【功效】 清泻郁热，辛散宣透。

【适用病证】

主要症状：白睛红赤，或眼睑红肿。

辨证要点：口渴，白睛赤丝鲜红满布，灼痛，舌质淡红，苔黄白夹杂，脉浮或数。

可能伴随的症状：眼沙涩，或咳嗽，或眵泪黏稠，或头痛，或烦躁，或畏光流泪，或大便干结等。

【解读方药】 方中石膏清热偏于泻火生津，黄芩、栀子清热偏于燥湿，桑白皮清热偏于泻肺，连翘清热偏于散结，川木通清热偏于渗利，荆芥辛温偏于透散，防风辛温偏于柔润，白芷辛温偏于通窍，羌活辛温偏于通经，赤芍凉血散瘀，枳壳行气降逆，甘草补益中气，兼以生津。方中诸药相互为用，以奏其效。

【配伍用药】 若大便干结者，加大黄、芒硝，以清泻热结；若白睛红赤者，加赤芍、生地黄、玄参，以清热凉血；若眼眵多者，加大栀子、黄芩用量，再加黄连，以清热燥湿；若口渴甚者，加麦冬、天花粉，以生津止渴；若头痛者，加川芎、薄荷，以透散止痛；若灼痛者，加大赤芍、甘草用量，以清热凉血，缓急止痛等。

除风清脾饮

（《审视瑶函》）

【导读】 除风清脾饮辨治沙眼、结膜炎、睑腺炎、病毒性结膜炎、变态反应性结膜炎，针对病变证机是郁热生风、伤阴迫血、经气脉络阻滞，病变证型是郁热生风，伤阴迫血证，症状以睑内黄白色颗粒，胞肿目赤为主；除风清脾饮治疗作用特点是清泻郁热，滋阴凉血，行气祛风。

【组成】 广陈皮 连翘 防风 知母 元明粉 黄芩 玄参 黄连 荆芥穗 大黄 桔梗 生地黄各等分

【用法】 白水二钟，煎至八分，去滓，食远服。

【功效】 清泻脾热，疏散凉血。

【适用病证】

主要症状：睑内黄白色颗粒，胞肿目赤，或目痛。

辨证要点：眼睑红赤，舌质红，苔薄黄，脉数或细数。

可能伴随的症状：眼涩痒痛，或泪热生眵，或眵泪胶黏，或羞明，或头痛，或风赤疮痍等。

【解读方药】 方中连翘清热偏于散结，黄连、黄芩清热偏于燥湿，知母清热偏于益阴，大黄泻热偏于硬攻，芒硝（元明粉）泻热偏于软坚，生地黄凉血偏于滋阴，玄参凉血偏于解毒，防风辛散偏于柔润，荆芥辛散偏于透达，陈皮行气和中，桔梗疏利气机。方中诸药相互为用，以奏其效。

【配伍用药】 若热甚者，加大连翘、知母用量，以清热泻火；若血热甚者，加大生地黄、玄参用量，以凉血清热；若眼涩痒痛者，加大生地黄用量，再加青葙子、木贼，以滋阴润燥明目；若大便干结者，加大大黄、芒硝用量，以清泻热结等。

竹叶泻经汤

(《原机启微》)

【导读】 竹叶泻经汤辨治慢性泪囊炎、结膜炎、角膜炎、视神经萎缩，针对病变证机是湿热蕴结、壅滞气机、肆虐清窍，病变证型是湿热蕴结证，症状以泪窍溢出黏液或脓液，目痛为主；竹叶泻经汤治疗作用特点是清热燥湿，利湿解毒，益气活血。

【组成】 柴胡五分　栀子五分　羌活五分　升麻五分　炙草五分　赤芍药四分　草决明四分　茯苓四分　车前子四分　黄芩六分　黄连五分　大黄五分　青竹叶十片　泽泻四分

【用法】 上作 1 服。水 2 盏，煎至 1 盏，食后稍热服。

【功效】 清热利湿，透散郁热。

【适用病证】

主要症状：泪窍溢出黏液或脓液，或目痛。

辨证要点：眼干，目痛，舌质红，苔薄黄，脉沉数。

可能伴随的症状：眼目隐涩不舒，或视物模糊，或睛明穴下方稍显隆起，或按压目部脓浸出，或溃烂等。

【解读方药】 方中栀子清热偏于泻火，黄连、黄芩清热偏于燥湿，竹叶清热偏于生津，决明子清热偏于明目，柴胡辛散偏于疏达，羌活辛散偏于通透，升麻辛散偏于解毒，大黄通泻热结，赤芍凉血活血散瘀，茯苓益气偏于利水，炙甘草益气偏于缓急，车前子利水偏于清热，茯苓利水偏于益气，泽泻利水偏于通泻。方中诸药相互为用，以奏其效。

【配伍用药】 若溢出黏液甚者，加大黄连、黄芩、栀子用量，以清热燥湿；若目红赤甚者，加大赤芍用量，再加生地黄、玄参，以清热凉血；若目痛者，加大赤芍、甘草用量，以缓急止痛等。

清 胃 散

（《兰室秘藏》）

【导读】 清胃散无论是辨治睑腺炎、葡萄膜炎、结膜炎，或辨治口腔单纯性疱疹、口腔念珠菌病、复发性阿弗他溃疡、天疱疮，或辨治慢性牙周炎、牙周脓肿、牙周脓肿并发颌骨骨髓炎、牙髓炎、根尖周围炎、龋齿、牙本质过敏，针对病变证机是郁热内结、灼腐脉络、壅滞清窍；清胃散治疗作用特点是透解郁热，凉血散瘀，益气和中。

【组成】 黄连夏月倍之，六分（2g） 升麻一钱（3g） 生地黄 当归身各三分（各1g） 丹皮半钱（1.5g）

【用法】 将药研为细散状，用水煎煮，温服。用汤剂可在原方用量基础上加大6倍。

【功效】 清胃凉血。

【适用病证】

（1）辨治睑腺炎、葡萄膜炎、结膜炎属于郁热淫目证；症状以胞睑红肿疼痛结块为主。

主要症状：眼胞睑红肿疼痛结块。

辨证要点：口渴，口臭，舌质红，苔薄黄，脉数或正常。

可能伴随的症状：口苦，或灼热疼痛，或大便干结，或小便短少，或眼睑肿大结硬。

（2）辨治口腔单纯性疱疹、口腔念珠菌病、复发性阿弗他溃疡、天疱疮属于郁热迫血证；症状以口腔溃烂、舌质红为主。

主要症状：口疮，疼痛。

辨证要点：口渴，舌质红，苔黄，脉数或正常。

可能伴随的症状：口臭，或面赤，或大便干结，或小便短少，或心烦急躁。

（3）辨治慢性牙周炎、牙周脓肿、牙周脓肿并发颌骨骨髓炎、牙髓炎、根尖周围炎、龋齿、牙本质过敏属于胃热迫血证；症状以牙龈灼热疼痛、口臭为主。

主要症状：牙龈肿痛。

辨证要点：灼热疼痛，口臭，舌质红，苔黄，脉浮数或正常。

可能伴随的症状：热则痛甚，或面颊红肿，或身体发热，或手足烦热，或头痛等。

【解读方药】 方中黄连偏于清热燥湿，生地黄偏于清热凉血，牡丹皮偏于凉血散瘀，当归补血活血，升麻辛凉透散。方药相互为用，以清胃凉血为主。

【配伍用药】 若红肿甚者，加大牡丹皮用量，再加赤芍，以凉血散瘀消肿；

若结块甚者，加赤芍、皂刺，以消肿溃坚；若口臭甚者，加大黄连用量，再加黄芩，以清热泻火；若大便干结者，加大黄、芒硝，以清泻热结；若灼热疼痛者，加石膏、知母，以清泻郁热等。

泻 黄 散

（《小儿药证直诀》）

【导读】 泻黄散辨治睑腺炎，针对病变证机是郁热阳郁、灼腐脉络、闭塞清窍，病变证型是郁热阳郁证，症状以胞睑红肿疼痛为主；泻黄散治疗作用特点是清泻郁热，芳香通阳，兼益中气。

【组成】 藿香叶七钱（21g）　山栀子一钱（3g）　石膏五钱（15g）　甘草三两（90g）　防风四两（120g）

【用法】 上药锉，同蜜酒微炒香，为细末，每服一至二钱（3~6g），水一盏，煎至五分，温服清汁，无时。

【功效】 清泻伏火，芳香透达。

【适用病证】

主要症状：眼胞睑红肿疼痛结块。

辨证要点：口臭，手足不温，舌质红，苔薄黄，脉沉。

可能伴随的症状：口苦，或口唇干燥，或灼热疼痛，或口舌干燥，或口舌生疮等。

【解读方药】 方中藿香叶偏于芳香化湿，防风偏于辛润通阳，山栀子偏于清热泻火燥湿，石膏偏于清热泻火生津，甘草清热益气和中。方药相互为用，以清胃凉血为主。

【配伍用药】 若红肿甚者，加牡丹皮、赤芍，以清热凉血散瘀消肿；若热甚者，加大石膏、栀子用量，以清热泻火；若口苦者，加黄连、黄芩，以清热泻火燥湿；若口舌生疮者，加黄连、生地黄，以清热凉血；若疼痛甚者，加大石膏用量，再加知母，以清热泻火止痛等。

清 脾 散

（《审视瑶函》）

【导读】 清脾散辨治睑腺炎，针对病变证机是郁热内生、气机郁滞、瘀结脉络、阳郁不通，病变证型是郁热瘀郁证，症状以胞睑红肿胀痛为主；清脾散治疗作用特点是清泻郁热，行气解郁，凉血化瘀。

【组成】薄荷叶　升麻　甘草（减半）　山栀仁（炒）　赤芍药　枳壳　黄芩　广陈皮　藿香叶　石膏　防风各等分

【用法】上为细末；每服10g，或水煎服。

【功效】清泻郁热，行气化瘀。

【适用病证】

主要症状：眼睑红肿疼痛结块。

辨证要点：眼睛胀痛，舌质红，苔薄黄，脉沉或正常。

可能伴随的症状：口苦，或情绪低落，或急躁易怒，或口唇干燥，或灼热疼痛，或口舌生疮等。

【解读方药】方中薄荷叶透热辛散疏泄，升麻透热偏于辛散解毒，甘草、山栀仁、黄芩偏于清热燥湿，石膏偏于清热生津，枳壳行气偏于降泄，陈皮行气行散，藿香辛温偏于化湿，防风辛温偏于柔润，赤芍药凉血化瘀，甘草益气和中。方药相互为用，以奏其效。

【配伍用药】若红肿甚者，加大赤芍用量，再加牡丹皮，以凉血化瘀消肿；若热甚者，加大石膏、栀子用量，以清热泻火；若情绪低落者，加大枳壳用量，再加柴胡，以调理气机；若口舌生疮者，加大黄芩用量，再加黄连，以清热燥湿；若眼睛胀痛甚者，加大薄荷、陈皮用量，再加菊花，以清透行散郁热等。

清 胃 汤

（《审视瑶函》）

【导读】清胃汤辨治霰粒肿（眼板腺囊肿）、视神经炎、视神经萎缩，针对病变证机是阳气不通、郁而生热、浊热浸淫、瘀阻脉络，病变证型是阳郁热瘀证，症状以眼睑皮下有大小不等的圆形紫红色肿块为主；清胃汤治疗作用特点是通阳散结，清泻郁热，行气解郁，凉血化瘀。

【组成】山栀仁六分（18g）　枳壳六分（18g）　苏子六分（18g）　石膏煅，八分（24g）　川黄连炒，八分（24g）　陈皮八分（24g）　连翘八分（24g）　归尾八分（24g）　荆芥穗八分（24g）　黄芩八分（24g）　防风八分（24g）　甘草生，三分（9g），

【用法】上锉一剂。以白水二钟，煎至一钟，去滓热服，或水煎服。

【功效】清泻郁热，通阳化瘀。

【适用病证】

主要症状：眼睑皮下有大小不等的圆形肿块，或胞睑胀痛而痒。

辨证要点：眼睑皮下有紫红色隆起，舌质红，苔薄黄，脉沉或正常。

可能伴随的症状：口苦，或眼有沙涩感，或睑肿难睁，或情绪低落，或手足不温，或胸胁胀满，或腹胀，或口舌生疮等。

【解读方药】 方中山栀仁、黄连、黄芩清热偏于燥湿，石膏清热偏于生津，连翘清热偏于散结；枳壳行气偏于降泄，陈皮行气偏于行散；荆芥行散偏于燥湿，防风行散偏于辛润；苏子降泄化痰；当归尾活血化瘀；生甘草益气清热解毒。方药相互为用，以奏其效。

【配伍用药】 若结节甚者，加大当归用量，再加皂角刺，以凉血通络散结；若瘀甚者，加大当归用量，再加赤芍、牡丹皮，以活血化瘀；若痛痒者，加大荆芥、防风用量，以疏散透达止痒；若腹胀者，加大陈皮、枳壳用量，以行气散结；若热甚者，加大黄连、石膏用量，以清热泻火等。

除 湿 汤

（《眼科纂要》）

【导读】 除湿汤辨治结膜炎、睑腺炎、鳞屑性睑缘炎、溃疡性睑缘炎、眦角性睑缘炎，针对病变证机是湿浊蕴结、热因湿生、湿热壅窍，病变证型是湿热阳郁证，症状以眼睑红赤、溃烂痒痛为主；除湿汤治疗作用特点是清热燥湿，行气解郁，辛散透达。

【组成】 连翘 滑石 车前子 枳壳 黄芩 川连 木通 粉甘草 陈皮 白茯苓 荆芥 防风

【用法】 水煎服。

【功效】 清热利湿，温通行气。

【适用病证】

主要症状：眼睑红赤、溃烂痒痛。

辨证要点：眵泪胶黏，舌质红，苔黄腻，脉沉数。

可能伴随的症状：口苦，或睫毛成束，或倒睫，或睫毛脱落等。

【解读方药】 方中连翘清热偏于散结，黄连、黄芩清热偏于燥湿，滑石利湿偏于通利，车前子利湿偏于明目，木通利湿偏于通经，茯苓利湿偏于益气，枳壳理气偏于降泄，陈皮理气偏于行散，荆芥行散偏于化湿，防风行散偏于柔润，生甘草益气清热解毒。方药相互为用，以奏其效。

【配伍用药】 若眼睑红赤甚者，加生地黄、玄参，以清热凉血；若痒甚者，加菊花、桑叶，以疏散止痒；若疼痛甚者，加大甘草用量，再加赤芍、白芍，以缓急止痛；若口苦者，加大黄连、黄芩用量，以清热燥湿；若大便干结者，加大黄、芒硝，以清泻热结等。

新制柴连汤

（《眼科纂要》）

【导读】 新制柴连汤辨治细菌性角膜炎、细菌性结膜炎、虹膜睫状体炎，针对病变证机是郁热内生、湿因热生、湿热夹风、阻滞清窍，病变证型是湿热夹风证，症状以眼目疼痛，畏光流泪为主；新制柴连汤治疗作用特点是清热燥湿，透散郁热，通利湿浊。

【组成】 柴胡　黄连　黄芩　赤芍　蔓荆子　栀子　通草　荆芥　防风　龙胆草　甘草

【用法】 水煎服。

【功效】 清热燥湿，辛散通窍。

【适用病证】

主要症状：眼目疼痛，畏光流泪，或黑睛星翳边缘不清，胞轮红赤。

辨证要点：口苦口腻，舌质红，苔黄腻，脉数。

可能伴随的症状：胞睑微肿，或瞳神紧小，或眼珠坠痛，或泪下如滚汤，或沙涩疼痛，或头额剧痛，或黑睛生翳，或表面溃陷，或视力下降，或痛如针刺，或色黄如凝脂，或白睛混赤而肿，或神水混浊，或黄仁晦暗，或眵泪呈黄绿色等。

【解读方药】 方中黄连、黄芩清热偏于燥湿，栀子清热偏于泻火，龙胆草清热偏于明目，通草清热偏于渗利，柴胡辛散偏于清热，荆芥辛散偏于透达，防风辛散偏于柔润，蔓荆子辛散偏于通窍，赤芍凉血散瘀，甘草益气中和。方药相互为用，以奏其效。

【配伍用药】 若眼目疼痛甚者，加大赤芍、甘草用量，再加白芍，以缓急止痛；若口苦甚者，加大黄连、黄芩用量，以清热燥湿；若头痛甚者，加大赤芍、甘草用量，再加川芎，以行气通窍，缓急止痛；若视力下降者，加大柴胡用量，再加菊花、木贼，以清热明目等。

导 赤 散

（《小儿药证直诀》）

【导读】 导赤散辨治鳞屑性睑缘炎、溃疡性睑缘炎、眦角性睑缘炎，或辨治口腔单纯性疱疹、口腔念珠菌病、复发性阿弗他溃疡、天疱疮，针对病变证机是郁热迫血、湿浊内生、郁热湿浊伤气；导赤散治疗作用特点是清热凉血，渗利湿浊，益气化阴。

【组成】 生地黄　木通　生甘草梢各等分（各10g）

【用法】 将药研为细散状，每次服9g，用水煎加入竹叶同煎，饭后温服；亦可水煎服，每日分6次服。

【功效】 清热凉血，利湿益气。

【适用病证】

（1）辨治鳞屑性睑缘炎、溃疡性睑缘炎、眦角性睑缘炎属于血热湿浊伤气证；症状以睑弦潮红、溃烂刺痒为主。

主要症状：睑弦潮红、溃烂刺痒。

辨证要点：睑部灼热，舌质红，苔黄腻，脉数。

可能伴随的症状：口渴，或眦部睑弦破裂出血，或小便短少，或手足心热等。

（2）辨治口腔单纯性疱疹、口腔念珠菌病、复发性阿弗他溃疡、天疱疮属于郁热湿浊浸口证；症状以口腔溃烂、心胸烦热、舌质红为主。

【适用病证】

主要症状：口腔溃烂，疼痛。

辨证要点：口渴，心胸烦热，舌质红，苔薄黄，脉浮或数。

可能伴随的症状：口舌灼热疼痛，或面赤，或不思饮食，或失眠，或大便干结，或小便短少。

【解读方药】 方中竹叶清热偏于清心利湿，生地黄清热偏于凉血益阴，木通清热偏于清利水湿，生甘草清热偏于益气生津。方药相互为用，以奏其效。

【配伍用药】 若睑弦潮红甚者，加大生地黄用量，再加玄参、牡丹皮，以清热凉血；若溃烂甚者，加黄连、黄芩，以清热燥湿；若睑部灼热甚者，加石膏、知母，以清泻内热；若小便短少者，加大木通用量，再加车前子，以清热利湿；若手足心热者，加大生地黄用量，再加百合、玄参，以清泻血热等。

黄连解毒汤

（崔氏方，录自《外台秘要》）

【导读】 黄连解毒汤辨治鳞屑性睑缘炎、溃疡性睑缘炎、眦角性睑缘炎，或辨治慢性鼻炎、鼻出血（血管病变、血液病变、内分泌病变、肝肾病变、肿瘤病变等），针对病变证机是湿热内生、浸淫脉络；黄连解毒汤治疗作用特点是清热燥湿，泻火利窍。

【组成】 黄连三两（9g） 黄芩 黄柏各二两（各6g） 栀子十四枚（14g）

【用法】 用水420mL，煮取药液140mL，每日分2次服。

【功效】 清热燥湿，泻火解毒。

【适用病证】

（1）辨治鳞屑性睑缘炎、溃疡性睑缘炎、眦角性睑缘炎属于湿热浸目证；症状以睑弦潮红、溃烂灼痛为主。

主要症状：睑弦潮红、溃烂刺痒。

辨证要点：口苦口腻，舌质红，苔黄腻，脉沉数。

可能伴随的症状：口渴，或睑部灼热刺痒，或眦部睑弦破裂出血，或小便短少，或烦躁不安等。

（2）辨治慢性鼻炎、鼻出血（血管病变、血液病变、内分泌病变、肝肾病变、肿瘤病变等）属于湿热伤鼻证；症状以鼻塞或鼻出血、口苦为主。

主要症状：鼻塞，鼻涕，或鼻出血。

辨证要点：口苦口腻，舌质红，苔黄腻，脉浮数或正常。

可能伴随的症状：面红目赤，或身热，或头痛，或皮肤紫斑，或咽喉疼痛，或心烦急躁，或大便不爽等。

【解读方药】 方中黄连、黄芩清热偏于清上、中二焦之热，黄柏清热偏于清上、下二焦之热，栀子清热偏于清上、中、下三焦之热。方药相互为用，以奏其效。

【配伍用药】 若睑弦潮红甚者，加大栀子用量，再加生地黄、玄参、牡丹皮，以清热泻火凉血；若溃烂甚者，加大黄连、黄芩用量，再加石膏，以清热泻火燥湿；若睑部灼热甚者，加大栀子用量，再加石膏、知母，以清泻郁热蕴结；若小便短少者，加车前子、滑石，以清热利湿泄浊；若烦躁不安者，加龙骨、牡蛎，以潜阳安神等。

还阴救苦汤

（《病机启微》）

【导读】 还阴救苦汤辨治结膜炎、睑腺炎、流行性结膜炎、流行性角膜炎、病毒性结膜炎、变态反应性结膜炎、表层巩膜炎、前巩膜炎，针对病变证机是湿热蕴结清窍、瘀血阻滞脉络、清窍壅滞不利，病变证型是湿热瘀血闭窍证，症状以眼周血络紫赤怒张，压痛为主；还阴救苦汤治疗作用特点是清热燥湿，活血化瘀，宣透经气。

【组成】 桔梗1分(0.3g)　连翘1分(0.3g)　红花1分(0.3g)　细辛1分(0.3g)　当归身5分(1.5g)　炙甘草5分(1.5g)　苍术7分(2g)　龙胆草7分(2g)　羌活1钱(3g)　升麻1钱(3g)　柴胡1钱(3g)　防风1钱(3g)　藁本1钱(3g)　黄连1钱(3g)　生地黄1钱5分(4.5g)　黄柏1钱5分(4.5g)　黄芩1钱5分(4.5g)　知母1钱5分(4.5g)　川芎3钱(9g)

【用法】 水煎服。上㕮咀。每服一两，水二盏，煎至一盏，去滓，食后温服。

【功效】 清热燥湿，活血通窍。

【适用病证】

主要症状：眼周血络紫赤怒张，或眼周疼痛。

辨证要点：疼痛拒按，口苦，舌质红夹瘀紫，苔黄腻，脉沉或涩。

可能伴随的症状：羞明流泪，或视物模糊，或白睛结节大而隆起，或咽干，或大便干结，或小便不畅等。

【解读方药】 方中黄连、黄柏、黄芩、龙胆草清热偏于燥湿，连翘清热偏于散结消肿，知母清热偏于益阴，生地黄清热偏于凉血，当归身活血偏于补血，川芎活血偏于行气，红花活血偏于通经，羌活辛散偏于通透，升麻辛散偏于升举，柴胡辛散偏于疏泄，防风辛散偏于柔润，细辛辛散偏于止痛，藁本辛散偏于透达，苍术醒脾燥湿，炙甘草益气和中，桔梗宣利气机。方药相互为用，以奏其效。

【配伍用药】 若湿热甚者，加大黄连、黄芩用量，以清热燥湿；若瘀血甚者，加大川芎、当归用量，以活血化瘀；若羞明流泪者，加龙骨、牡蛎，以潜阳明目；若咽干者，加大生地黄用量，再加玄参、麦冬，以滋阴化阴等。

泻白散与升麻葛根汤合方

（《小儿药证直诀》《太平惠民和剂局方》）

【导读】 泻白散与升麻葛根汤合方辨治结膜炎、睑腺炎、流行性结膜炎、流行性角膜炎、病毒性结膜炎、变态反应性结膜炎、表层巩膜炎、前巩膜炎，针对病变证机是郁热蕴结、壅滞清窍、阳气不升、热伤气血，病变证型是郁热伤气血证，症状以眼周紫红色结节为主；泻白散与升麻葛根汤合方治疗作用特点是清泻郁热，凉血育阴，益气宣透。

【组成】泻白散：桑白皮　地骨皮炒，各一两（各30g）　甘草炙，一钱（3g）　粳米五钱（15g）　升麻葛根汤：升麻　芍药　甘草炙，各十两（各300g）　葛根十五两（450g）

【用法】水煎服。

【功效】清泻郁热，宣散通窍。

【适用病证】

主要症状：眼周紫红色结节，或眼周疼痛。

辨证要点：口渴，舌质红，苔薄黄，脉浮或正常。

可能伴随的症状：羞明流泪，或视物模糊，或眼周结节隆起，或咽痛，或大便干结，或咳嗽等。

【解读方药】方中桑白皮清热偏于降泄，地骨皮清热偏于凉血，升麻辛散偏于解毒，葛根辛散偏于生津，芍药补血敛阴，粳米益气偏于和中，甘草益气偏于缓急。方药相互为用，以奏其效。

【配伍用药】若热甚者，加大黄芩用量，再加栀子，以清热泻火；若阴伤甚者，加大地骨皮用量，再加麦冬、生地黄，以凉血滋阴；若眼周疼痛者，加大芍药、甘草用量，以缓急止痛；若大便干结者，加大生地黄用量，再加玄参、麦冬，以滋阴润通等。

龙胆泻肝汤

（《医方集解》）

【导读】龙胆泻肝汤辨治单纯疱疹病毒性角膜炎、细菌性角膜炎、虹膜睫状体炎、视网膜静脉周围炎、急性视神经炎、视网膜中央血管阻塞，或辨治化脓性中耳乳突炎并发耳后骨膜下脓肿、外耳道结疖、中耳炎、弥漫性外耳道炎、分泌性中耳炎、化脓性中耳炎、乳突炎、气压损伤性中耳炎、化脓性中耳乳突炎并发面瘫，或辨治慢性鼻炎、鼻窦炎、鼻咽炎，或辨治口腔单纯性疱疹、口腔念珠菌病、复发性阿弗他溃疡、天疱疮、口腔白斑病、口腔扁平苔藓，针对病变证机是湿浊内生、湿郁化热、壅滞气机、伤及阴血；龙胆泻肝汤治疗作用特点是清热燥湿，渗利湿浊，调气益气，滋补阴血。

【组成】 龙胆草酒炒（10g）　栀子酒炒（12g）　黄芩炒（9g）　泽泻（10g）　车前子（10g）　木通（6g）　生地黄酒炒（6g）　当归酒炒（10g）　柴胡（6g）　生甘草（6g）〔原书未注用量〕

【用法】 水煎服，每日分6次服。

【功效】 清利湿热，渗利水气。

【适用病证】

（1）辨治单纯疱疹病毒性角膜炎、细菌性角膜炎、虹膜睫状体炎、视网膜静脉周围炎、急性视神经炎、视网膜中央血管阻塞属于湿热或夹阴伤证；症状以白睛混赤，胞睑红肿、苔黄腻为主。

主要症状：白睛混赤，胞睑红肿，或视力下降。

辨证要点：口苦，目涩，舌质红，苔黄腻，脉沉或正常。

可能伴随的症状：羞明流泪，或口腻，或瞳神甚小，或珠痛拒按，或痛连眉棱，或肢体困重，或视物模糊，或黑睛凝脂大片，或白睛混赤，或热泪如汤，或胞睑肿胀难睁，或眼痛剧烈等。

（2）辨治化脓性中耳乳突炎并发耳后骨膜下脓肿、外耳道结疖、中耳炎、弥漫性外耳道炎、分泌性中耳炎、化脓性中耳炎、乳突炎、神经性耳鸣、非神经性耳鸣、气压损伤性中耳炎、突发性耳聋、神经性耳聋、化脓性中耳乳突炎并发面瘫属于湿热壅窍证；症状以耳痛剧烈，张口咀嚼时加重为主。

主要症状：耳痛剧烈，张口咀嚼时加重，或耳鸣。

辨证要点：口苦口腻，舌质红，苔黄腻，脉沉。

可能伴随的症状：耳郭牵拉痛，或耳内作痒，或外耳道壁局部红肿，或耳沉闷，或隆起如椒目状，或烦躁不安，或发热，或小便干结等。

（3）辨治慢性鼻炎、鼻窦炎、鼻咽炎属于湿热壅鼻证；症状以鼻涕脓浊，量多，色黄或黄绿为主。

主要症状：鼻塞，鼻涕脓浊或量多，鼻痒。

辨证要点：口苦，舌质红，苔黄腻，脉沉或滑或正常。

可能伴随的症状：头痛，或嗅觉减退，或鼻涕腥臭味，或烦躁易怒，或失眠，或多梦等。

（4）辨治口腔单纯性疱疹、口腔念珠菌病、复发性阿弗他溃疡、天疱疮、口腔白斑病、口腔扁平苔藓属于湿热夹郁证；症状以口腔溃烂，口腻，因情绪异常加重为主。

主要症状：口腔、舌面、口颊生疮，溃疡疼痛。

辨证要点：口腻，因情绪异常加重，舌质红，苔黄腻，脉沉或沉弦。

可能伴随的症状：情绪低落，或不思饮食，或头痛，或阴部潮湿，或胸胁烦闷，或不欲言语，或大便不爽等。

【解读方药】 方中栀子清热偏于泻火，黄芩清热偏于燥湿，龙胆草清热偏于泻热，木通利湿偏于通脉，泽泻利湿偏于通淋，车前子利湿偏于明目，当归补血偏于活血，生地黄补血偏于凉血，柴胡疏肝理气，甘草益气和中。方药相互为用，以奏其效。

【配伍用药】 若热甚者，加大栀子、龙胆草用量，以清泻内热；若湿甚者，加大车前子、泽泻用量，以渗利湿浊；若气郁者，加大柴胡用量，再加枳实，以调理气机；若阴血虚者，加大当归、生地黄用量，以滋补阴血；若视物模糊者，加青葙子、木贼，以清热明目等。

四顺清凉饮子

（《审视瑶函》）

【导读】 四顺清凉饮子辨治单纯疱疹病毒性角膜炎、细菌性角膜炎，针对病变证机是湿浊内生、湿郁化热、壅滞气机、湿热夹风、风逆脉络或夹阴血不足，病变证型是湿热瘀夹风证，症状以黑睛凝脂深大，或色带黄绿、痛如针刺为主；四顺清凉饮子治疗作用特点是清热燥湿，疏散透风，补血益阴，活血化瘀。

【组成】 当归身　龙胆草酒洗，炒　黄芩　桑白皮蜜制　车前子　生地黄　赤芍　枳壳各八分（各2.4g）　炙甘草三分（0.9g）　熟大黄　防风　川芎　川黄连炒　木贼草　羌活　柴胡各六分（各1.8g）

【用法】 上锉一剂。用水600mL，煎至300mL，去滓，食远服。

【功效】 清热燥湿，疏散活血。

【适用病证】

主要症状：黑睛凝脂深大，或色带黄绿。

辨证要点：口苦，痛如针刺，舌质红或夹瘀紫，苔黄腻，脉沉涩或正常。

可能伴随的症状：初起如星色白，或中有凹陷，或流黄液较多，或遮满瞳神，或黑睛穿破，或黄仁脱出等。

【解读方药】 方中龙胆草清热偏于明目，黄芩、黄连清热偏于燥湿，桑白皮清热偏于降泄，车前子清热偏于利湿，生地黄清热偏于凉血益阴，木贼清热偏于开窍，当归身活血偏于补血，赤芍活血偏于凉血，川芎活血偏于行气，枳壳行气偏于降浊，柴胡行气偏于升举，熟大黄通泻瘀热内结，防风辛散偏于柔润，羌活辛散偏于通透，炙甘草益气和中。方药相互为用，以奏其效。

【配伍用药】 若热甚者，加大栀子、龙胆草、黄连用量，以清泻内热；若湿甚者，加大车前子用量，再加泽泻，以渗利湿浊；若气郁者，加大柴胡、枳壳用量，再加木香，以调理气机；若阴血虚者，加大生地黄、当归用量，再加阿胶，以滋补阴血；若视物模糊者，加菊花、青葙子、木贼，以清热明目等。

三 仁 汤

（《温病条辨》）

【导读】 三仁汤辨治单纯疱疹病毒性角膜炎、结膜炎、角膜炎，针对病变证机是湿浊内生、湿郁化热、壅滞气机，病变证型是湿热气滞证，症状以黑睛星翳、胞睑红肿、苔黄腻为主；三仁汤治疗作用特点是芳香化湿，清热利湿，调理气机。

【组成】 杏仁五钱（15g） 飞滑石六钱（18g） 白通草二钱（6g） 白蔻仁二钱（6g） 竹叶二钱（6g） 厚朴二钱（6g） 生薏苡仁六钱（18g） 半夏五钱（15g）

【用法】 甘澜水八碗，煮取三碗，每服一碗，日三服（现代用法：水煎服）。

【功效】 芳香化湿，清热调气。

【适用病证】

主要症状：黑睛星翳，胞睑红肿，或目痛。

辨证要点：口苦，舌质红，苔黄腻，脉沉或正常。

可能伴随的症状：羞明流泪，或胸闷，或目痒，或口腻，或肢体困重，或视物模糊，或头沉，或大便不畅等。

【解读方药】 方中杏仁化湿偏于降泄，薏苡仁化湿偏于健脾，白蔻仁化湿偏于醒脾，通草清热偏于利湿，竹叶清热偏于泻火，滑石清热偏于通利，厚朴芳香行气化湿，半夏醒脾燥湿化浊。方药相互为用，以奏其效。

【配伍用药】 若热甚者，加栀子、黄连，以清热泻火；若湿甚者，加大薏苡仁、通草用量，以渗利湿浊；若气郁者，加大厚朴用量，再加枳实，以调理气机；若大便溏泻者，加大薏苡仁用量，再加茯苓，以健脾止泻；若视物模糊者，加青葙子、木贼，以清热明目等。

抑阳酒连散

（《原机启微》）

【导读】 抑阳酒连散辨治单纯疱疹病毒性角膜炎、虹膜睫状体炎（即前葡萄膜炎），针对病变证机是湿浊内生、湿郁化热、热化为风、风湿热阻滞清窍，病变证型是风湿热壅窍证，症状以畏光流泪，或目珠坠痛、苔黄腻为主；抑阳酒连散治疗作用特点是清热燥湿，辛散祛风，益阴生津。

【组成】 生地黄　独活　黄柏　防风　知母各三分（各0.9g）　蔓荆子　前胡　羌活　白芷　生甘草各四分（各1.2g）　黄芩酒制　寒水石　栀子　黄连酒制，各五分（各1.5g）　防己三分（0.9g）　白酒少许

【用法】 用水300mL，煎至150mL，去滓，大热服（现代用法：水煎服）。

【功效】 清热燥湿，疏散祛风。

【适用病证】

主要症状：畏光流泪，或目珠坠痛，或视力下降。

辨证要点：口腻，舌质红，苔黄腻，脉浮或沉。

可能伴随的症状：目赤痛，或眉棱骨闷痛，或视物昏蒙，或黑花自见，或视物模糊，或神水混浊，或头重胸闷，或肢节酸痛等。

【解读方药】 方中黄连、黄芩、黄柏清热偏于燥湿，寒水石、栀子清热偏于泻火，生地黄清热偏于凉血，知母清热偏于益阴，独活辛散偏于通透，防风辛散偏于柔润，蔓荆子辛散偏于止痛，羌活辛散偏于通经，白芷辛散偏于化湿，防己辛散偏于降泄，前胡辛散偏于宣泄，生甘草清热益气和中，白酒温通血脉。方药相互为用，以奏其效。

【配伍用药】 若热甚者，加大栀子、黄连用量，以清热泻火；若湿甚者，加大独活、羌活用量，以温化湿浊；若风甚者，加大防风、白芷用量，以疏散祛风；若伤阴者，加大生地黄、知母用量，以益阴清热；若畏光流泪者，加大寒水石、知母用量，再加木贼，以清热益阴明目等。

绿风羚羊饮

（《医宗金鉴》）

【导读】 绿风羚羊饮辨治闭角型青光眼、单纯疱疹病毒性角膜炎、虹膜睫状体炎（即前葡萄膜炎），针对病变证机是郁热夹风、湿因热生、热伤阴津、病变证型是郁热夹风伤阴证，症状以眼珠胀痛欲脱，头痛如劈为主；绿风羚羊饮治疗作用特点是清热泻火，疏散祛风，益阴生津，兼利湿浊。

【组成】 羚羊角一钱（3g）　知母二钱（6g）　黄芩二钱（2g）　大黄一钱（3g）　黑参二钱（6g）　桔梗二钱（6g）　车前子一钱（3g）　防风二钱（6g）　茯苓二钱（6g）　细辛一钱（3g）

【用法】 上为粗末。用水300mL，煎至150mL，去滓，食后温服（现代用法：

水煎服）。

【功效】 清热泻火，疏散祛风。

【适用病证】

主要症状：眼珠胀痛欲脱，头痛如劈。

辨证要点：口渴，舌质红，苔薄黄，脉浮数或弦。

可能伴随的症状：视力急降，或胞轮红赤，或白睛混赤浮肿，或瞳内呈淡绿色，或瞳神散大，或眼珠变硬，或黑睛呈雾状混浊，或大便干结等。

【解读方药】 方中羚羊角清热偏于明目，知母清热偏于益阴，黄芩清热偏于燥湿，大黄清热偏于通泻，黑参（玄参）清热偏于凉血，桔梗清热偏于宣畅，车前子清热偏于利湿，防风祛风偏于柔润，细辛祛风偏于通透，茯苓渗利健脾益气。方药相互为用，以奏其效。

【配伍用药】 若眼珠胀痛者，加大羚羊角、大黄用量，以清热泻火；若头痛甚者，加大细辛用量，再加白芷，以温通止痛；若心烦急躁者，加龙骨、牡蛎，以潜阳安神；若伤阴者，加大玄参用量，再加生地黄，以益阴生津；若大便干结者，加大大黄用量，再加芒硝，以泻热通泻等。

清 营 汤

（《温病条辨》）

【导读】 清营汤辨治化脓性炎性突眼、闭角型青光眼、单纯疱疹病毒性角膜炎、虹膜睫状体炎（即前葡萄膜炎），或辨治扁桃体炎、咽炎、喉炎、咽喉白斑病、白喉，针对病变证机是郁热内生、热迫血脉、热伤阴津、肆虐清窍；清营汤治疗作用特点是清热凉血，滋阴生津，活血通窍。

【组成】 犀角（水牛角代）三钱（9g）　生地五钱（15g）　玄参三钱（9g）　竹叶心一钱（3g）　麦冬三钱（9g）　丹参二钱（6g）　黄连一钱五分（5g）　金银花三钱（9g）　连翘连心用，二钱（6g）

【用法】 水煎服，每日分3次服。

【功效】 清营解毒，透热养阴。

【适用病证】

（1）辨治化脓性炎性突眼、闭角型青光眼、单纯疱疹病毒性角膜炎、虹膜睫状体炎（即前葡萄膜炎）属于血热伤阴证；症状以眼珠突起疼痛、转动不灵、舌红少苔为主。

主要症状：眼珠突起疼痛、转动不灵。

辨证要点：胞睑、白睛红赤肿胀，舌质红，少苔，或苔薄黄，脉沉细或数。

可能伴随的症状：黑睛混浊，或珠内灌脓，或头眼剧痛，或身热，或神昏，或面赤，或气粗，或小便黄赤等。

（2）辨治扁桃体炎、咽炎、喉炎、咽喉白斑病、白喉属于阴虚郁热伤咽证；症状以咽喉肿痛，或咽喉不利，舌红少苔为主。

主要症状：咽喉肿痛，或灼热。

辨证要点：喉间干燥，舌红少苔，脉细数或正常。

可能伴随的症状：口渴，或饮水呛咳，或咽痛因吞咽加重，或声音嘶哑，或喉部有条状假膜，或五心烦热等。

【解读方药】 方中金银花、连翘清热偏于解毒，黄连、竹叶清热偏于泻火，水牛角凉血偏于清热，生地黄凉血偏于补血，玄参凉血偏于生津，麦冬滋阴生津，丹参活血通窍。方药相互为用，以奏其效。

【配伍用药】 若眼目干涩甚者，加大生地黄、玄参用量，再加玉竹，以清热明目；若大便干结者，加大黄、芒硝，以清泻热结；若频频眨目甚者，加白芍、甘草，以益气敛阴缓急；若头眼剧痛者，加大黄连用量，再加石膏、知母，以清热止痛等。

附子泻心汤与白虎加人参汤合方

（《伤寒杂病论》）

【导读】 附子泻心汤与白虎加人参汤合方辨治化脓性炎性突眼、闭角型青光眼、单纯疱疹病毒性角膜炎、虹膜睫状体炎（即前葡萄膜炎），针对病变证机是郁热内结、热伤气阴、热浸目窍，病变证型是郁热气阴两伤证，症状以眼珠突起疼痛、转动不灵、倦怠乏力为主；附子泻心汤与白虎加人参汤治疗作用特点是清泻郁热，益气生津，通阳散结。

【组成】 附子泻心汤：大黄二两（6g） 黄连一两（3g） 黄芩一两（3g） 附子炮，去皮，破，别煮取汁，一枚（5g） 白虎加人参汤：知母六两（18g） 石膏碎，一斤（48g） 甘草炙，二两（6g） 粳米六合（18g） 人参三两（9g）

【用法】 水煎服，每日分3次服。

【功效】 清泻郁热，益气通阳。

【适用病证】

主要症状：眼珠疼痛、转动不灵。

辨证要点：胞睑、白睛红赤肿胀，倦怠乏力，舌质红，苔薄黄，脉沉数或沉弱。

可能伴随的症状：黑睛混浊，或头痛，或眼睑红赤，或头晕目眩，或珠内灌脓，或头眼剧痛，或身热，或神昏，或面赤，或气粗气急等。

【解读方药】 方中黄连、黄芩清热偏于燥湿，石膏、知母清热偏于益阴生津，大黄清热偏于通泻，甘草益气偏于生津，粳米益气偏于和中，附子温通阳气、透散郁热并兼防寒药凝滞。方药相互为用，以奏其效。

【配伍用药】 若眼痛甚者，加大甘草用量，再加白芍、青葙子，以清热缓急止痛；若大便干结者，加大大黄用量，再加芒硝，以清泻热结；若倦怠乏力甚者，加大人参、甘草用量，以补益中气；若头眼剧痛者，加大黄连用量，再加冰片，以清热开窍止痛等。

【诊治案例】 *闭角型青光眼*

孙某，男，32岁。有2年闭角型青光眼病史，近由病友介绍前来诊治。刻诊：视力下降，眼刺痛，眼睑红赤，头痛，时有恶心呕吐，大便时干结时溏，倦怠乏力，活动后加重，手足不温，怕冷，口苦，舌质红，苔黄腻，脉沉涩略弱。辨为寒热夹虚证，治当清泻郁热，温阳散寒，益气明目。给予附子泻心汤、白虎加人参汤、桂枝汤与失笑散合方：大黄6g，黄连3g，黄芩3g，附子5g，知母20g，石膏48g，粳米18g，红参10g，桂枝10g，白芍10g，大枣15枚，生姜15g，五灵脂10g，蒲黄10g，炙甘草6g。6剂，以水800~1000mL，浸泡30min，大火烧开，小火煎煮40min，每次服用150mL；第2次煎煮15min；第3次煎煮若水少可酌情加水，煎煮15min，每日1剂，分3次服。

二诊：眼痛略有减轻，仍口苦，以前方变黄连、黄芩各为10g，6剂。

三诊：眼痛较前又有减轻，口苦减轻，仍怕冷，以前方变附子为生附子为5g，6剂。

四诊：眼痛较前又有减轻，仍怕冷好转，以前方6剂继服。

五诊：眼痛较前又有减轻，口苦、怕冷基本消除，以前方6剂继服。

六诊：眼痛基本消除，视力较前略有恢复，又以前方治疗100剂，诸症悉除；为了巩固疗效，又以前方变汤剂为散剂，每次6g，每日分早中晚服。随访1年，一切尚好。

用方体会：根据眼刺痛辨为瘀，再根据眼睑红赤、口苦辨为郁热，因手足不温、怕冷辨为寒，又因倦怠乏力辨为气虚，更因苔腻、头沉辨为湿，以此辨为寒热夹虚证。方以附子泻心汤温阳散寒，清热燥湿；白虎加人参汤清热益气；桂枝汤调理眼目营卫；以失笑散活血化瘀。方药相互为用，以奏其效。

栀子胜奇散

(《原机启微》)

【导读】 栀子胜奇散辨治翼状胬肉、白内障、青光眼，针对病变证机是郁热内生、风因热生、风热上扰、浸淫目窍，病变证型是郁热夹风证，症状以目内角瘀肉、色黄赤如脂，或似膏膜韧为主；栀子胜奇散治疗作用特点是清泻郁热，疏散祛风，益阴活血。

【组成】 蛇蜕　草决明　川芎　荆芥穗　蒺藜炒　谷精草　菊花　防风　羌活　密蒙花　蔓荆子　木贼草　山栀子　黄芩　甘草炙，各等分

【用法】 上为细末。每服6克，食后、临睡用热茶清调下（现代用法：水煎服）。

【功效】 清泻郁热，疏风消翳。

【适用病证】

主要症状：目内角瘀肉，色黄赤如脂，或似膏膜韧。

辨证要点：口渴，舌质红，苔薄黄，脉浮数。

可能伴随的症状：赤脉集布，或眼痒涩羞明，或流泪，目肿，或大便干结等。

【解读方药】 方中草决明、木贼清热偏于明目，栀子清热偏于泻火，黄芩清热偏于燥湿，密蒙花清热偏于退翳，谷精草辛凉偏于消肿，菊花辛凉偏于明目，蔓荆子辛凉偏于止痛，蒺藜活血偏于明目，川芎活血偏于行气，荆芥穗辛温偏于行散，防风辛温偏于柔润，羌活辛温偏于通透，蛇蜕祛风定惊且退翳解毒，甘草益气和中。方药相互为用，以奏其效。

【配伍用药】 若热甚者，加大草决明、木贼用量，以清热明目；若郁热甚者，加大谷精草、菊花用量，以透热明目；若翳甚者，加大蛇蜕、密蒙花、谷精草用量，以退翳消肿；若大便干结者，加大黄、芒硝，以泻热通便；若目肿者，加大川芎、蒺藜用量，以活血消肿等。

将军定痛丸

(《审视瑶函》)

【导读】 将军定痛丸辨治闭角型青光眼、单纯疱疹病毒性角膜炎、虹膜睫状体炎（即前葡萄膜炎），针对病变证机是郁热夹风、气不化湿、痰因热生、壅滞清窍，病变证型是郁热痰夹风证，症状以眼珠胀痛欲脱、头痛如劈为主；将军定痛丸治疗作用特点是清热息风，疏散祛风，行气散结，燥湿化痰。

【组成】 黄芩酒洗，七钱（21g）　白僵蚕　陈皮盐煮，白　天麻酒洗　桔梗各

五钱（各15g）　青礞石煅　白芷各二钱（各6g）　薄荷三钱（9g）　大黄酒蒸九次，焙干，二两（60g）　半夏牙皂、姜汁煮，焙干，一两（30g）

【用法】　为细末，滴水为丸，如绿豆大，每服二钱，食后临卧茶清吞之（现代用法：水煎服）。

【功效】　清肝息风，疏散涤痰。

【适用病证】

主要症状：眼珠胀痛欲脱，头痛如劈。

辨证要点：口渴，急躁易怒，舌质红，苔薄黄，脉数或弦数。

可能伴随的症状：视力急降，或胞轮红赤，或白睛混赤浮肿，或瞳内呈淡绿色，或瞳神散大，或眼珠变硬，或黑睛呈雾状混浊，或恶心呕吐，或大便干结等。

【解读方药】　方中黄芩清热偏于燥湿，大黄清热偏于通泻，桔梗清热偏于宣利，薄荷清热偏于疏散，青礞石化痰偏于清热，陈皮化痰偏于理气，半夏化痰偏于醒脾，白僵蚕息风偏于化痰，天麻息风偏于降泄，白芷辛散偏于温化，薄荷辛散偏于清利。方药相互为用，以奏其效。

【配伍用药】　若眼珠胀痛者，加大天麻、薄荷用量，以疏利平息止痛；若头痛甚者，加大白芷用量，再加川芎，以温通行气止痛；若急躁易怒者，加柴胡、枳实，以疏利气机；若恶心呕吐者，加大陈皮、半夏用量，以降逆和胃；若痰甚者，加大青礞石用量，再加胆南星，以清热涤痰等。

石决明散

（《审视瑶函》）

【导读】　石决明散辨治老年性白内障、青光眼、视神经萎缩，针对病变证机是郁热生湿、气虚夹风，病变证型是郁热夹风湿证，症状以视物模糊、晶珠混浊为主；石决明散治疗作用特点是清热利湿，益气化湿，温通清窍。

【组成】　石决明醋煅　玄参　黄芩　茺蔚子　车前子　防风　人参　细辛减半　知母　白茯苓　辽五味各等分

【用法】　上为细末。每服二钱，食前茶清调下。

【功效】　清热利窍，温通利湿。

【适用病证】

主要症状：视物模糊，晶珠混浊，或目痛。

辨证要点：口苦，舌质红，苔薄黄，脉沉或沉弱。

可能伴随的症状：头痛目涩微胀，或视力渐降，或眼珠转动不灵，或视物不清，或眵泪相混，或面目红赤等。

【解读方药】 方中石决明清热偏于潜阳明目，知母清热偏于益阴，玄参清热偏于凉血，黄芩清热偏于燥湿，茺蔚子清热偏于清窍，车前子清热偏于利湿明目，人参益气偏于大补，茯苓益气偏于利湿，防风辛散偏柔润，细辛辛散偏于通温，辽五味益阴生津。方药相互为用，以奏其效。

【配伍用药】 若热甚者，加大黄芩用量，再加栀子，以清泻郁热；若血热者，加大玄参用量，再加生地黄，以清热凉血；若晶珠混浊者，加大石决明、茺蔚子、车前子用量，以清利眼目；若气虚者，加大人参用量，以补益中气；若阳郁不通者，加大防风、细辛用量，以辛散温通等。

天麻钩藤饮

（《杂病证治新义》）

【导读】 天麻钩藤饮辨治麻痹性斜视、视网膜静脉周围炎、急性视神经炎、视网膜中央血管阻塞，或辨治耳源性眩晕、神经性耳鸣、神经性耳聋、神经性中耳炎，针对病变证机是肝肾不足、郁热内生、风因热生、肆虐清窍；天麻钩藤饮治疗作用特点是补益肝肾，清泻郁热，息风益目。

【组成】 天麻 钩藤后下 石决明先煎 山栀子 黄芩 川牛膝 杜仲 益母草 桑寄生 夜交藤 朱茯神（各12g）

【用法】 水煎服。

【功效】 平肝息风，清热活血，补益肝肾。

【适用病证】

（1）辨治麻痹性斜视、视网膜静脉周围炎、急性视神经炎、视网膜中央血管阻塞属于热扰动风证；症状以视力下降、目珠转动伴晕痛为主。

主要症状：视力迅速下降，眼胀头痛，或斜视，或复视。

辨证要点：目珠转动时晕痛，舌质淡红，苔薄，脉沉或沉涩。

可能伴随的症状：视网膜灰白混浊，或头晕耳鸣，或烦躁易怒，或视神经乳头充血，或潮热，或腰酸腿软，或失眠多梦等。

（2）辨治耳源性眩晕、神经性耳鸣、神经性耳聋、中耳炎属于肝热化风攻耳证；症状以眩晕，如坐舟车，急躁易怒为主。

主要症状：头晕目眩，如坐舟车，或耳鸣、或耳聋。

辨证要点：面目红赤，急躁易怒，舌质红，苔薄黄，脉浮数或正常。

可能伴随的症状：头痛，或恶心呕吐，或口苦咽干，或胸胁苦满，或失眠多梦等。

【解读方药】 方中钩藤息风偏于平肝,羚羊角息风偏于清肝,石决明息风偏于潜阳,牛膝补肝肾偏于活血,杜仲补肝肾偏于益精气,桑寄生补肝肾偏于益血脉,栀子清热偏于泻火,黄芩清热偏于燥湿,夜交藤安神偏于清热,茯神安神偏于益气,益母草活血利水。方药相互为用,以奏其效。

【配伍用药】 若热甚者,加大黄芩、栀子用量,再加黄连,以清泻郁热;若风甚者,加大天麻、钩藤用量,再加紫石英,以息风明目;若头晕目眩者,加大杜仲、牛膝用量,再加巴戟天,以补肝肾,止头晕等。

羚角钩藤汤

(《通俗伤寒论》)

【导读】 羚角钩藤汤辨治麻痹性斜视、眼睑痉挛,或辨治慢性唇炎、继发感染性唇炎、牙龈炎,针对病变证机是郁热浸扰、热风肆疟、灼津为痰、肆虐清窍;羚角钩藤汤治疗作用特点是清泻郁热,透散伏热,化痰息风,益气安神。

【组成】 羚角片先煎,一钱半(5g) 双钩藤后入,三钱(9g) 霜桑叶二钱(6g) 滁菊花三钱(9g) 鲜生地五钱(15g) 生白芍三钱(9g) 川贝母去心,四钱(12g) 淡竹茹鲜刮,与羚羊角先煎代水,五钱(15g) 茯神木三钱(9g) 生甘草八分(2.4g)

【用法】 水煎服,每日分6次服。

【功效】 清透肝热,舒筋息风。

【适用病证】

(1)辨治麻痹性斜视、眼睑痉挛,针对病变证机是郁热内生,热化为风,灼津为痰,肆虐目窍,病变证型是郁热生风证;症状以目偏视或复视、转动受限、面肌抽搐、口渴为主。

主要症状:目偏视,或复视。

辨证要点:口渴,面肌抽搐,舌质红,少苔,或苔薄黄,脉沉数。

可能伴随的症状:上胞下垂,或眼痛,或视一为二,或面肌麻木,或面肌拘紧,或眼睑抽搐,或烦热,或面赤,或身热不解,或头晕目眩等。

(2)辨治慢性唇炎、继发感染性唇炎、牙龈炎,针对病变证机是郁热充斥、灼损脉络、浸淫于唇,病变证型是郁热灼损证;症状以口唇红肿、痛痒,日久破裂流水,或脱屑皮为主。

主要症状:口唇红肿、痛痒。

辨证要点:口渴,舌质红,苔薄黄,脉数或正常。

可能伴随的症状：唇部发痒，或灼热疼痛，或嘴唇不时眴动；或唇部干燥，咬嘴唇，或口唇鳞屑，或口唇痂皮部落。

【解读方药】 方中羚羊角清热息风偏于清肝，钩藤清热息风偏于平肝，桑叶辛散疏散偏于清肝，菊花辛散疏散偏于疏散，生地黄益血偏于凉血益阴，白芍益血偏于敛阴缓急，川贝母化痰偏于软坚，竹茹化痰偏降逆，茯神益气安神，甘草益气缓急。方药相互为用，以奏其效。

【配伍用药】 若热甚者，加大羚羊角用量，再加石膏，以清泻郁热；若风甚者，加大钩藤用量，再加紫石英，以平息热风；若烦热者，加大桑叶、菊花用量，以疏散风热；若痰甚者，加大川贝母、竹茹用量，以清热化痰；若面肌抽搐者，加大白芍、甘草用量，以益气补血缓急等。

寒 证

桂 枝 汤

（《伤寒杂病论》）

【导读】 桂枝汤辨治单纯疱疹病毒性角膜炎、结膜炎、视神经萎缩，或辨治神经性耳鸣、非神经性耳鸣、耳源性眩晕、神经性耳聋、突发性耳聋、青光眼、白内障，针对病变证机是寒袭营卫，目窍既不得营卫和调又被寒袭侵扰，清窍失和；桂枝汤治疗作用特点是辛温宣通，补益营卫，通利清窍。

【组成】 桂枝三两(9g)　芍药三两(9g)　甘草炙，二两(6g)　生姜切，三两(9g)大枣十二枚，擘

【用法】 上五味，㕮咀三味，以水七升，微火煮取三升，去滓。适寒温，服一升。服已须臾，啜热稀粥一升余，以助药力。温服令一时许，遍身㴆㴆微似有汗者益佳，不可令如水流漓，病必不除。若一服汗出病差，停后服，不必尽剂。若不汗，更服依前法。又不汗，后服小促其间，半日许令三服尽。若病重者，一日一夜服，周时观之。服一剂尽，病证犹在者，更作服。若不汗出，乃服至二三剂。禁生冷、黏滑、肉面、五辛、酒酪、臭恶等。

【功用】 解肌发散，调和营卫，温通利窍。

【适用病证】

(1) 辨治单纯疱疹病毒性角膜炎、角膜炎（感染性、免疫性、营养不良性、

神经麻痹性和暴露性角膜炎）、结膜炎（细菌性、病毒性、衣原体性、真菌性和变态反应性）、视神经萎缩、青光眼、白内障等属于寒郁营卫壅窍证；症状以眼黑睛星翳，或疼痛、汗出，不渴为主。

主要症状：黑睛星翳，胞轮微红，或眼痛。

辨证要点：汗出，口淡不渴，舌质淡，苔薄白，脉浮紧或正常。

可能伴随的症状：羞明流泪，或视物模糊，或汗出，或恶寒，或发热，或头痛，或咳嗽等。

（2）辨治神经性耳鸣、非神经性耳鸣、耳源性眩晕、神经性耳聋、突发性耳聋等属于寒郁营卫闭耳证；症状以耳鸣、汗出、苔薄白为主。

主要症状：耳鸣，或听力下降，或耳肿。

辨证要点：汗出，舌质淡，苔薄白，脉浮或正常。

可能伴随的症状：发热，或恶寒，或头痛，或身体疼痛，或不思饮食，或恶心等。

【解读方药】 方中桂枝辛温偏于解肌温通，生姜辛温偏于发汗透散，芍药酸寒益营敛阴止汗，大枣、甘草益气和中。方药相互为用，以奏其效。

【配伍用药】 若寒甚者，加大桂枝、生姜用量，再加附子，以温阳散寒；若气虚者，加大大枣用量，再加红参、白术，以健脾益气；若羞明流泪者，加麻黄、杏仁，以温通宣散；若大便溏泻者，加白术、茯苓，以健脾止泻；若耳鸣甚者，加龙骨、牡蛎，以潜阳止鸣等。

【诊治案例】

1.慢性角膜炎（非溃疡性慢性角膜炎）

梁某，男，39岁。有多年慢性角膜炎病史，近由病友介绍前来诊治。刻诊：视力模糊轻微下降，眼疼痛、怕光流泪，头痛，经常汗出，倦怠乏力，手足不温，舌质淡，苔薄白，脉沉弱涩。辨为营卫不固，阳虚瘀血证，治当调和营卫，温补阳气，活血化瘀。给予桂枝汤、四逆加人参汤与失笑散合方：桂枝10g，白芍10g，大枣12枚，生姜10g，生附子5g，干姜5g，红参3g，五灵脂10g，蒲黄10g，炙甘草6g。6剂，以水800~1 000mL，浸泡30min，大火烧开，小火煎煮40min，每次服用150mL；第2次煎煮15min；第3次煎煮若水少可酌情加水，煎煮15min，每日1剂，分3次服。

二诊：眼痛略有减轻，仍倦怠乏力，以前方变红参为10g，6剂。

三诊：眼痛较前又有减轻，仍手足不温，以前方变生附子、干姜各为9g，6剂。

四诊：眼痛基本消除，怕光流泪明显好转，视力下降略有好转，以前方6剂继服。

五诊：怕光流泪基本消除，视力较前又有略微好转，以前方6剂继服。

六诊：诸症基本趋于缓解，又以前方治疗 60 剂，诸症悉除。随访 1 年，一切尚好。

用方体会：根据流泪、经常汗出辨为营卫不固，再根据眼疼痛、脉沉涩辨为瘀，因手足不温、怕冷辨为寒，又因倦怠乏力辨为气虚，以此辨为营卫不固，阳虚瘀血证。方以桂枝汤调理营卫；以四逆加人参汤温阳散寒，补益中气；以失笑散活血化瘀。方药相互为用，以奏其效。

2. 突发性耳聋

许某，男，59 岁。6 个月前突然出现耳聋，西医检查诊断为突发性耳聋，经住院及门诊治疗未见明显好转，近由病友介绍前来诊治。刻诊：右侧听力丧失，耳内有压迫沉闷堵塞感，耳鸣，头晕目眩，汗出，恶心，呕吐后汗出更多，急躁易怒，倦怠乏力，手足不温，舌质淡，苔白厚腻，脉沉弱。辨为营卫不固，阳虚痰湿证，治当调和营卫，温补阳气，理气化痰。给予桂枝汤、四逆加人参汤、四逆散与小半夏加茯苓汤合方加味：桂枝 10g，白芍 12g，大枣 12 枚，生姜 24g，生附子 5g，干姜 5g，红参 3g，生半夏 24g，柴胡 12g，枳实 12g，石菖蒲 15g，炙甘草 12g。6 剂，以水 800~1 000mL，浸泡 30min，大火烧开，小火煎煮 40min，每次服用 150mL；第 2 次煎煮 15min；第 3 次煎煮若水少可酌情加水，煎煮 15min，每日 1 剂，分 3 次服。

二诊：恶心呕吐减轻，仍倦怠乏力，以前方变红参为 10g，6 剂。

三诊：恶心呕吐较前又有减轻，仍汗出，以前方加五味子 12g，6 剂。

四诊：恶心呕吐基本消除，汗出止，听力略有好转，以前方 6 剂继服。

五诊：耳内有压迫沉闷堵塞感较前减轻，听力较前又有略微好转，以前方 6 剂继服。

六诊：耳内有压迫沉闷堵塞感较前明显减轻，听力较前又有好转，以前方 6 剂继服。

七诊：诸症基本趋于缓解，又以前方治疗 50 剂，诸症悉除。随访 1 年，一切尚好。

用方体会：根据听力下降、汗出辨为营卫不固，再根据急躁易怒辨为肝郁，因手足不温、怕冷辨为寒，又因倦怠乏力辨为气虚，更因苔腻辨为痰湿，以此辨为营卫不固，阳虚痰湿证。方以桂枝汤调理营卫；以四逆加人参汤温阳散寒，补益中气；以小半夏加茯苓汤益气醒脾，燥湿化痰；以四逆散疏肝理气；以失笑散活血化瘀。方药相互为用，以奏其效。

麻　黄　汤

(《伤寒杂病论》)

【导读】麻黄汤辨治单纯疱疹病毒性角膜炎、结膜炎、视神经炎、视神经萎缩，或辨治神经性耳鸣、非神经性耳鸣、耳源性眩晕、神经性耳聋、突发性耳聋，或辨治慢性鼻炎（萎缩性、干酪性、肥厚性、过敏性、单纯性鼻炎）、鼻窦炎，针对病变证机是寒袭营卫、浸淫清窍、郁闭经气；麻黄汤治疗作用特点是辛温宣散，降泄浊逆，益气和中。

【组成】麻黄去节，三两（9g）　桂枝二两（6g）　杏仁去皮尖，七十个（12g）　　甘草炙，一两（3g）

【用法】用水630mL，先煎麻黄10min，去其沫，加入其余诸药，煮取210mL；药后取暖轻微汗出，无须喝热粥助药力，每日分6次服。

【功效】温通营卫，宣散通窍。

【适用病证】

（1）辨治单纯疱疹病毒性角膜炎、结膜炎、视神经炎、视神经萎缩等属于寒郁目窍证；症状以眼黑睛星翳、不渴为主。

主要症状：黑睛星翳，胞轮微红。

辨证要点：口淡不渴，舌质淡，苔薄白，脉浮紧或正常。

可能伴随的症状：羞明流泪，或视物模糊，或恶寒，或发热，或头痛，或咳嗽等。

（2）辨治神经性耳鸣、非神经性耳鸣、耳源性眩晕、神经性耳聋、突发性耳聋等属于寒郁耳窍证；症状以耳鸣、怕冷、苔薄白为主。

主要症状：耳鸣，或听力下降。

辨证要点：发热，恶寒，舌质淡，苔薄白，脉浮或正常。

可能伴随的症状：头痛，或身体疼痛，或咳嗽，或恶心等。

（3）辨治慢性鼻炎（萎缩性、干酪性、肥厚性、过敏性、单纯性鼻炎）、鼻窦炎、鼻中隔弯曲等属于风寒壅鼻证；症状以鼻痒、鼻涕、鼻塞为主。

主要症状：鼻痒，或鼻塞，或鼻涕。

辨证要点：口淡不渴，舌质淡，苔薄白，脉浮紧或正常。

可能伴随的症状：咳嗽，或喷嚏，或头痛，或发热，或怕冷等。

【解读方药】方中麻黄辛温发散偏于发汗，桂枝辛温发散偏于通经，麻黄温通偏于宣发，杏仁温通偏于肃降，炙甘草益气和中。方药相互为用，以奏其效。

【配伍用药】若寒甚者，加大麻黄、桂枝用量，再加附子，以温阳散寒；若气虚者，加红参、白术，以健脾益气；若羞明流泪者，加大麻黄、杏仁用量，以温通宣散；若大便溏泻者，加白术、茯苓，以健脾止泻；若耳鸣甚者，加龙骨、牡蛎，以潜阳止鸣等。

【诊治案例】

1.病毒性角膜炎

郑某，女，41岁。有多年病毒性角膜炎病史，病情反复发作，近由病友介绍前来诊治。刻诊：视力模糊轻微下降，眼疼痛、怕光，头痛，无汗，倦怠乏力，手足不温，舌质淡，苔白厚腻，脉沉弱涩。辨为营卫郁闭，阳虚瘀血证，治当宣发营卫，温补阳气，活血化瘀。给予麻黄汤、四逆加人参汤、小半夏汤与失笑散合方：麻黄10g，桂枝6g，杏仁15g，生附子5g，干姜5g，生半夏24g，茯苓12g，生姜24g，红参3g，五灵脂10g，蒲黄10g，炙甘草6g。6剂，以水800~1000mL，浸泡30min，大火烧开，小火煎煮40min，每次服用150mL；第2次煎煮15min；第3次煎煮若水少可酌情加水，煎煮15min，每日1剂，分3次服。

二诊：眼痛减轻，仍倦怠乏力，以前方变红参为10g，6剂。

三诊：眼痛较前又有减轻，仍头痛，以前方加川芎12g，6剂。

四诊：眼痛较前又有减轻，倦怠乏力明显好转，以前方6剂继服。

五诊：眼痛基本消除，视力较前轻微好转，以前方6剂继服。

六诊：倦怠乏力及手足不温基本消除，以前方6剂继服。

七诊：诸症基本趋于缓解，又以前方治疗50剂，诸症悉除。随访1年，一切尚好。

用方体会：根据视力模糊、无汗辨为营卫郁闭，再根据眼疼痛、脉沉涩辨为瘀，因手足不温、怕冷辨为寒，又因倦怠乏力辨为气虚，更因苔腻辨为痰湿，以此辨为营卫郁闭夹阳虚痰湿证。方以麻黄汤宣发营卫；以四逆加人参汤温阳散寒，补益中气；以小半夏汤燥湿化痰；以失笑散活血化瘀。方药相互为用，以奏其效。

2.神经性耳鸣、听力下降

徐某，男，42岁。有多年神经性耳鸣病史，1年前又有听力下降，经中西药治疗未见明显好转，近由病友介绍前来诊治。刻诊：耳鸣如蝉，听力下降，耳内有压迫沉闷堵塞感，头晕目眩，无汗，倦怠乏力，手足不温，舌质暗淡夹瘀紫，苔白厚腻，脉沉弱涩。辨为营卫郁闭，阳虚痰瘀证，治当宣发营卫，温补阳气，活血化痰。给予麻黄汤、四逆加人参汤、失笑散与小半夏加茯苓汤合方加味：麻黄10g，桂枝6g，杏仁15g，生姜24g，生附子5g，干姜5g，红参3g，生半夏24g，茯苓12g，五灵脂10g，蒲黄10g，石菖蒲15g，炙甘草12g。6剂，以水800~1000mL，浸泡30min，大火烧开，小火煎煮40min，每次服用150mL；第2次煎煮15min；第3次煎煮若水少可酌情加水，煎煮15min，每日1剂，分3次服。

二诊：耳内压迫沉闷感减轻，仍手足不温，以前方变生附子为制附子、干姜为各 10g，6 剂。

三诊：耳内压迫沉闷较前又有减轻，仍倦怠乏力，变前方红参为 10g，6 剂。

四诊：耳鸣减轻，头晕目眩明显好转，以前方 6 剂继服。

五诊：耳内有压迫沉闷堵塞感较前又有减轻，听力较前略微好转，以前方 6 剂继服。

六诊：耳内有压迫沉闷堵塞感基本消除，听力较前又有好转，以前方 6 剂继服。

七诊：耳鸣明显减轻，听力较前又有恢复，又以前方治疗 90 余剂，诸症悉除。随访 1 年，一切尚好。

用方体会：根据耳鸣、无汗辨为营卫郁闭，再根据舌质暗淡夹瘀紫辨为瘀血，因手足不温、怕冷辨为寒，又因倦怠乏力辨为气虚，更因苔腻辨为痰湿，以此辨为营卫郁闭，阳虚痰瘀证。方以麻黄汤宣发营卫；以四逆加人参汤温阳散寒，补益中气；以小半夏加茯苓汤益气醒脾，燥湿化痰；以失笑散活血化瘀。方药相互为用，以奏其效。

3. 鼻中隔弯曲、慢性鼻炎

全某，男，33 岁。有多年鼻中隔弯曲、慢性鼻炎病史，3 年前鼻中隔弯曲术后又复发，近由病友介绍前来诊治。刻诊：鼻塞不通，鼻涕清稀，嗅觉不灵，时时鼻部出血，血色鲜红，头痛，时时耳鸣，耳中闷塞，无汗，倦怠乏力，手足不温，舌尖红夹瘀紫，苔白厚腻，脉沉弱涩。辨为营卫郁闭，阳虚痰瘀夹血热证，治当宣发营卫，温补阳气，凉血止血，活血化痰。给予麻黄汤、四逆加人参汤、失笑散、百合地黄汤与小半夏加茯苓汤合方：麻黄 10g，桂枝 6g，杏仁 15g，生姜 24g，生附子 5g，干姜 5g，红参 3g，生半夏 24g，茯苓 12g，百合 15g，生地黄 50g，五灵脂 10g，蒲黄 10g，石菖蒲 15g，炙甘草 12g。6 剂，以水 800~1000mL，浸泡 30min，大火烧开，小火煎煮 40min，每次服用 150mL；第 2 次煎煮 15min；第 3 次煎煮若水少可酌情加水，煎煮 15min，每日 1 剂，分 3 次服。

二诊：鼻塞减轻，未再流鼻血，以前方 6 剂继服。

三诊：鼻塞较前又有减轻，仍倦怠乏力，变前方红参为 10g，6 剂。

四诊：鼻塞较前又有减轻，仅有 1 次流鼻血，以前方 6 剂继服。

五诊：鼻塞较前又有减轻，流鼻涕基本消除，以前方 6 剂继服。

六诊：鼻塞基本消除，时时耳鸣减轻，以前方 6 剂继服。

七诊：耳中闷塞基本消除，又以前方治疗 100 余剂，诸症悉除。随访 1 年，一切尚好。

用方体会：根据鼻塞、无汗辨为营卫郁闭，再根据舌尖红夹瘀紫、血色鲜红辨为血热，因手足不温、怕冷辨为寒，又因倦怠乏力辨为气虚，更因苔腻辨为痰湿，以此辨为营卫郁闭，阳虚痰瘀夹血热证。方以麻黄汤宣发营卫；以四逆加人参汤温阳散寒，补益中气；以小半夏加茯苓汤益气醒脾，燥湿化痰；以百合地黄汤清热凉血止血；以失笑散活血化瘀。方药相互为用，以奏其效。

葛 根 汤

（《伤寒杂病论》）

【导读】葛根汤辨治单纯疱疹病毒性角膜炎、结膜炎、视神经萎缩、青光眼、白内障，或辨治神经性耳鸣、非神经性耳鸣、耳源性眩晕，针对病变证机是风寒或夹热、营卫郁滞、壅滞经脉、侵扰清窍；葛根汤治疗作用特点是辛温宣通，辛凉疏散，通调清窍。

【组成】葛根四两（12g）　麻黄去节，三两（9g）　桂枝去皮，二两（6g）　生姜切，三两（9g）　甘草炙，二两（6g）　芍药二两（6g）　大枣擘，十二枚

【煎服方法】上七味，以水一斗，先煮麻黄、葛根，减二升，去白沫，内诸药，煮取三升，去滓。温服一升，覆取微似汗，余如桂枝法将息及禁忌，诸汤皆仿此。

【功效】解表散邪，升津舒筋。

【适用病证】

（1）辨治单纯疱疹病毒性角膜炎、结膜炎、视神经炎、视神经萎缩、青光眼、白内障等属于风寒或夹热壅窍证；症状以眼黑睛星翳、无汗，或口渴不欲饮水为主。

主要症状：黑睛星翳，胞轮微红，或眼痛。

辨证要点：无汗，舌质淡红，苔薄白或夹黄，脉浮或正常。

可能伴随的症状：眼周困痛，或羞明流泪，或视物模糊，或口渴不欲饮水，或发热，或头痛，或眼内困痛等。

（2）辨治神经性耳鸣、非神经性耳鸣、耳源性眩晕、突发性耳聋、耳软骨炎等属于风寒或夹热浸耳证；症状以耳鸣，或耳聋，或耳痛，无汗，苔薄白或夹黄为主。

主要症状：耳鸣，或听力下降。

辨证要点：无汗，耳闷，舌质淡红，苔薄白或夹黄，脉浮或正常。

可能伴随的症状：头痛，或耳痛，或耳周肿胀，或身体疼痛，或不思饮食等。

【解读方药】方中麻黄辛散透达；桂枝温通经脉；葛根舒达筋脉，升达阴津，兼清郁热；芍药补益营血，缓急和中；生姜辛散透达；甘草、大枣，益气缓急，和畅经气。方药相互为用，以奏其效。

【配伍用药】若寒甚者，加大麻黄、桂枝、生姜用量，以温阳散寒；若气虚者，

加大大枣、甘草用量，再加红参，以健脾益气；若耳鸣者，加龙骨、牡蛎，以潜阳止鸣；若视物模糊者，加桑叶、菊花，以疏利眼目；若头痛者，加川芎、白芷，以通阳活血止痛等。

【诊治案例】

1.细菌性结膜炎

程某，女，36岁。半年前诊断为细菌性结膜炎，反复发作不愈，近由病友介绍前来诊治。刻诊：眼内有异物烧灼感，眼痒，眼眵多，眼睑红赤，流泪，眼眶疼痛、无汗，手足不温，心烦，口苦，情绪低落，舌质淡红，苔黄白夹杂，脉沉细。辨为营卫郁热夹寒证，治当宣发营卫，清热温阳，疏利气机。给予葛根汤、白虎汤与小柴胡汤合方：葛根12g，麻黄10g，桂枝6g，生姜10g，白芍6g，大枣12枚，柴胡24g，黄芩10g，生半夏12g，红参10g，石膏45g，知母20g，粳米15g，炙甘草10g。6剂，以水800~1 000mL，浸泡30min，大火烧开，小火煎煮40min，每次服用150mL；第2次煎煮15min；第3次煎煮若水少可酌情加水，煎煮15min，每日1剂，分3次服。

二诊：眼内灼热感明显减轻，倦怠乏力好转，以前方6剂继服。

三诊：眼内灼热感较前又有减轻，仍眼痒，以前方变葛根为24g，6剂。

四诊：眼内灼热感基本消除，手足温和，仍口苦，以前方变黄芩为24g，6剂。

五诊：诸症基本消除，又以前方治疗30剂，诸症悉除。随访1年，一切尚好。

用方体会：根据眼眶疼痛、无汗辨为营卫郁闭不通，再根据眼内灼热、眼睑红赤辨为热，因手足不温辨为寒，又因倦怠乏力辨为气虚，更因口苦、情绪低落辨为郁热，以此辨为营卫郁热夹寒证。方以葛根汤宣发透达营卫；以白虎汤清泻郁热；以小柴胡汤清热调气，益气和中。方药相互为用，以奏其效。

2.耳源性眩晕（梅尼埃病）

孟某，女，55岁。有多年耳源性眩晕病史，1年来反复发作，近由病友介绍前来诊治。刻诊：耳鸣如蝉，听力下降，头沉，头晕目眩，无汗，倦怠乏力，恶心呕吐，手足不温，怕冷，舌质淡红，苔白厚腻，脉沉弱。辨为营卫郁闭，阳虚痰湿证，治当宣发营卫，温补阳气，温化寒痰。给予葛根汤、赤丸与小半夏加茯苓汤合方：葛根12g，麻黄10g，桂枝6g，生姜24g，白芍6g，大枣12枚，制川乌6g，生半夏24g，茯苓12g，细辛3g，炙甘草6g。6剂，以水800~1000mL，浸泡30min，大火烧开，小火煎煮40min，每次服用150mL；第2次煎煮15min；第3次煎煮若水少可酌情加水，煎煮15min，每日1剂，分3次服。

二诊：耳鸣如蝉略有减轻，仍恶心呕吐，以前方加陈皮24g，6剂。

三诊：耳鸣如蝉较前又有略微减轻，仍倦怠乏力，以前方加红参10g，6剂。

四诊：耳鸣如蝉较前又有减轻，头晕目眩好转，倦怠乏力基本消除，以前方变红参为6g，6剂。

五诊：耳鸣如蝉较前又有减轻，听力较前略微好转，以前方6剂继服。

六诊：耳鸣如蝉较前又有减轻，听力较前又有好转，以前方6剂继服。

七诊：耳鸣明显减轻，听力较前又有恢复，以前方6剂继服。

八诊：诸症明显好转，又以前方治疗60余剂，诸症悉除。随访1年，一切尚好。

用方体会：根据耳鸣、无汗辨为营卫郁闭，再根据恶心呕吐辨为痰湿气逆，因手足不温、怕冷辨为寒，又因倦怠乏力辨为气虚，更因头沉、苔腻辨为痰湿，以此辨为营卫郁闭，阳虚痰湿证。方以葛根汤宣发透散营卫；以赤丸温阳散寒，燥湿化痰；以小半夏加茯苓汤益气醒脾，燥湿化痰。方药相互为用，以奏其效。

桂枝加葛根汤

（《伤寒杂病论》）

【导读】 桂枝加葛根汤辨治单纯疱疹病毒性角膜炎、结膜炎、视神经萎缩，或辨治神经性耳鸣、非神经性耳鸣、耳源性眩晕，针对病变证机是风寒或夹热、营卫虚弱、壅滞经脉、侵袭清窍；桂枝加葛根汤治疗作用特点是辛温宣通，辛凉疏散，调补营卫，通调清窍。

【组成】 葛根四两（12g）　桂枝去皮，二两（6g）　芍药三两（9g）　生姜切，三两（9g）　甘草炙，二两（6g）　大枣十二枚，擘　麻黄去节，三两（9g）

【用法】 上六味，以水一斗，先煮葛根，减二升，去上沫，内诸药，煮取三升，去滓。温服一升，覆取微似汗，不须啜粥，余如桂枝法将息及禁忌。

【功效】 解肌散邪，舒达筋脉。

【适用病证】

（1）辨治单纯疱疹病毒性角膜炎、结膜炎、视神经炎、视神经萎缩、青光眼、白内障等属于风寒或夹热壅窍证；症状以眼黑睛星翳、汗出，或口渴不欲饮水为主。

主要症状：黑睛星翳，胞轮微红。

辨证要点：汗出，舌质淡、红胞轮，苔薄白或夹黄，脉浮或正常。

可能伴随的症状：眼周困痛，或羞明流泪，或视物模糊，或倦怠乏力，或口渴不欲饮水，或发热，或头痛，或眼内涩痛等。

（2）辨治神经性耳鸣、非神经性耳鸣、耳源性眩晕、突发性耳聋、耳软骨炎等属于风寒或夹热浸耳证；症状以耳鸣，或耳聋，汗出，苔薄白或夹黄为主。

【适用病证】

主要症状：耳鸣，或听力下降。

辨证要点：汗出，耳闷，舌质淡红，苔薄白或夹黄，脉浮或正常。

可能伴随的症状：头痛，或耳痛，或耳周肿胀，或倦怠乏力，或身体疼痛，或不思饮食等。

【解读方药】 方中桂枝温通经脉；葛根舒达筋脉，升达阴津，兼清郁热；芍药补益营血，缓急和中；生姜辛散透达；甘草、大枣，益气缓急，和畅经气。方药相互为用，以奏其效。

【配伍用药】 若寒甚者，加大桂枝、生姜用量，再加附子，以温阳散寒；若气虚者，加大大枣、甘草用量，再加红参、白术，以健脾益气；若耳鸣者，加磁石、龙骨、牡蛎，以潜阳止鸣；若视物模糊者，加青葙子、桑叶、菊花，以疏利眼目；若头痛者，加藁本、川芎、白芷，以通阳行气，活血止痛等。

【诊治案例】

1. 支原体性角膜炎

夏某，女，30岁。在2年前经检查诊断为支原体性角膜炎，至今反复发作，近由病友介绍前来诊治。刻诊：眼内有异物烧灼感，眼痒，眼眵多，眼睑红赤，流泪，眼眶疼痛、多汗，怕冷，手足心热，心烦，口苦，情绪低落，舌红少苔，脉沉。辨为营卫郁热迫血夹寒证，治当宣发营卫，清热凉血，疏利气机。给予桂枝加葛根汤、百合地黄汤与小柴胡汤合方加味：葛根12g，桂枝6g，生姜10g，白芍10g，大枣12枚，柴胡24g，黄芩10g，生半夏12g，红参10g，百合15g，生地黄50g，炙甘草10g。6剂，以水800~1000mL，浸泡30min，大火烧开，小火煎煮40min，每次服用150mL；第2次煎煮15min；第3次煎煮若水少可酌情加水，煎煮15min，每日1剂，分3次服。

二诊：眼内异物灼热感略有减轻，仍流泪，以前方变黄芩为15g，6剂。

三诊：眼内异物灼热感较前又有减轻，流泪减少，仍眼痒，以前方变葛根为24g，6剂。

四诊：眼内灼热异物感较前又有减轻，以前方6剂继服。

五诊：诸症基本消除，又以前方治疗50剂，诸症悉除。随访1年，一切尚好。

用方体会：根据流泪、多汗辨为营卫不固，再根据眼内灼热、眼睑红赤、舌红少苔辨为血热，因手足不温、怕冷辨为阳虚，更因口苦、情绪低落辨为郁热，以此辨为营卫郁热迫血夹寒证。方以桂枝加葛根汤调和通畅营卫；以百合地黄汤清热凉血益阴；以小柴胡汤清热调气，益气和中。方药相互为用，以奏其效。

2. 耳源性眩晕（梅尼埃病）

郑某，男，47岁。有多年耳源性眩晕病史，病情反复发作不愈，近由病友介绍前来诊治。刻诊：耳鸣如蝉，头沉，头晕目眩，多汗，倦怠乏力，恶心呕吐，手足心热，舌红少苔，脉沉细弱。辨为营卫郁热迫血夹虚证，治当调和营卫，清热凉血，益气降逆。给予桂枝加葛根汤、百合地黄汤与橘皮竹茹汤合方：葛根 12g，桂枝 6g，生姜 24g，白芍 10g，百合 15g，生地黄 50g，陈皮 48g，竹茹 48g，大枣 30 枚，红参 3g，生甘草 15g。6 剂，以水 800~1 000mL，浸泡 30min，大火烧开，小火煎煮 40min，每次服用 150mL；第 2 次煎煮 15min；第 3 次煎煮若水少可酌情加水，煎煮 15min，每日 1 剂，分 3 次服。

二诊：耳鸣如蝉略有减轻，恶心呕吐好转，仍汗多，以前方变白芍为 30g，6 剂。

三诊：耳鸣如蝉较前略有减轻，汗出减少，头晕目眩好转，仍倦怠乏力，以前方变红参为 6g，6 剂。

四诊：耳鸣如蝉较前又有减轻，头晕目眩明显好转，倦怠乏力基本消除，以前方变大枣为 15 枚，6 剂。

五诊：耳鸣如蝉较前又有减轻，头晕目眩较前又有好转，以前方 6 剂继服。

六诊：耳鸣如蝉较前又有减轻，恶心呕吐消除，以前方 6 剂继服。

七诊：诸症较前又有好转，又以前方治疗 40 余剂，诸症基本悉除；之后又以前方变汤剂为散剂，每次 6g，每日分早中晚服。随访 1 年，一切尚好。

用方体会：根据耳鸣、多汗辨为营卫不固，再根据恶心呕吐辨为浊气上逆，因手足心热、舌红少苔辨为血热，又因倦怠乏力辨为气虚，以此辨为营卫郁热迫血夹虚证。方以桂枝加葛根汤调和宣透营卫；以百合地黄汤清热凉血；以橘皮竹茹汤益气清热，温阳降逆。方药相互为用，以奏其效。

桂枝人参汤

（《伤寒杂病论》）

【导读】 桂枝人参汤辨治单纯疱疹病毒性角膜炎、结膜炎、视神经炎、视神经萎缩、青光眼、白内障、角膜软化症、眼底动脉硬化，或辨治耳郭化脓性软骨膜炎、慢性中耳炎、神经性耳鸣，或辨治慢性鼻炎（萎缩性、干酪性、肥厚性、过敏性、单纯性鼻炎）、鼻窦炎、鼻中隔弯曲，针对病变证机是阳气虚弱、阴寒内生、阴寒浸淫；桂枝人参汤治疗作用特点是健脾益气，温阳散寒，通透经脉。

【组成】 桂枝别切，四两（12g） 甘草炙，四两（12g） 白术三两（9g） 人参三两（9g） 干姜三两（9g）

【用法】 用水 630mL，先煎人参、白术、干姜、甘草 20min，加入桂枝煎 10min，煮取药液 210mL，每日分 3 次服，白天服 2 次，夜间服 1 次。

【功效】 温补中气，透散消肿。

【适用病证】

（1）辨治单纯疱疹病毒性角膜炎、结膜炎、视神经炎、视神经萎缩、青光眼、白内障、角膜角化症、眼底动脉硬化等属于阳虚不固证；症状以眼黑睛星翳、手足不温、目痛为主。

主要症状：黑睛星翳，胞轮微红，眼部干涩，或目痛。

辨证要点：口淡不渴，舌质淡，苔薄白，脉弱或正常。

可能伴随的症状：眼周空痛，或频频眨目，或羞明流泪，或视物模糊，或倦怠乏力，或不思饮食，或大便溏泻，或头痛，或眼眵多，或暗处或入夜视物模糊不清，或白睛干燥少泽起皱，或眦部白睛夹银白色三角斑，或黑睛混浊，或知觉减退，或凝脂翳，或软腐溃陷，或似蟹睛等

（2）辨治耳郭化脓性软骨膜炎、慢性中耳炎、神经性耳鸣属于阳虚阴寒淫耳证；症状以耳郭肿胀疼痛、舌质淡为主。

主要症状：耳郭肿胀疼痛。

辨证要点：耳郭怕冷，口淡不渴，舌质淡，苔薄白，脉沉弱。

可能伴随的症状：倦怠乏力，或手足不温，或怕冷，或发热，或溃烂流脓，或头痛，或软骨溃烂，或耳郭畸形等。

（3）辨治慢性鼻炎（萎缩性、干酪性、肥厚性、过敏性、单纯性鼻炎）、鼻窦炎、鼻中隔弯曲等属于阳虚不固证；症状以鼻痒、鼻涕多、打喷嚏，鼻塞为主。

主要症状：鼻痒，打喷嚏，或鼻塞，或鼻涕。

辨证要点：口淡不渴，舌质淡，苔薄白，脉浮紧或正常。

可能伴随的症状：不思饮食，或恶心呕吐，或手足不温，或头痛，或大便溏泻，或怕冷等。

【解读方药】 方中人参、甘草益气偏于生津，白术益气偏于燥湿，干姜辛温偏于温阳散寒，桂枝辛温偏于温通解肌。方药相互为用，以奏其效。

【配伍用药】 若气虚甚者，加大人参、白术用量，再加黄芪，以补益中气；若寒甚者，加大桂枝、干姜用量，再加附子，以温阳散寒；若疼痛甚者，加大桂枝、甘草用量，再加白芍，以温阳缓急止痛；若溃烂流脓者，加大白术用量，再加苍术，以健脾醒脾，燥湿解毒；若头痛者，加大桂枝用量，再加麻黄，以通络止痛等。

【诊治案例】

1. 球后视神经炎

马某，男，38岁。有多年球后视神经炎病史，近由病友介绍前来诊治。刻诊：视力减退，畏光流泪，眼球空痛，眼睑蠕动，头沉，口淡不渴，手足不温，倦怠乏力，大便溏泻，舌质暗淡夹瘀紫，苔白厚腻，脉沉涩。辨为阳虚生风夹痰瘀证，治当温阳益气，息风化痰，活血化瘀。给予桂枝人参汤、小半夏汤、藜芦甘草汤与桂

枝茯苓丸合方：桂枝 12g，红参 10g，白术 10g，干姜 10g，桃仁 12g，茯苓 12g，白芍 12g，牡丹皮 12g，藜芦 3g，生半夏 24g，生姜 24g，炙甘草 6g。6 剂，以水 800~1 000mL，浸泡 30min，大火烧开，小火煎煮 40min，每次服用 150mL；第 2 次煎煮 15min；第 3 次煎煮若水少可酌情加水，煎煮 15min，每日 1 剂，分 3 次服。

二诊：眼球空痛略有减轻，头沉好转，以前方 6 剂继服。

三诊：眼球空痛较前又有轻微减轻，视力略有好转，仍手足不温，以前方加生附子 3g，6 剂。

四诊：眼球空痛较前又有减轻，手足较前温和，以前方 6 剂继服。

五诊：眼球空痛较前又有减轻，大便基本正常，视力减退较前好转，以前方 6 剂继服。

六诊：眼球空痛基本消除，视力减退较前又有好转，以前方 6 剂继服。

七诊：诸症基本趋于好转，又以前方治疗 60 余剂，诸症消除。随访 1 年，一切尚好。

用方体会：根据视力减退、眼球空痛辨为气虚，再根据眼睑蠕动辨为风，因头沉、苔厚腻辨为痰，又因舌质暗淡夹瘀紫辨为瘀，以此辨为阳虚生风夹痰瘀证。方以桂枝人参汤温阳益气；以小半夏汤醒脾燥湿化痰；以藜芦甘草汤息风化痰；以桂枝茯苓丸活血化瘀。方药相互为用，以奏其效。

2. 耳源性眩晕（梅尼埃病）

詹某，女，52 岁。有多年耳源性眩晕病史，近由病友介绍前来诊治。刻诊：头晕目眩，恶心呕吐痰涎，耳鸣如蝉，头沉，倦怠乏力，手足不温，口渴欲饮热水，口苦，舌质红，苔腻黄白夹杂，脉沉弱。辨为阳虚痰湿夹热证，治当温补阳气，燥湿化痰，兼清郁热。给予桂枝人参汤、四逆汤、小半夏汤与黄连粉方合方：桂枝 12g，红参 10g，干姜 10g，白术 10g，生附子 5g，生半夏 24g，生姜 24g，黄连 15g，炙甘草 12g。6 剂，以水 800~1 000mL，浸泡 30min，大火烧开，小火煎煮 40min，每次服用 150mL；第 2 次煎煮 15min；第 3 次煎煮若水少可酌情加水，煎煮 15min，每日 1 剂，分 3 次服。

二诊：头晕目眩略有好转，耳鸣如蝉略有减轻，仍恶心呕吐，以前方加陈皮 30g，6 剂。

三诊：头晕目眩较前又有好转，耳鸣如蝉较前略有减轻，恶心呕吐止，仍头沉，以前方变白术为 15g，6 剂。

四诊：头晕目眩较前又有好转，耳鸣如蝉较前又有减轻，仍口苦，以前方变黄连为 20g，6 剂。

五诊：耳鸣如蝉基本消除，口苦止，以前方 6 剂继服。

六诊：头晕目眩基本消除，手足温和，以前方 6 剂继服。

七诊：诸症基本消除，又以前方治疗 60 余剂，诸症悉除。随访 1 年，一切尚好。

用方体会：根据头晕目眩、手足不温辨为阳虚，再根据呕吐痰涎辨为痰气上逆，因手足不温辨为寒，又因口渴欲饮热水、苔黄白夹杂辨为寒热夹杂，以此辨为阳虚痰湿夹热证。方以桂枝人参汤温阳益气；以四逆汤温壮阳气；以小半夏汤醒脾燥湿，化痰降逆；以黄连粉方清热燥湿。方药相互为用，以奏其效。

3. 慢性鼻窦炎、慢性胃炎

李某，女，36 岁。有多年慢性鼻窦炎、慢性胃炎病史，近由病友介绍前来诊治。刻诊：鼻塞不通，鼻痒，鼻涕清稀，胃痛胃胀，食凉加重，不思饮食，倦怠乏力，大便溏泻，手足不温，口渴欲饮热水，口苦，舌质暗红夹瘀紫，苔腻黄白夹杂，脉沉弱。辨为阳虚瘀血夹热证，治当温补阳气，活血化瘀，清热燥湿。给予桂枝人参汤、麻黄汤、失笑散与半夏泻心汤合方：桂枝 12g，红参 10g，干姜 10g，白术 10g，麻黄 10g，杏仁 15g，生半夏 12g，黄芩 10g，黄连 3g，大枣 12 枚，五灵脂 10g，蒲黄 10g，炙甘草 12g。6 剂，以水 800~1000mL，浸泡 30min，大火烧开，小火煎煮 40min，每次服用 150mL；第 2 次煎煮 15min；第 3 次煎煮若水少可酌情加水，煎煮 15min，每日 1 剂，分 3 次服。

二诊：鼻塞减轻，仍鼻痒，以前方加白芷 12g，6 剂。

三诊：鼻塞较前又有减轻，胃痛胃胀好转，仍不思饮食，以前方加山楂 24g，6 剂。

四诊：鼻塞基本消除，仍口苦，以前方变黄连为 12g，6 剂。

五诊：胃痛胃胀基本消除，口苦止，以前方 6 剂继服。

六诊：诸症基本消除，又以前方治疗 40 余剂，诸症悉除。随访 1 年，一切尚好。

用方体会：根据鼻塞、清稀鼻涕辨为阳虚，再根据胃痛、胃胀、食凉加重辨为寒，因口苦、舌质暗红辨为热，又因口渴欲饮热水、苔黄白夹杂辨为寒热夹杂，更因舌质夹瘀紫辨为瘀，以此辨为阳虚瘀血夹热证。方以桂枝人参汤温阳益气；以麻黄汤宣散通窍；以半夏泻心汤清热燥湿，益气温阳；以失笑散活血化瘀止痛。方药相互为用，以奏其效。

荆防败毒散

（《太平惠民和剂局方》）

【导读】 荆防败毒散辨治单纯疱疹病毒性角膜炎、细菌性结膜炎，或辨治分泌性中耳炎、气压损伤性中耳炎、外耳湿疹，针对病变证机是寒郁清窍、湿壅气机、脉络不通，荆防败毒散治疗作用特点是疏散寒郁，行气化湿，益气活血。

【组成】 羌活 独活 柴胡 前胡 枳壳 茯苓 荆芥 防风 桔梗 川芎各一钱五分（各5g） 甘草五分（2g）

【用法】 水煎服，每日分6次服。汤剂在散剂用量基础上加大1倍。

【功效】 疏散寒郁，气化湿浊。

【适用病证】

（1）辨治单纯疱疹病毒性角膜炎、细菌性结膜炎属于寒湿郁滞夹瘀证；症状以耳内作胀，耳鸣如闻风声，口腻不渴为主。

主要症状：黑睛星翳，胞轮微红。

辨证要点：口腻不渴，舌质淡，苔白腻，脉浮或沉。

可能伴随的症状：羞明流泪，或眼皮困重，或视物模糊，或恶寒，或发热，或头沉，或咳嗽等。

（2）辨治分泌性中耳炎、气压损伤性中耳炎、外耳湿疹属于寒湿郁滞夹瘀证；症状以耳内作胀，耳鸣如闻风声为主。

主要症状：耳内作胀，耳鸣如闻风声。

辨证要点：口淡不渴，舌质淡，苔薄白，脉浮紧或正常。

可能伴随的症状：听力减退，或耳内微痛，或视物模糊，或恶寒，或发热，或头痛，或耳鸣等。

【解读方药】 方中荆芥辛温偏于辛燥，防风辛温偏于辛润，羌活辛温偏于化湿，独活辛温偏于燥湿，柴胡理气偏于升举，枳壳理气偏于降泄，茯苓益气偏于渗利，甘草益气偏于生津，桔梗化湿偏于宣通，前胡化湿偏于降泄，川芎理血行气。方药相互为用，以奏其效。

【配伍用药】 若寒甚者，加大荆芥、防风用量，再加麻黄、桂枝，以温阳散寒；若气郁甚者，加大枳壳、柴胡用量，再加木香，以调理气机；若羞明流泪者，加大柴胡、桔梗用量，以宣畅气机；若眼皮困重者，加大茯苓用量，再加白术，以健脾化湿等。

吴茱萸汤

（《伤寒杂病论》）

【导读】 吴茱萸汤辨治青光眼、白内障、单纯疱疹病毒性角膜炎、虹膜睫状体炎（即前葡萄膜炎）、视神经萎缩、视神经炎，或辨治神经性耳鸣、耳源性眩晕、神经性耳聋、耳软骨炎、慢性中耳炎、中耳乳突炎，针对病变证机是阳气虚弱、寒从内生、浊气上扰清窍；吴茱萸汤治疗作用特点是温阳散寒，补益中气，降泄浊逆。

【组成】 吴茱萸洗，一升（24g） 人参三两（9g） 生姜切，六两（18g） 大枣擘，十二枚（12枚）

【用法】 用水490mL，煮取药液150mL，每次温服50mL，每日分3次服。

【功效】 温中补虚，降逆止呕。

【适用病证】

（1）辨治青光眼、白内障、单纯疱疹病毒性角膜炎、虹膜睫状体炎（即前葡萄膜炎）、视神经萎缩、视神经炎等属于阳虚寒浸目窍证；症状以眼珠胀痛欲脱，头痛如劈，脉沉弱为主。

主要症状：眼珠胀痛欲脱，头痛。

辨证要点：口淡不渴，干呕，舌质淡，苔薄白，脉沉弱。

可能伴随的症状：视力急降，或头痛上及巅顶，或瞳散视昏，或瞳内呈淡绿色，或瞳神散大，或眼珠变硬，或倦怠乏力，或不思饮食等。

（2）辨治神经性耳鸣、耳源性眩晕、神经性耳聋、耳软骨炎、慢性中耳炎、中耳乳突炎属于阳虚寒浸耳窍证；症状以耳鸣，或听力下降，脉沉弱为主。

主要症状：耳鸣，或耳聋，或耳痛。

辨证要点：口淡不渴，舌质淡，苔薄白，脉沉弱。

可能伴随的症状：腰痛，或耳胀，或耳沉闷，或耳痛，或耳溃烂，或内耳流清稀黄水，或倦怠乏力，或不思饮食等。

【解读方药】 方中大枣益气偏于补血，人参益气偏于生津，吴茱萸辛温偏于降逆，生姜辛温偏于宣散。方药相互为用，以奏其效。

【配伍用药】 若寒甚者，加大吴茱萸用量，再加生附子，以温阳逐寒；若气虚甚者，加大人参用量，再加白术，以健脾益气；若头痛甚者，加川芎、白芷，以行气活血，通阳止痛；若视物模糊者，加大吴茱萸、生姜用量，以温阳明目；若眼珠变硬者，加海藻、甘草，以软坚散结等。

【诊治案例】

1.青光眼、高血压

许某，男，56岁。有多年高血压病史，3年前又诊断为青光眼，近由病友介绍前来诊治。刻诊：视力下降，眼刺痛，眼睑红赤，头痛，头晕，头胀，失眠多梦，倦怠乏力，活动后加重，怕冷，手足不温，口苦，舌质红，苔黄腻，脉沉弱涩。辨为寒热夹虚证，治当温阳散寒，清泻郁热，益气明目。给予吴茱萸汤、桂枝加龙骨牡蛎汤、失笑散与黄连阿胶汤合方：吴茱萸24g，红参10g，生姜20g，大枣 12 枚，桂枝 10g，白芍 30g，龙骨 24g，牡蛎 24g，黄连 12g，黄芩 10g，阿胶珠 10g，鸡子黄（冲服）2 枚，五灵脂 10g，蒲黄 10g，炙甘草 6g。6 剂，以水 800~1000mL，浸泡 30min，大火烧开，小火煎煮 40min，每次服用 150mL；第 2 次煎煮 15min；第 3 次煎煮若水少可酌情加水，煎煮 15min，每日 1 剂，分 3 次服。

二诊：眼痛略有减轻，仍口苦，以前方变黄连、黄芩各为 15g，6 剂。

三诊：眼痛较前又有减轻，口苦基本消除，怕冷及手足不温较前好转，以前方 6 剂继服。

四诊：眼痛较前又有减轻，视力略有好转，仍失眠多梦，以前方变龙骨、牡蛎各为 35g，6 剂。

五诊：眼痛较前又有减轻，口苦、怕冷基本消除，以前方 6 剂继服。

六诊：眼痛较前又有减轻，视力较前又有轻微好转，以前方 6 剂继服。

七诊：诸症较前又有好转，又以前方治疗 120 剂，诸症悉除，血压正常，青光眼较前明显减轻；为了巩固疗效，又以前方变汤剂为散剂，每次 6g，每日分早中晚服。随访 1 年，一切尚好。

用方体会：根据视力下降、怕冷辨为阳虚，再根据眼睑红赤、口苦辨为郁热，因失眠多梦、头晕辨为心肾不交，又因倦怠乏力辨为气虚，更因苔腻、头胀辨为湿热，以此辨为寒热湿夹虚证。方以吴茱萸汤温阳散寒降逆；以桂枝加龙骨牡蛎汤交通心肾，潜阳安神，聪耳止鸣；以黄连阿胶汤清热育阴，交通心肾；以失笑散活血化瘀止痛。方药相互为用，以奏其效。

2. 慢性单纯性中耳乳突炎

谢某，男，35 岁。有多年慢性单纯性中耳乳突炎病史，近由病友介绍前来诊治。刻诊：耳痛如针刺，听力下降，耳流清稀脓液，耳鸣，耳肿，头痛，倦怠乏力，手足不温，口渴欲饮热水，口苦，舌质暗红夹瘀紫，苔黄白夹杂，脉沉弱。辨为阳虚瘀阻夹热证，治当温壮阳气，活血化瘀，清泻郁热。给予吴茱萸汤、四逆汤、小柴胡汤、白虎汤与失笑散方合方：吴茱萸 24g，红参 10g，生姜 20g，大枣 12 枚，生附子 5g，干姜 5g，柴胡 24g，生半夏 12g，黄芩 10g，石膏 45g，知母 20g，五灵脂 10g，蒲黄 10g，炙甘草 12g。6 剂，以水 800~1000mL，浸泡 30min，大火烧开，小火煎煮 40min，每次服用 150mL；第 2 次煎煮 15min；第 3 次煎煮若水少可酌情加水，煎煮 15min，每日 1 剂，分 3 次服。

二诊：耳痛减轻，头痛好转，仍口苦，以前方变黄芩为 15g，6 剂。

三诊：耳痛较前略有减轻，口苦好转，以前方 6 剂继服。

四诊：耳痛基本消除，仍怕冷，以前方变干姜为 10g，6 剂。

五诊：听力较前略有好转，以前方 6 剂继服。

六诊：听力较前又有好转，手足温和，以前方 6 剂继服。

七诊：听力较前又有明显好转，又以前方治疗30余剂，诸症悉除。随访1年，一切尚好。

用方体会：根据耳痛如针刺、舌质夹瘀紫辨为瘀，再根据耳流清稀脓液、手足不温辨为寒，因口苦、苔黄辨为热，又因口渴欲饮热水、苔黄白夹杂辨为寒热夹杂，更因倦怠乏力辨为气虚，以此辨为阳虚瘀阻夹热证。方以吴茱萸汤温补阳气，降泄浊逆；以四逆汤温壮阳气；以小柴胡汤清热调气，益气散寒；以白虎汤清泻郁热；以失笑散活血化瘀止痛。方药相互为用，以奏其效。

附子理中丸

（《太平惠民和剂局方》）

【导读】 附子理中丸辨治角膜软化症、球后视神经炎，或辨治口腔单纯性疱疹、口腔念珠菌病、复发性阿弗他溃疡、天疱疮、口腔白斑病、口腔扁平苔藓，针对病变证机是中气虚弱、阴寒内生、寒凝目窍；附子理中丸治疗作用特点是健脾益气，温中逐寒，温通目窍。

【组成】 附子炮，去皮，脐　人参去芦　干姜炮　白术　甘草炙，各三两（各90g）

【用法】 将药研为细散状，以蜜为丸，每次服3g，以水送服，温热服之，饭前服用。用汤剂可用原方量的1/10，每日分6次服。

【功效】 温阳逐寒，益气荣目。

【适用病证】

（1）辨治角膜软化症、葡萄膜炎属于虚寒失荣证；症状以眼部干涩、周身怕冷为主。

主要症状：眼部干涩，羞明，频频眨目。

辨证要点：全身怕冷，倦怠乏力，舌质淡，苔薄白，脉沉弱。

可能伴随的症状：口淡不渴，或暗处或入夜视物模糊不清，或白睛干燥少泽起皱，或眦部白睛夹银白色三角斑，或黑睛混浊，或知觉减退，或凝脂翳，或大便溏泻，或软腐溃陷，或似蟹睛等。

（2）辨治口腔单纯性疱疹、口腔念珠菌病、复发性阿弗他溃疡、天疱疮、口腔白斑病、口腔扁平苔藓属于阳虚不荣证；症状以口腔溃烂、怕冷、舌质淡、苔薄白为主。

主要症状：口腔、舌面、口颊生疮，溃疡疼痛。

辨证要点：口淡不渴，怕冷，舌质淡，苔薄白，脉沉弱。

可能伴随的症状：手足不温，或自汗，或怕冷，或口疮溃烂色淡，或不思饮食等。

【解读方药】 方中人参、甘草益气偏于生津，白术益气偏于燥湿，干姜辛热偏于温阳散寒，附子辛热偏于温肾壮阳。方药相互为用，以奏其效。

【配伍用药】 若眼目干涩甚者，加大人参、甘草用量，再加山药、枸杞子，以益气化阴生津；若寒甚者，加大附子、干姜用量，再加吴茱萸，以温中逐寒；若频频眨目甚者，加大人参用量，再加藜芦，以益气息风；若大便溏泻者，加大白术用量，再加茯苓，以健脾利湿等。

气 郁 证

柴胡疏肝散

（《证治准绳》）

【导读】 柴胡疏肝散辨治视网膜静脉周围炎、急性视神经炎、视网膜中央血管阻塞，或辨治口腔单纯性疱疹、口腔念珠菌病、复发性阿弗他溃疡、天疱疮、口腔白斑病、口腔扁平苔藓，针对病变证机是气机郁滞、血行不利、脉络阻塞；柴胡疏肝散治疗作用特点是疏肝理气，益气活血。

【组成】 柴胡　陈皮醋炒，各二钱（各6g）　川芎　枳壳麸炒　芍药　香附各一钱半（各4.5g）　甘草炙，五分（1.5g）

【用法】 将药研为细散状，用水煎服，饭前服用。用汤剂可在原方用量基础上加大1倍。

【功效】 疏肝解郁，行气止痛。

（1）辨治视网膜静脉周围炎、急性视神经炎、视网膜中央血管阻塞属于气郁夹瘀证；症状以视力下降、目珠转动时胀痛为主。

【适用病证】

主要症状：视力迅速下降，眼胀头痛。

辨证要点：目珠转动时胀痛，因情绪异常加重，舌质淡红，苔薄，脉弦或沉涩。

可能伴随的症状：视网膜灰白混浊，或自觉眼前有蚊蝇飞舞，或云雾飘动，或头晕目眩，或视神经乳头充血，或烦热，或胸胁胀痛，或情绪低落等。

（2）辨治口腔单纯性疱疹、口腔念珠菌病、复发性阿弗他溃疡、天疱疮、口腔白斑病、口腔扁平苔藓属于气郁夹瘀证；症状以口腔溃烂，因情绪异常加重为主。

主要症状：口腔、舌面、口颊生疮，溃疡疼痛。

辨证要点：因情绪异常加重，舌质淡红，苔薄黄白夹杂，脉沉或沉弦。

可能伴随的症状：情绪低落，或不思饮食，或胸胁烦闷，或不欲言语；或大便不爽等。

【解读方药】 方中柴胡理气偏于辛达疏肝，枳壳理气偏于降气，陈皮理气偏于行散，香附理气偏于解郁，芍药敛肝益血缓急，川芎理血行气；甘草益气和中。方药相互为用，以奏其效。

【配伍用药】 若气郁甚者，加大柴胡、枳壳用量，再加木香，以行气解郁；若瘀血者，加大川芎用量，再加三棱、莪术，以活血化瘀；若视力下降者，加大柴胡用量，再加青葙子、木贼，以开窍明目等。

丹栀逍遥散（又名加味逍遥散）

（《内科摘要》）

【导读】 丹栀逍遥散辨治视神经萎缩、闭角型青光眼、原发性慢性开角型青光眼、单纯疱疹病毒性角膜炎、虹膜睫状体炎（即前葡萄膜炎），或辨治口腔扁平苔藓、口腔念珠菌病、复发性阿弗他溃疡、口腔白斑病，针对病变证机是气郁化热、伤及气血、热扰清窍；丹栀逍遥散治疗作用特点是清透郁热，调理气机，补血养血，兼益中气。

【组成】 当归 芍药 茯苓 白术炒 柴胡各一钱（各3g） 牡丹皮 栀子炒 甘草炙，各五分（各2g）

【用法】 水煎服。用汤剂可在原方用量基础上加大3倍。

【功效】 疏肝清热，养血益气。

【适用病证】

（1）辨治视神经萎缩、闭角型青光眼、原发性慢性开角型青光眼、单纯疱疹病毒性角膜炎、虹膜睫状体炎（即前葡萄膜炎）属于郁热夹虚证；症状以视力下降，目珠转动时胀痛为主。

主要症状：眼珠胀痛欲脱，头痛。

辨证要点：因情绪异常加重，舌质淡红，苔薄黄，脉弦或沉弱。

可能伴随的症状：视力急降，或胞轮红赤，或白睛混赤浮肿，或瞳内呈淡绿色，或瞳神散大，或眼珠变硬，或黑睛呈雾状混浊，或胸胁满闷，或头目胀痛，或心烦口苦，或不思饮食等。

（2）辨治口腔扁平苔藓、口腔念珠菌病、复发性阿弗他溃疡、口腔白斑病属于气郁夹热证；症状以口腔局部树枝状或网状白色细纹或白色斑点、斑片或斑块，或口腔肌膜糜烂成片，口苦，舌质红，因情绪异常加重，脉弱为主。

主要症状：口腔局部树枝状或网状白色细纹或白色斑点、斑片或斑块。

辨证要点：口苦，因情绪异常加重，舌质红，苔薄黄，脉沉弱或沉弦。

可能伴随的症状：舌乳头萎缩，或胸胁胀闷，或情绪低落，或口腔黏膜为散在的白灰色丘疹，或口腔溃烂，或口苦，或不思饮食，或大便干结等。

【解读方药】 方中用柴胡疏肝解郁、调理气机，白术益气偏于健脾，茯苓益气偏于渗利，甘草益气偏于缓急，当归补血偏于活血，芍药补血偏于敛阴；栀子清热凉血偏于泻火，牡丹皮清热凉血偏于散瘀。方药相互为用，以奏其效。

【配伍用药】 若气郁者，加大柴胡、薄荷用量，以疏肝解郁；若气虚甚者，加大白术用量，再加红参，以健脾益气；若血虚甚者，加大当归、白芍用量，以补血养血；若热甚者，加大牡丹皮、栀子用量，以清泻郁热；若嗳气者，加陈皮、木香、枳实，以行气降逆等。

瘀 血 证

蛭虻归草汤

（《血液与泌尿疑难病选方用药技巧》）

【导读】 蛭虻归草汤辨治视网膜静脉周围炎、急性视神经炎、视网膜中央血管阻塞、麻痹性斜视，或辨治分泌性中耳炎、气压损伤性中耳炎、耳源性眩晕、神经性耳鸣、神经性耳聋，或辨治慢性鼻炎（萎缩性、干酪性、肥厚性、过敏性、单纯性鼻炎）、鼻窦炎，针对病变证机是瘀血阻滞、气虚不荣、血虚不养、清窍失和；蛭虻归草汤治疗作用特点是破血逐瘀，补血养血，益气缓急。

【组成】 水蛭 6g　虻虫 3g　当归 15g　炙甘草 6g

【用法】 水煎温服。

【功效】 破血逐瘀，补益气血。

【适用病证】

（1）辨治视网膜静脉周围炎、急性视神经炎、视网膜中央血管阻塞、麻痹性斜视属于瘀阻夹虚证；症状以视力下降、目珠转动时刺痛、面色不荣为主。

主要症状：视力下降，眼胀头痛。

辨证要点：面色不荣，舌质暗淡夹瘀紫，苔薄，脉沉或沉涩。

可能伴随的症状：目珠转动时刺痛，或视网膜灰白混浊，或劳累加重，或头晕目眩，或眼肌色泽暗紫，或视神经乳头充血，或胸胁胀痛，或目偏视，或复视等。

（2）辨治分泌性中耳炎、气压损伤性中耳炎、耳源性眩晕、神经性耳鸣、神经性耳聋等属于瘀血阻滞夹虚证；症状以耳内疼痛，或胀闷阻塞，耳鸣如闻风声，面色不荣为主。

主要症状：耳内胀闷疼痛，耳鸣如闻风声，或头晕目眩。

辨证要点：面色不荣，舌质暗淡夹瘀紫，苔薄白，脉沉细或沉涩。

可能伴随的症状：耳痛如针刺，或听力减退，或耳内微痛，或耳内鼓膜增厚，或夜间加重，或心烦急躁等。

（3）辨治慢性鼻炎（萎缩性、干酪性、肥厚性、过敏性、单纯性鼻炎）、鼻窦炎属于瘀阻脉络夹虚证；症状以鼻痒、鼻涕、鼻塞，头痛如刺，面色不荣为主。

主要症状：鼻痒，鼻涕，头痛，或鼻塞。

辨证要点：面色不荣，舌质暗淡夹瘀紫，苔薄白，脉沉涩。

可能伴随的症状：鼻内肿胀，或鼻内肿痛，或嗅觉减退，或头胀，或鼻音重浊等。

【解读方药】 方中水蛭破血偏于通经，红花破血偏于通络，当归补血活血，甘草益气和中。方药相互为用，以奏其效。

【配伍用药】 若瘀甚者，加大水蛭、虻虫用量，再加桃仁、红花、川芎，以活血逐瘀；若血虚甚者，加大当归用量，再加阿胶、白芍，以养血补血；若气虚甚者，加大甘草用量，再加人参、白术，以补益中气等。

【诊治案例】

1.视网膜静脉周围炎

许某，男，40岁。半年前经检查诊断为视网膜静脉周围炎，经中西医治疗但未能有效控制症状表现，近由病友介绍前来诊治。刻诊：视力下降，眼前黑影飘动，急躁易怒，情绪低落，失眠多梦，倦怠乏力，口苦，舌质暗红夹瘀紫，苔薄黄，脉沉弱涩。辨为郁瘀热生风夹虚证，治当活血化瘀，清热理气，益气息风。给予蛭虻归草汤、四逆散、小柴胡汤与藜芦甘草汤合方：水蛭6g，虻虫3g，当归15g，柴胡24g，白芍12g，枳实12g，黄芩10g，生半夏12g，红参10g，生姜10g，大枣12枚，藜芦1.5g，炙甘草12g。6剂，以水800~1 000mL，浸泡

30min，大火烧开，小火煎煮40min，每次服用150mL；第2次煎煮15min；第3次煎煮若水少可酌情加水，煎煮15min，每日1剂，分3次服。

二诊：急躁易怒略有减轻，仍口苦，以前方加黄连10g，6剂。

三诊：急躁易怒较前又有减轻，口苦明显好转，以前方6剂继服。

四诊：眼前黑影飘动略有减轻，视力较前略有好转，以前方6剂继服。

五诊：急躁易怒基本消除，眼前黑影飘动较前又有减轻，仍有口苦，以前方变黄芩为15g，6剂。

六诊：失眠多梦基本消除，视力较前有好转，以前方6剂继服。

七诊：诸症较前均有好转，又以前方治疗40余剂，诸症悉除。随访1年，一切尚好。

用方体会：根据视力下降、舌质夹瘀紫辨为瘀血，再根据急躁易怒、情绪低落辨为气郁，因倦怠乏力辨为气虚，又因口苦、苔薄黄辨为热，更因眼前黑影飘动辨为风，以此辨为郁瘀热生风夹虚证。方以蛭虻归草汤活血化瘀；以四逆散疏理气机；以小柴胡汤清热调气，益气温降；以藜芦甘草汤益气息风化痰。方药相互为用，以奏其效。

2.分泌性中耳炎

谢某，男，35岁。有多年分泌性中耳炎病史，近由病友介绍前来诊治。刻诊：耳痛如针刺，听力下降，耳痛，耳鸣，耳中闷胀闭塞感，摇头似有流水声，口渴，口苦，舌质暗红夹瘀紫，苔腻黄白夹杂，脉沉弱略涩。辨为瘀痰水夹热证，治当活血化瘀，清热行水。给予蛭虻归草汤、小柴胡汤、泽泻汤与小陷胸汤合方：水蛭6g，虻虫3g，当归15g，红参10g，生姜10g，大枣12枚，柴胡24g，泽泻30g，白术15g，生半夏12g，黄芩10g，黄连3g，全瓜蒌30g，炙甘草10g。6剂，以水800~1 000mL，浸泡30min，大火烧开，小火煎煮40min，每次服用150mL；第2次煎煮15min；第3次煎煮若水少可酌情加水，煎煮15min，每日1剂，分3次服。

二诊：耳痛减轻，头痛好转，仍耳中闷胀闭塞，以前方加冰片3g，6剂。

三诊：耳痛较前又有减轻，头痛基本消除，耳中闷胀闭塞好转，以前方6剂继服。

四诊：耳痛较前又有明显减轻，听力较前又有恢复，仍摇头似有水声，以前方变泽泻为50g，6剂。

五诊：耳痛基本消除，听力较前又有好转，以前方6剂继服。

六诊：听力较前又有好转，口苦基本消除，以前方6剂继服。

七诊：听力较前又有明显好转，又以前方治疗50余剂，诸症悉除。随访1年，一切尚好。

用方体会：根据耳痛如针刺、舌质夹瘀紫辨为瘀，再根据摇头似有流水声辨为水气，又因口渴欲饮热水、苔黄白夹杂辨为寒热夹杂，更以耳闷、苔腻辨为痰，以此辨为瘀痰水夹热证。方以蛭虻归草汤活血化瘀；以小柴胡汤清热调气，益气散寒；以泽泻汤益气利水；以小陷胸汤清热燥湿化痰。方药相互为用，以奏其效。

3.肥厚性鼻炎、慢性咽炎

李某，男，28岁。有多年肥厚性鼻炎、慢性咽炎病史，近由病友介绍前来诊治。刻诊：鼻塞不通，遇冷加重，鼻涕黏稠，张口呼吸，嗅觉减退，咽痒，咳嗽，痰多色黄，口苦，舌质暗红夹瘀紫，苔腻黄白夹杂，脉沉弱略涩。辨为寒热夹瘀证，治当活血化瘀，清热泻火，温阳散寒。给予蛭虻归草汤、麻黄汤、白虎汤与桔梗汤合方加味：水蛭6g，虻虫3g，当归15g，麻黄10g，桂枝6g，杏仁15g，石膏50g，知母20g，桔梗12g，薄荷15g，牛蒡子12g，炙甘草6g。6剂，以水800~1 000mL，浸泡30min，大火烧开，小火煎煮40min，每次服用150mL；第2次煎煮15min；第3次煎煮若水少可酌情加水，煎煮15min，每日1剂，分3次服。

二诊：鼻塞略有减轻，咽痒好转，仍痰多，以前方加皂荚粉3g，6剂。

三诊：鼻塞较前又有减轻，咽痒较前又以好转，痰仍多，以前方变皂荚粉为2g，6剂。

四诊：鼻塞较前有明显减轻，痰多减少，以前方6剂继服。

五诊：鼻塞基本消除，仍嗅觉未恢复，以前方加石菖蒲15g，6剂。

六诊：嗅觉较前又有好转，诸症较前均有明显减轻，以前方6剂继服。

七诊：鼻塞未再发作，又以前方治疗100余剂，诸症悉除。随访1年，一切尚好。

用方体会：根据鼻塞不通、遇寒加重辨为寒，再根据痰多色黄、苔黄腻辨为痰热，因口苦、苔腻辨为痰，又因咽痒、咳嗽辨为肺气上逆，以此辨为寒热夹瘀证。方以蛭虻归草汤活血化瘀；以麻黄汤宣肺散寒降逆；以白虎汤清泻郁热；以桔梗汤宣利咽喉，加薄荷、牛蒡子疏利咽喉。方药相互为用，以奏其效。

当芍红花散

(《审视瑶函》)

【导读】 当芍红花散辨治结膜炎、角膜炎、视神经炎、视神经萎缩，针对病变证机是郁热内生、热瘀互结、阳郁不通，病变证型是瘀热阻阳证，症状以胞睑微肿、血络红紫为主；当芍红花散治疗作用特点是清泻郁热，活血化瘀，凉血通阳。

【组成】 当归 大黄 栀子仁 黄芩 红花以上俱酒洗，微炒 赤芍药 甘草 白芷 防风 生地黄 连翘各等分

【用法】 每服三钱，水煎，食远服。

【功效】 清透郁热，温通化瘀。

【适用病证】

主要症状：眼睑微痒沙涩，羞明流泪，或目痛。

辨证要点：眼睑血络红紫，舌质红，苔薄黄，脉浮或正常。

可能伴随的症状：翻转胞睑内生细小颗粒，或眼有涩痛，或夜间加重，或睑肿难睁，或大便干结等。

【解读方药】 方中大黄清热偏于通泻，栀子仁、黄芩清热偏于燥湿，连翘清热偏于散结消肿，红花活血偏于通经，当归活血偏于补血，赤芍凉血偏于活血，生地黄偏于凉血益阴，白芷温通偏于行散，防风温通偏于辛润，生甘草益气清热解毒。方药相互为用，以奏其效。

【配伍用药】 若眼睑痒甚者，加大生地黄用量，再加菊花，以凉血疏散止痒；若羞明流泪甚者，加大栀子、连翘用量，再加青葙子，以泻热明目；若大便干结者，加大大黄用量，再加芒硝，以清泻热结；若涩痛者，加大赤芍、生甘草用量，以散瘀清热止痛；若热甚者，加大连翘、栀子用量，再加石膏，以清泻郁热等。

血府逐瘀汤

（《医林改错》）

【导读】 血府逐瘀汤辨治眼肌型重症肌无力、眼肌神经麻痹、麻痹性斜视，或辨治口腔单纯性疱疹、口腔念珠菌病、复发性阿弗他溃疡、天疱疮、口腔白斑病、口腔扁平苔藓，或辨治颞下颌关节病（颞下颌关节紊乱病、颞下颌关节脱位、颞下颌关节强直、颞下颌关节炎、颞下颌关节肿瘤），针对病变证机是气血不利、气不行血、瘀从内生、瘀郁生热；血府逐瘀汤治疗作用特点是活血化瘀，行气解郁，清热凉血，兼以补血。

【组成】桃仁四钱（12g） 红花三钱（9g） 当归三钱（9g） 生地黄三钱（9g） 川芎一钱半（5g） 赤芍二钱（6g） 牛膝三钱（9g） 桔梗一钱半（5g） 柴胡一钱（3g） 枳壳二钱（6g） 甘草一钱（3g）

【用法】 水煎服。

【功效】 活血化瘀，行气凉血。

【适用病证】

（1）辨治眼肌型重症肌无力、眼肌神经麻痹、麻痹性斜视属于瘀郁淫目证；症状以眼睑下垂、色泽暗紫为主。

主要症状：眼睑下垂，或目偏视，或复视。

辨证要点：眼肌色泽暗紫，舌质淡，苔白腻，脉沉或沉涩。

可能伴随的症状：口渴不欲多饮，或头痛，或眼痛，或眼肌抬举无力，或眼珠转动不灵，或眼肌麻木，或吞咽困难，或视物时仰首举额张口等。

（2）辨治口腔单纯性疱疹、口腔念珠菌病、复发性阿弗他溃疡、天疱疮、口腔白斑病、口腔扁平苔藓属于瘀热气郁证；症状以口腔局部树枝状或网状白色细纹或白色斑点、斑片或斑块，或口腔溃烂，或疼痛如针刺，舌质暗红夹瘀紫为主。

主要症状：口腔肌膜糜烂成片，或溃烂疼痛，或口腔局部树枝状或网状白色细纹或白色斑点、斑片或斑块。

辨证要点：疼痛如针刺，舌质暗红夹瘀紫，苔薄黄，脉沉细涩。

可能伴随的症状：心烦，或失眠，或疼痛夜间加重，或手足心热，或盗汗；或口疮周围鲜红，或身体发热，或心胸怕冷等。

（3）辨治颞下颌关节病（颞下颌关节紊乱病、颞下颌关节脱位、颞下颌关节强直、颞下颌关节炎、颞下颌关节肿瘤）属于瘀热气郁证；症状以颞下颌关节局部酸胀或疼痛、关节弹响和下颌运动不利、舌质暗红夹瘀紫，急躁易怒为主。

主要症状：颞下颌关节局部酸胀或疼痛、关节弹响和下颌运动不利。

辨证要点：疼痛如针刺，急躁易怒，舌质暗红夹瘀紫，苔薄黄，脉沉或沉涩。

可能伴随的症状：颞关节酸胀或疼痛因咀嚼及张口加重，或张口受限，或张口下颌偏斜，或颞部疼痛，或头晕目眩，或耳鸣，或潮热，或盗汗等。

【解读方药】 方中桃仁活血偏于破血，红花活血偏于通经，牛膝活血偏于下行，川芎活血偏于行气，柴胡理气偏于升散，枳壳理气偏于降泄，当归补血活血，赤芍凉血偏于散瘀，生地黄凉血偏于益阴，桔梗宣畅气机，甘草益气和中。方药相互为用，以奏其效。

【配伍用药】 若瘀甚者，加大桃仁、红花用量，以活血化瘀；若郁甚者，加大柴胡、枳壳用量，以行气解郁；若眼肌疼痛者，加大川芎、赤芍、甘草用量，以行血缓急止痛等。

【诊治案例】 眼肌型重症肌无力

蒋某，男，41岁。有5年眼肌型重症肌无力病史，近由病友介绍前来诊治。刻诊：眼睑下垂，全身软弱无力，进行性加重，进食呛咳，吞咽不利，大便溏泻，手足不温，情绪急躁，面色暗红无泽，舌质暗红夹瘀紫，苔薄黄白夹杂，脉沉弱涩。辨为虚瘀夹寒热证，治当活血行气，温阳散寒，益气清热。给予血府逐瘀汤与理中丸合方：桃仁 12g，红花 10g，当归 10g，生地黄 10g，川芎 5g，赤芍 6g，牛膝 10g，桔梗 5g，柴胡 3g，枳壳 6g，红参 10g，白术 12g，干姜 10g，炙甘草 12g。6 剂，以水 800~1 000mL，浸泡 30min，大火烧开，小火煎煮 40min，每次服用 150mL；第 2 次煎煮 15min；第 3 次煎煮若水少可酌情加水，煎煮 15min，每日 1 剂，分 3 次服。

二诊：大便溏泻明显减轻，仍全身软弱无力，以前方变红参为 12g，6 剂。

三诊：情绪急躁较前又有好转，口苦较前明显减轻，以前方 6 剂继服。

四诊：手足不温消除，眼睑下垂较前略有好转，以前方 6 剂继服。

五诊：眼肌无力较前又有略微好转，仍进食呛咳，以前方加山楂为 24g，6 剂。

六诊：眼睑下垂较前略有好转，大便正常，以前方 6 剂继服。

七诊：诸症较前均有好转，又以前方治疗 100 余剂，诸症基本悉除；为了巩固疗效，以前方变汤剂为丸剂，每次 6g，每日分早中晚服。随访 1 年，一切尚好。

用方体会：根据视力下降、眼肌无力辨为气虚，再根据情绪急躁辨为气郁，因手足不温辨为阳虚，又因面色暗红、舌质暗红夹瘀紫辨为瘀热，以此辨为瘀虚夹寒热证。方以血府逐瘀汤活血化瘀，行气解郁，兼清郁热；理中丸温阳散寒，调补脾胃。方药相互为用，以奏其效。

通窍活血汤

（《医林改错》）

【导读】 通窍活血汤辨治视网膜静脉周围炎、急性视神经炎、视网膜中央血管阻塞、麻痹性斜视，或辨治分泌性中耳炎、气压损伤性中耳炎、耳源性眩晕、神经性耳鸣、神经性耳聋，或辨治慢性鼻炎（萎缩性、干酪性、肥厚性、过敏性、单纯性鼻炎）、鼻窦炎，针对病变证机是血行不利为瘀，瘀血阻滞清窍，或阳郁不通；通窍活血汤治疗作用特点是活血化瘀，通阳散结，开窍明目。

【组成】 赤芍一钱(3g) 川芎一钱(3g) 桃仁研泥,二钱(6g) 红花三钱(9g) 老葱切研,三根(3 根,45g) 生姜切片,三钱(9g) 大枣去核,七个(7 个) 麝香绢包,五厘(0.15g) 黄酒半斤(250g)

【用法】 水煎服，以麝香入酒内煎 2~3 秒，睡前服用。用汤剂可在原方用量基础上加大 1 倍。

【功效】 温阳通窍，活血化瘀。

【适用病证】

（1）辨治视网膜静脉周围炎、急性视神经炎、视网膜中央血管阻塞、麻痹性斜视属于瘀阻阳郁清窍证；症状以视力下降、目珠转动刺痛为主。

主要症状：视力下降，眼胀头痛。

辨证要点：目珠转动时刺痛，舌质暗夹瘀紫，苔薄，脉沉或沉涩。

可能伴随的症状：视网膜灰白混浊，或眼肌色泽暗紫，或眼痛，或视神经乳头充血，或头晕，或胸胁胀痛，或目偏视，或复视等。

（2）辨治分泌性中耳炎、气压损伤性中耳炎、耳源性眩晕、神经性耳鸣、神经性耳聋属于瘀血阻滞证；症状以耳内胀闷阻塞，耳鸣如闻风声为主。

主要症状：耳内胀闷阻塞，耳鸣如闻风声。

辨证要点：耳痛如针刺，舌质暗夹瘀紫，苔薄白，脉沉细涩。

可能伴随的症状：听力减退，或头晕目眩，或耳内微痛，或耳内鼓膜增厚，或夜间加重，或恶心呕吐，或心烦急躁，或大便干结等。

（3）辨治慢性鼻炎（萎缩性、干酪性、肥厚性、过敏性、单纯性鼻炎）、鼻窦炎属于瘀阻脉络证，症状以鼻痒、鼻涕、鼻塞，头痛如刺为主。

主要症状：鼻痒，鼻涕，头痛，或鼻塞。

辨证要点：头痛如刺，舌质暗淡夹瘀紫，苔薄白，脉沉涩。

可能伴随的症状：听力下降，或嗅觉减退，或头胀，或耳胀，或鼻音重浊等。

【解读方药】 方中桃仁活血偏于破血，红花活血偏于通经，黄酒活血偏于行散，赤芍活血偏于凉血，川芎活血偏于行气，生姜辛散通阳偏于行散，老葱辛散通阳偏于开窍，麝香芳香开窍醒神，大枣益气和中。方药相互为用，以奏其效。

【配伍用药】 若瘀甚者，加大桃仁、红花、川芎用量，以活血化瘀；若阳郁甚者，加大生姜、黄酒用量，以行气通阳；若眼胀头痛者，加大川芎、赤芍用量，再加青葙子、木贼，以利目除胀止痛等。

补阳还五汤

（《医林改错》）

【导读】 补阳还五汤辨治麻痹性斜视、视神经萎缩、青光眼，或辨治颞下颌关节病（颞下颌关节紊乱病、颞下颌关节脱位、颞下颌关节强直、颞下颌关节炎、颞下颌关节肿瘤），针对病变证机是气虚而不帅血，血行不利而为瘀，气不温养，瘀阻脉络；补阳还五汤治疗作用特点是补益正气，活血化瘀，通透脉络。

【组成】 黄芪生，四两（120g）　当归尾二钱（6g）　赤芍一钱半（5g）　地龙一钱（3g）　川芎一钱（3g）　红花一钱（3g）　桃仁一钱（3g）

【用法】 水煎服。

【功效】 补气活血通络。

【适用病证】

（1）辨治麻痹性斜视、视神经萎缩、青光眼、视网膜脱落属于血瘀气虚证；症状以目偏视或复视、转动受限、视物变形、面肌抽搐、眼肌型重症肌无力为主。

主要症状：目偏视，视力下降，或复视。

辨证要点：眼肌抽搐，因劳累加重，舌质淡红，苔薄，脉沉弱或夹涩。

可能伴随的症状：上胞下垂，或眼前黑影飘动，或眼前闪光，或眼痛，或视一为二，或面肌麻木，或面肌拘紧，或眼睑抽搐，或面色不荣，或倦怠乏力，或头晕目眩等。

（2）辨治颞下颌关节病（颞下颌关节紊乱病、颞下颌关节脱位、颞下颌关节强直、颞下颌关节炎、颞下颌关节肿瘤）属于气虚瘀滞证；症状以颞下颌关节局部酸胀或疼痛、关节弹响和下颌运动不利、舌质暗红夹瘀紫，因活动或劳累加重为主。

主要症状：颞下颌关节局部酸胀或疼痛、关节弹响和下颌运动不利。

辨证要点：疼痛如针刺，因活动或劳累加重，舌质暗红夹瘀紫，苔薄黄，脉沉弱或沉弱涩。

可能伴随的症状：颞关节酸胀或疼痛因咀嚼及张口加重，或张口受限，或张口下颌偏斜，或颞部疼痛，或倦怠乏力，或头晕目眩，或耳鸣，或潮热，或盗汗等。

【解读方药】 方中用黄芪益气固表、强壮肌肉，桃仁偏于破血，红花偏于通经，川芎偏于行气，当归偏于补血，赤芍偏于凉血，地龙通络和脉舒筋。方药相互为用，以奏其效。

【配伍用药】 若瘀甚者，加大桃仁、红花用量，再加王不留行，以活血化瘀；若气虚甚者，加大黄芪用量，再加人参，以补益中气；若烦热者，加桑叶、菊花，以疏散风热；若痰甚者，加贝母、竹茹，以清热化痰；若面肌抽搐者，加大赤芍用量，再加甘草，以益气补血缓急等。

【诊治案例】 视网膜脱落

徐某，男，44岁。有多年视网膜脱落病史，近由病友介绍前来诊治。刻诊：视力下降，眼前黑影飘动，视物变形，眼前有闪光，倦怠乏力，口苦，心烦，情绪急躁，面色暗红，舌质暗红夹瘀紫，苔薄黄，脉沉弱涩。辨为虚瘀夹热证，治当益气活血，清热调气。给予补阳还五汤与小柴胡汤合方：柴胡24g，黄芩10g，生半夏12g，红参10g，生姜10g，大枣12枚，黄芪120g，当归6g，赤芍5g，地龙3g，川芎3g，红花3g，桃仁3g，炙甘草10g。6剂，以水800~1 000mL，浸泡30min，大火烧开，小火煎煮40min，每次服用150mL；第2次煎煮15min；第3次煎煮若水少可酌情加水，煎煮15min，每日1剂，分3次服。

二诊：眼前黑影飘动略微好转，仍口苦，以前方变黄芩为 15g，6 剂。

三诊：眼前黑影飘动较前又有略微好转，口苦较前好转，以前方 6 剂继服。

四诊：眼前黑影飘动较前又有略微好转，口苦基本消除，以前方 6 剂继服。

五诊：眼前黑影飘动较前又有略微好转，舌质仍瘀紫，以前方变赤芍、地龙为 15g，6 剂。

六诊：眼前黑影飘动较前又有略微好转，眼前闪光基本消除，以前方 6 剂继服。

七诊：视力下降较前略有好转，以前方 6 剂继服。

八诊：诸症较前均有好转，又以前方治疗 120 余剂，诸症基本悉除；之后，为了巩固疗效，以前方变汤剂为丸剂，每次 6g，每日分早中晚服。随访 1 年，一切尚好。

用方体会：根据视力下降、舌质夹瘀紫辨为瘀，再根据心烦、情绪急躁辨为气郁，因倦怠乏力辨为气虚，又因口苦、心烦辨为热，以此辨为虚瘀夹热证。方以补阳还五汤益气活血，补血通络；以小柴胡汤清热益气调气。方药相互为用，以奏其效。

当归活血饮

（《审视瑶函》）

【导读】当归活血饮辨治眼睑痉挛、眼睑神经炎，针对病变证机是瘀血阻滞、血虚失荣、瘀虚生风，病变证型是瘀虚生风证，症状以眼睑抽搐或跳动，眼睑色泽暗紫为主；当归活血饮治疗作用特点是活血化瘀，补血养血，益气固卫，行散祛风。

【组成】苍术制　当归身　川芎　薄荷　黄芪　熟地黄　防风　川羌活　白芍药各等分　甘草减半

【用法】上药锉为细末，以水 350mL，煎至 300mL，去滓，食后服用。

【功效】活血补血，益气祛风。

【适用病证】

主要症状：眼睑抽动。

辨证要点：眼睑色泽暗紫，舌质暗淡夹瘀紫，苔薄白，脉沉弱。

可能伴随的症状：口淡不渴，或夜间加重，或眼肌麻木，或眼肌困重，或头痛，或肢体疼痛等。

【解读方药】方中当归补血偏于活血，熟地黄补血偏于滋阴，白芍补血偏于敛阴，黄芪益气偏于固卫，甘草益气偏于生津，防风祛风偏于辛润，羌活祛风偏于苦燥，薄荷祛风偏于凉润，川芎活血行气，苍术醒脾燥湿。方药相互为用，以奏其效。

【配伍用药】 若瘀甚者，加大川芎用量，再加桃仁、红花，以活血化瘀；若血虚甚者，加大当归、熟地黄用量，以滋补阴血；若气虚甚者，加大黄芪用量，再加人参、白术，以补益中气；若风甚者，加藜芦、全蝎，以息风止痉；若湿甚者，加大羌活用量，再加薏苡仁，以胜湿化湿等。

虚　证

四君子汤

（《太平惠民和剂局方》）

【导读】 四君子汤辨治睑腺炎、结膜炎、视神经炎、视神经萎缩，针对病变证机是气虚不运、浊气郁滞、闭郁脉络，病变证型是气虚浊滞证，症状以胞睑肿痛乏力为主；四君子汤治疗作用特点是健脾益气，渗利降浊。

【组成】 人参去芦　白术　茯苓去皮　甘草炙，各等分（各10g）

【用法】 将药研为细散状，每次服6g，以水煎服，服药时加入盐少许，温开水送服亦可。

【功效】 健脾益气，渗利降浊。

【适用病证】

主要症状：眼胞睑肿痛。

辨证要点：倦怠乏力，舌质淡，苔薄白，脉沉弱。

可能伴随的症状：口淡不渴，或眼睑溃烂，或眼睑空痛，或大便溏泻，或面色不荣等。

【解读方药】 方中人参益气偏于大补，白术益气偏于燥湿，茯苓益气偏于渗利，甘草益气偏于生津。方药相互为用，以奏其效。

【配伍用药】若肿痛甚者，加皂角刺、王不留行，以通络消肿止痛；若空痛者，加大人参、白术用量，再加黄芪，以益气止痛；若口腻者，加藿香、佩兰，以芳香化湿；若眼睑溃烂者，加黄芪、当归，以益气补血生肌；若大便溏泻者，加大白术、茯苓用量，再加山药，以益气健脾止泻等。

补中益气汤

（《脾胃论》）

【导读】 补中益气汤辨治上眼肌型重症肌无力、眼肌神经麻痹、老年性白内障，或辨治神经性耳鸣、神经性耳聋、耳软骨病，或辨治慢性鼻炎（萎缩性、干酪性、肥厚性、过敏性、单纯性鼻炎）、鼻窦炎、变应性鼻炎、血管运动性鼻炎、嗜酸性粒细胞增多性非变应性鼻炎，或辨治口腔单纯性疱疹、口腔念珠菌病、复发性阿弗他溃疡、天疱疮、口腔白斑病、口腔扁平苔藓，针对病变证机是中气虚弱、清阳不升、气不温养、气不上荣、清窍失养；补中益气汤治疗作用特点是健脾益气，升阳举陷，行气补血。

【组成】 黄芪病甚劳役热甚者，一钱（3g） 甘草炙，各五分（1.5g） 人参去芦，三分（0.9g） 当归酒焙干或晒干，二分（3g） 橘皮不去白，二分或三分（0.9g） 升麻二分或三分（0.9g） 柴胡二分或三分（0.9g） 白术三分（0.9g）

【用法】 将药研为细散状，用水煎煮，饭后热服。用汤剂可在原方用量基础上加大 3~5 倍。

【功效】 补中益气，升阳举陷。

【适用病证】

（1）辨治上眼肌型重症肌无力、眼肌神经麻痹、老年性白内障属于脾虚气陷证；症状以眼睑下垂、视物模糊、腹胀为主。

主要症状：眼睑下垂，视物模糊。

辨证要点：眼肌抬举无力，腹胀，舌质淡，苔薄白，脉沉弱。

可能伴随的症状：口淡不渴，或晨起病轻，或午后加重，或眼珠转动不灵，或视物不清，或周身乏力，或吞咽困难，或以手提睑，或视物时仰首举额张口等。

（2）辨治神经性耳鸣、神经性耳聋，耳软骨病属于气虚失荣证；症状以耳鸣、耳聋，劳累加重为主。

主要症状：耳鸣，或听力下降。

辨证要点：因劳累加重，舌质淡，苔薄白，脉沉弱。

可能伴随的症状：头晕目眩，或不思饮食，或自汗，或口淡不渴，或面色不荣，或大便溏泻等。

（3）辨治慢性鼻炎（萎缩性、干酪性、肥厚性、过敏性、单纯性鼻炎）、鼻窦炎、变应性鼻炎、血管运动性鼻炎、嗜酸性粒细胞增多性非变应性鼻炎属于气虚不固证；症状以鼻痒、鼻涕多不止、鼻塞为主。

主要症状：鼻痒，鼻涕，或头晕目眩，或鼻塞。

辨证要点：鼻涕多，口淡不渴，舌质淡，苔薄白，脉沉弱。

可能伴随的症状：倦怠乏力，或不思饮食，或大便溏泻，或头晕目眩，或手足不温，或面色不荣等。

（4）辨治口腔单纯性疱疹、口腔念珠菌病、复发性阿弗他溃疡、天疱疮、口腔白斑病、口腔扁平苔藓属于气虚失荣证；症状以口腔溃烂，因劳累加重为主。

主要症状：口腔、舌面、口颊生疮，溃疡疼痛。

辨证要点：口腔隐痛，舌质淡，苔薄白，脉虚弱。

可能伴随的症状：心烦，或面色不荣，或自汗，或不思饮食，或大便溏泻，或小便清长等。

【解读方药】 方中人参益气偏于峻补，甘草益气偏于平补，白术益气偏于燥湿，黄芪益气偏于固表，柴胡升举偏于疏散，升麻升举偏于透散，当归补血活血，陈皮理气和中。方药相互为用，以奏其效。

【配伍用药】 若气虚甚者，加大人参、黄芪用量，以温补阳气；若腹胀者，加木香、枳实，以行气除胀；若大便溏泻者，加山药、薏苡仁，以健脾止泻；若吞咽不利者，加半夏、桔梗，以宣降利咽；若不思饮食者，加山楂、莱菔子，以消食和胃等。

归　脾　汤

（《济生方》）

【导读】归脾汤辨治眼睑痉挛、眼睑神经炎，或辨治耳源性眩晕、神经性耳聋、神经性耳鸣，或辨治慢性鼻炎、鼻出血（血管病变、血液病变、内分泌病变、肝肾病变、肿瘤病变等），针对病变证机是气血虚弱、心不主窍、脾不荣窍；归脾汤治疗作用特点是健脾益气，补血养血，宁心安神，行气缓急。

【组成】白术一两（30g）　茯神去木，一两（30g）　黄芪去芦，一两（30g）　龙眼肉一两（30g）　酸枣仁炒，去壳一两（30g）　人参半两（15g）　木香不见火，半两（15g）　甘草炙，二钱半（8g）　当归一钱（3g）　远志蜜炙，一钱（3g）　（当归、远志两味，是从《校注妇人大全良方》补入）

【用法】将药研为细散状，每次服12g，用水煎时加入生姜5片，枣1枚同煎，温服，不拘时候。用汤剂可用原方量的1/3。

【功效】 益气补血，滋荣脉络。

【适用病证】

（1）辨治眼睑痉挛、眼睑神经炎属于气血虚弱，心脾失荣证；症状以眼睑抽搐或跳动、劳累加重为主。

主要症状：眼睑抽动。

辨证要点：心悸，食少不饥，因劳累加重，舌质淡，苔薄白，脉沉弱。

可能伴随的症状：口淡不渴，或心烦，或失眠，或大便溏泻，或头晕目眩，或眼肌型重症肌无力等。

（2）辨治耳源性眩晕、神经性耳聋、神经性耳鸣属于气血虚弱，耳窍失荣证；症状以眩晕，如坐舟车，劳累加重为主。

主要症状：头晕目眩，如坐舟车，或耳聋。

辨证要点：劳累时发作或加重，舌质淡，苔薄白，脉沉弱或正常。

可能伴随的症状：耳鸣，或失眠，或多梦，或倦怠乏力，或不思饮食，或大便溏泻，或心悸等。

（3）辨治慢性鼻炎、鼻出血（血管病变、血液病变、内分泌病变、肝肾病变、肿瘤病变等）属于气不摄血证；症状以鼻塞，或鼻出血，面色不荣为主。

主要症状：鼻塞，鼻涕，或鼻出血。

辨证要点：面色不荣，舌质淡，苔薄白，脉虚弱。

可能伴随的症状：面色不荣，或心悸，或头晕目眩，或健忘，或失眠，或女子月经不调等。

【解读方药】 方中人参补气偏于大补元气，甘草补气偏于平补中气，黄芪补气偏于固表，白术补气偏于健脾，当归补血偏于活血，龙眼肉补血偏于安神，酸枣仁安神偏于养血，远志安神偏于开窍，茯神安神偏于渗利，木香行气导滞。方药相互为用，以奏其效。

【配伍用药】 若抽搐甚者，加大甘草用量，再加白芍，以益气补血缓急；若气虚者，加大人参、黄芪用量，以补益中气；若血虚者，加大当归用量，再加阿胶、白芍，以补血养血；若失眠者，加龙骨、牡蛎，以潜阳安神；若不思饮食者，加山楂、神曲，以消食和胃；若出血者，加阿胶、艾叶，以补血止血等。

右 归 丸

（《景岳全书》）

【导读】 右归丸辨治上眼肌型重症肌无力、眼肌神经麻痹、老年性白内障，针对病变证机是肾阳不温、肾气不摄、精气不荣，病变证型是肾虚气陷证，症状以眼睑下垂、视物模糊为主；右归丸治疗作用特点是温补肾阳，益气固摄，兼益肾精。

【组成】熟地黄八两（240g）　山药炒，四两（120g）　山茱萸微炒，三两（90g）　枸杞子微炒，三两（90g） 菟丝子制，四两（120g） 鹿角胶炒珠，四两（120g） 杜仲姜汁炒，四两（120g） 肉桂二两（60g） 当归三两（90g） 制附子二两（60g）

【用法】 先将熟地黄蒸烂制为膏状，其余药研为散状，以蜜为丸，每次服6~9g，用温开水送服。用汤剂可用原方量的 1/10。

【功效】 温补肾阳，兼益精髓。

【适用病证】

主要症状：眼睑下垂，视物模糊。

辨证要点：眼肌抬举无力，舌质淡，苔薄白，脉沉弱。

可能伴随的症状：耳鸣，或口淡不渴，或以手提睑，或视物时仰首举额张口，或紧缩额肌、皱额、耸肩以助提睑，或头晕目眩等。

【解读方药】 方中鹿角胶补阳偏于壮阳，杜仲补阳偏于强健筋骨，菟丝子补阳偏于益精，山茱萸补阳偏于固精，附子辛热偏于温壮心肾，肉桂辛热偏于温暖中阳，熟地黄补血偏于滋阴，当归补血偏于活血，枸杞子滋补阴精，山药补益中气。方药相互作用，以奏其效。

【配伍用药】 若阳虚甚者，加大鹿角胶用量，再加巴戟天，以温补阳气；若气虚者，加人参、白术，以补益中气；若耳鸣者，加龙骨、牡蛎，以交通心肾；若眼睑困重者，加黄芪、升麻，以益气升阳；若头晕目眩者，加枸杞子、菟丝子，以补益阴阳等。

左 归 饮

（《景岳全书》）

【导读】 左归饮辨治泪点位置异常、泪道阻塞、泪道排泄功能不全、视神经炎、视神经萎缩、青光眼、白内障，针对病变证机是阴血虚弱、伤及阳气、阴津不固，病变证型是阳虚伤阴不固证，症状以时时泪液不止、耳鸣为主；左归饮治疗作用特点是温补肾阳，滋补阴血，益气生津。

【组成】 熟地黄二三钱（6~9g），或加至一二两（30~60g） 山药 枸杞子各二钱（各6g） 炙甘草一钱（3g） 茯苓一钱半（5g） 山茱萸畏酸者少用之，一二钱（3~6g）

【用法】 以水二盅，煎至七分，食远服。

【功效】 补益肾阴。

【适用病证】

主要症状：时时溢泪不止，或目痛。

辨证要点：耳鸣，舌质淡红，苔薄，脉沉弱。

可能伴随的症状：口淡不渴，或腰酸腿软，或头晕目眩，或倦怠乏力，或手足不温等。

【解读方药】 方中熟地黄滋阴偏于补血，枸杞子滋阴偏于益精，山药益气偏于固涩，茯苓益气偏于渗利，甘草益气偏于生津，山茱萸温肾固精。方药相互为用，以奏其效。

【配伍用药】 若阴虚甚者，加大枸杞子用量，再加麦冬、生地黄，以滋补阴津；若气虚者，加大山药用量，再加人参，以健脾益气；若伤阳者，加大山茱萸用量，再加鹿角霜，以温补阳气；若倦怠乏力者，加人参、白术，以健脾益气等。

八 珍 汤

（《正体类要》）

【导读】 八珍汤辨治视神经萎缩、泪点位置异常、泪道阻塞、排泄功能不全、角膜软化症，针对病变证机是气虚不固、血虚不涵、阴津外溢，病变证型是气血俱虚不固证，症状以迎风流泪、劳累加重为主；八珍汤治疗作用特点是健脾益气，补血养血，行血利湿。

【组成】 人参 白术 白茯苓 当归 川芎 白芍药 熟地黄各一钱（各3g） 甘草炙，五分（2g）

【用法】 水煎服，用水煎时加入生姜3片，大枣5枚。用汤剂可在原方用量基础上加大3倍，每日分6次服。

【功效】 益气补血。

【适用病证】

（1）辨治视神经萎缩、泪点位置异常、泪道阻塞、排泄功能不全、角膜软化症属于气血俱虚不荣证；症状以迎风流泪、劳累加重为主。

主要症状：时时溢泪不止，视物模糊。

辨证要点：泪液清稀，面色无华，舌质淡，苔薄白，脉沉弱。

可能伴随的症状：口淡不渴，或不能久视，或倦怠乏力，或劳累加重泪液，或白睛干涩，或频频眨目，或心悸，或健忘等。

（2）辨治口腔扁平苔藓、口腔念珠菌病、复发性阿弗他溃疡、口腔白斑病、慢性牙周炎属于气血俱虚失养证；症状以口腔局部树枝状或网状白色细纹或白色斑点、斑片或斑块，或口腔黏膜糜烂成片，手足不温，舌质淡，苔薄白为主。

主要症状：口腔局部树枝状或网状白色细纹或白色斑点、斑片或斑块。

辨证要点：面色不荣，因活动或劳累加重，舌质淡，苔薄白，脉沉弱。

可能伴随的症状：舌乳头萎缩，或自汗，或倦怠乏力，或心悸，或健忘，或口腔黏膜有散在的白灰色丘疹，或头晕目眩等。

【解读方药】 方中熟地黄补血偏于滋阴，属于静补；当归补血偏于活血，属于动补；白芍补血偏于敛补缓急；人参补气偏于大补元气；甘草补气偏于平补中气；白术补气偏于健脾燥湿；川芎理血行气；茯苓渗利益气。方药相互为用，以奏其效。

【配伍用药】 若血虚甚者，加大当归、熟地黄用量，再加阿胶，以滋补阴血；若气虚者，加大人参、白术用量，再加山药，以健脾益气；若血行不利者，加大川芎用量，再加红花，以活血散瘀；若心悸者，加五味子、龙骨，以宁心安神等。

参苓白术散

（《太平惠民和剂局方》）

【导读】 参苓白术散辨治结膜炎、睑腺炎、流行性结膜炎、流行性角膜炎、病毒性结膜炎、变态反应性结膜炎、角膜软化症，或辨治分泌性中耳炎、气压损伤性中耳炎，或辨治慢性鼻炎（萎缩性、干酪性、肥厚性、过敏性、单纯性鼻炎）、鼻窦炎、变应性鼻炎、血管运动性鼻炎、嗜酸性粒细胞增多性非变应性鼻炎，或辨治口腔单纯性疱疹、口腔念珠菌病、复发性阿弗他溃疡、天疱疮、口腔白斑病、口腔扁平苔藓，针对病变证机是气虚不运、湿浊内生、气虚不荣、湿壅清窍；参苓白术散治疗作用特点是补益中气，健脾化湿，宣畅气机。

【组成】 莲子肉去皮，一斤（500g） 薏苡仁一斤（500g） 缩砂仁一斤（500g） 桔梗炒令深黄色，一斤（500g） 白扁豆姜汁浸，去皮，微炒，一斤半（750g） 白茯苓二斤（1000g） 人参二斤（1000g） 甘草炒，二斤（1000g） 白术二斤（1000g） 山药二斤（1000g）

【用法】 将药研为细散状，每次服6g，用大枣煎汤调服，小儿用药可酌情调整用量。用汤剂可用原方量的1/50，每日分6次服。

【功效】 补益中气，健脾利目。

【适用病证】

（1）辨治结膜炎、睑腺炎、流行性结膜炎、流行性角膜炎、病毒性结膜炎、变态反应性结膜炎、角膜软化症属于气虚湿浊证；症状以眼周血络淡红、目昏为主。

主要症状：眼周血络淡红，或目昏，或黑睛生翳，或糜烂破溃。

辨证要点：口淡不渴，舌质淡，苔白或腻，脉弱。

可能伴随的症状：白睛颗粒细小，或目涩不舒，或大便溏泻，或倦怠乏力，或大便溏泻，或不思饮食，或目困胀痛等。

（2）辨治分泌性中耳炎、气压损伤性中耳炎属于气虚寒湿证；症状以眼黑睛星翳、苔腻为主。

主要症状：耳内胀闷堵塞，耳鸣如闻风声。

辨证要点：倦怠乏力，舌质淡，苔薄白，脉虚弱。

可能伴随的症状：听力减退，或耳内微痛，或耳鸣声嘈杂，或面色不华，或头晕目眩，或心悸等。

（3）辨治慢性鼻炎（萎缩性、干酪性、肥厚性、过敏性、单纯性鼻炎）、鼻窦炎、变应性鼻炎、血管运动性鼻炎、嗜酸性粒细胞增多性非变应性鼻炎属于气虚湿浊淫鼻证；症状以鼻涕白黏量多，倦怠乏力为主。

主要症状：鼻塞，鼻涕，鼻痒。

辨证要点：倦怠乏力，舌质淡，苔白腻，脉沉弱或正常。

可能伴随的症状：嗅觉减退，或不思饮食，或腹胀，或大便溏泻，或面色不荣，或头晕目眩等。

（4）辨治口腔单纯性疱疹、口腔念珠菌病、复发性阿弗他溃疡、天疱疮、口腔白斑病、口腔扁平苔藓属于气虚湿浊证；症状以口腔溃烂，舌质淡，苔白腻为主。

【适用病证】

主要症状：口腔、舌面、口颊生疮，溃疡疼痛，或口腔白斑。

辨证要点：口淡不渴，因活动或劳累加重，舌质红，苔白腻，脉沉弱。

可能伴随的症状：倦怠乏力，或疮暗淡呈灰白色，或不思饮食，或头昏；或肢体困重，或大便溏泻等。

【解读方药】 方中人参益气偏于大补，白术益气偏于燥湿，山药、莲子益气偏于固涩，甘草益气偏于平补，茯苓、薏苡仁健脾偏于渗利湿浊，白扁豆健脾偏于运湿化湿，砂仁芳香醒脾化湿，桔梗宣利气机。方药相互为用，以奏其效。

【配伍用药】 若气虚甚者，加大人参、白术用量，以健脾益气；若湿甚者，加大薏苡仁、茯苓用量，以渗利湿浊；若目困胀痛者，加厚朴、陈皮、木香，以行气除胀；若不思饮食者，加生山楂、麦芽，以消食和胃等。

止泪补肝散

（《银海精微》）

【导读】 止泪补肝散辨治泪点位置异常、泪道阻塞、排泄功能不全，针对病变证机是阴血不足、风从内生或风从外袭、目精失荣，病变证型是血虚风扰证，症状以迎风流泪、目涩为主；止泪补肝散治疗作用特点是补血益阴，清热祛风，益气明目。

【组成】 蒺藜　当归　熟地黄　白芍药　甘草　木贼　防风　夏枯草各等分

【用法】 上为末，每次服 6g，每日分 3 次服；或水煎服。

【功效】 补血养血，祛风明目。

【适用病证】

主要症状：迎风流泪不止。

辨证要点：眼涩眼痒，舌质淡，苔薄白，脉沉弱。

可能伴随的症状：口淡不渴，或头晕目眩，或面色无华，或眼昏，或眼痛等。

【解读方药】 方中当归补血偏于活血，熟地黄补血偏于滋阴，白芍补血偏于敛阴，蒺藜明目偏于活血祛风，木贼明目偏于清热祛风，夏枯草清热散结，防风疏散透达柔润，甘草益气生津和中。方药相互作用，以奏其效。

【配伍用药】 若血虚甚者，加大当归、熟地黄用量，再加阿胶，以滋补阴血；若阴虚者，加枸杞子、麦冬，以滋补阴津；若目昏者，加青葙子、桑叶，以清利眼目；若头晕目眩者，加黄芪、人参，以益气升阳等。

养阴清肺汤

（《银海精微》）

【导读】 养阴清肺汤辨治结膜炎、睑腺炎、流行性结膜炎、流行性角膜炎、病毒性结膜炎、变态反应性结膜炎、表层巩膜炎、前巩膜炎，或辨治口腔念珠菌病、复发性阿弗他溃疡、口腔白斑病、口腔扁平苔藓，或辨治扁桃体炎、咽炎、喉炎、咽喉白斑病、白喉，针对病变证机是阴虚生热、热迫血络、清窍不利；养阴清肺汤治疗作用特点是清热滋阴，凉血散结，宣利清窍，兼以化痰。

【组成】 大生地二钱（6g）　麦冬一钱二分（4g）　生甘草五分（2g）　玄参一钱半（5g）　贝母去心，八分（3g）　丹皮八分（3g）　薄荷五分（2g）　白芍炒，八分（3g）

【用法】 水煎服，每日分 6 次服。用汤剂可在原方用量基础上加大 2 倍。

【功效】 养阴清热，宣利清窍。

【适用病证】

（1）辨治结膜炎、睑腺炎、流行性结膜炎、流行性角膜炎、病毒性结膜炎、变态反应性结膜炎、表层巩膜炎、前巩膜炎属于阴虚热扰淫目证；症状以目赤目涩目痛，舌红、少苔为主。

主要症状：眼周及白睛血丝，或涩痛畏光流泪。

辨证要点：口渴，舌红少苔，脉细数或正常。

可能伴随的症状：周围血丝微红，或目涩不舒，或头痛，或口干咽燥，或小便短少，或大便干结等。

（2）辨治口腔念珠菌病、复发性阿弗他溃疡、口腔白斑病、口腔扁平苔藓属于阴虚热灼证；症状以口腔肌膜糜烂成片，舌红少苔为主。

主要症状：口腔肌膜糜烂成片，疼痛。

辨证要点：口渴，舌红少苔，脉沉细弱。

可能伴随的症状：咽干唇燥，或盗汗，或五心烦热，或咳嗽，或大便干结等。

（3）辨治扁桃体炎、咽炎、喉炎、咽喉白斑病、白喉属于阴虚郁热伤咽证；症状以咽喉肿痛，或咽喉不利，舌红少苔为主。

【适用病证】

主要症状：咽喉干燥，或灼热，或疼痛。

辨证要点：口渴，舌红少苔，脉细数或正常。

可能伴随的症状：喉核红肿，或咽痛因吞咽加重，或声音嘶哑，或盗汗，或五心烦热等。

【解读方药】 方中麦冬滋阴生津清热，生地黄凉血偏于补血，玄参凉血偏于解毒，牡丹皮凉血偏于散瘀，白芍补血缓急，贝母清热偏于化痰，薄荷清热偏于疏散，生甘草清热偏于益气和中。方药相互为用，以奏其效。

【配伍用药】 若阴虚甚者，加大麦冬用量，再加天冬，以滋补阴津；若涩痛甚者，加大牡丹皮、生甘草用量，再加赤芍，以清热缓急，散瘀止痛；若血热甚者，加大生地黄、玄参用量，再加水牛角，以清热凉血；若头痛者，加川芎、青葙子、薄荷，以行气通窍止痛；若大便干结者，加大黄、芒硝，以清泻热结等。

驻 景 丸

（《太平圣惠方》）

【导读】 驻景丸辨治斜视性弱视、屈光参差性弱视、屈光不正性弱视、废用性弱视（形觉剥夺性弱视）、先天性弱视、器质性弱视，针对病变证机是阳气不足、阴津虚弱、湿浊内生、清窍失荣，病变证型是阴阳俱虚夹湿证，症状以视力下降，视物模糊为主；驻景丸治疗作用特点是滋补阴津，温补肾阳，利湿明目。

【组成】 菟丝子酒浸三日，晒干，别捣为末，五两（150g） 车前子一两（30g） 熟干地黄三两（90g）

【用法】 上为末，炼蜜为丸，如梧桐子大；空心以温酒送下，晚食前再服。

【功效】 补血温阳，利湿明目。

【适用病证】

主要症状：视力下降，视物模糊。

辨证要点：口干，舌质淡红，苔薄，脉沉弱。

可能伴随的症状：眼目昏暗，或眼冒黑花，或头晕目眩，或头昏不清，或迎风流泪，或生障翳等。

【解读方药】 方中熟地黄滋阴补血明目，菟丝子温补阳气明目，车前子清热利湿明目。方药相互为用，以奏其效。

【配伍用药】 若阴虚甚者，加大熟地黄用量，再加麦冬、生地黄、枸杞子，以滋补阴津；若阳虚甚者，加大菟丝子用量，再加鹿角霜、巴戟天，以温补阳气；若头晕目眩者，加川芎、菊花、钩藤，以行气活血，平肝明目；若大便干结者，加大熟地黄用量，再加大黄，以滋阴通泻；若迎风流泪者，加大熟地黄用量，再加当归、青葙子、木贼，以滋阴补血明目等。

杞菊地黄丸

（《医级》）

【导读】 杞菊地黄丸辨治单纯疱疹病毒性角膜炎、虹膜睫状体炎（即前葡萄膜炎）、原发性慢性开角型青光眼、老年性白内障、视网膜脱落，或辨治耳源性眩晕、神经性耳鸣、神经性耳聋、中耳炎，针对病变证机是阴津不足、虚热内生、清窍失荣或湿浊内生；杞菊地黄丸治疗作用特点是滋补阴津，清解虚热，益阴明目。

【组成】 熟地黄八钱（24g）　山药四钱（12g）　山茱萸四钱（12g）　泽泻三钱（9g）　茯苓去皮，三钱（9g）　牡丹皮三钱（9g）　枸杞子　菊花各三钱（各9g）

【用法】 将药研为细散状，以蜜为丸，每次服9g，饭前服用。

【功效】 滋阴清热明目。

【适用病证】

（1）辨治单纯疱疹病毒性角膜炎、虹膜睫状体炎（即前葡萄膜炎）、原发性慢性开角型青光眼、老年性白内障、视网膜脱落属于虚热扰窍证；症状以星翳疏散，或视力下降，舌红少苔为主。

主要症状：星翳疏散，或眼干涩，胞轮淡红。

辨证要点：口干，舌红少苔，脉沉细或正常。

可能伴随的症状：头晕目眩，或眼珠胀硬，或视物模糊，或头昏不清，或视野缩窄，或大便干结，或五心烦热，或瞳神渐散，或中心视力减退，或眼底视乳头凹陷加深扩大，或口燥咽干，或失眠健忘，或腰膝酸软等。

（2）辨治耳源性眩晕、神经性耳鸣、神经性耳聋、中耳炎属于肝热化风逆耳证；症状以眩晕，如坐舟车，急躁易怒为主。

主要症状：头晕目眩，如坐舟车。

辨证要点：面目红赤，急躁易怒，舌质红，苔薄黄，脉浮数或正常。

可能伴随的症状：头痛，或恶心呕吐，或耳鸣，或耳聋，或口苦咽干，或胸胁苦满，或失眠多梦等。

【解读方药】　方中熟地黄滋阴偏于补血，枸杞子滋阴偏于益精，山药补气化阴，山茱萸益肾固精，茯苓渗利偏于益气，泽泻渗利偏于清热，牡丹皮清热偏于凉血，菊花清热偏于辛凉明目。方药相互为用，以奏其效。

【配伍用药】　若阴虚甚者，加大熟地黄、枸杞子用量，再加麦冬，以滋补阴津；若血热甚者，加大牡丹皮用量，再加生地黄，以清热凉血；若眼内干涩者，加大枸杞子、菊花用量，再加玄参，以滋阴明目；若大便干结者，加大熟地黄用量，再加生地黄、玄参，以滋阴通泻；若视物模糊者，加大菊花用量，再加青葙子、木贼，以清热明目等。

【诊治案例】　视网膜脱落

马某，男，67岁。有多年视网膜脱落病史，近由病友介绍前来诊治。刻诊：视力下降，眼前黑影飘动，视物变形，时有闪光，大便干结，五心烦热，盗汗，面色潮红，口苦，舌质红，苔黄腻，脉沉弱。辨为阴虚夹湿热证，治当滋阴明目，清热燥湿。给予杞菊地黄丸与栀子柏皮汤合方加味：熟地黄24g，山药12g，山茱萸12g，泽泻10g，茯苓10g，牡丹皮10g，枸杞子10g，菊花10g，栀子15g，黄柏6g，青葙子24g，生甘草6g。6剂，以水800~1 000mL，浸泡30min，大火烧开，小火煎煮40min，每次服用150mL；第2次煎煮15min；第3次煎煮若水少可酌情加水，煎煮15min，每日1剂，分3次服。

二诊：眼前黑影飘动略微好转，仍盗汗，以前方加五味子为12g，6剂。

三诊：眼前黑影飘动较前又有略微好转，仍口苦，以前方变黄柏为15g，6剂。

四诊：眼前黑影飘动较前又有略微好转，盗汗基本消除，以前方6剂继服。

五诊：眼前黑影飘动较前又有略微好转，口苦基本消除，以前方6剂继服。

六诊：眼前黑影飘动较前又有略微好转，大便仍偏干，以前方加生地黄15g，6剂。

七诊：诸症较前均有一定好转，又以前方治疗150余剂，诸症基本悉除；之后，为了巩固疗效，以前方变汤剂为丸剂，每次 6g，每日分早中晚服。随访 1 年，一切尚好。

用方体会：根据视力下降、五心烦热辨为阴虚，再根据大便干结辨为阴虚内热，因口苦、苔黄腻辨为湿热，以此辨为阴虚夹湿热证。方以杞菊地黄丸滋阴清热燥湿；栀子柏皮汤清热燥湿，加青葙子清热明目。方药相互为用，以奏其效。

知柏地黄丸

(《证治准绳》)

【导读】 知柏地黄丸辨治视网膜静脉周围炎、急性视神经炎、视网膜中央血管阻塞，或辨治口腔单纯性疱疹、口腔念珠菌病、复发性阿弗他溃疡、天疱疮、口腔白斑病、口腔扁平苔藓，或辨治牙髓炎、根尖周围炎、龋齿、牙本质过敏，针对病变证机是阴血不足、郁热内生、湿浊阻滞；知柏地黄丸治疗作用特点是滋补阴津，清热泻火，渗利湿浊。

【组成】 熟地黄八钱（24g） 山药四钱（12g） 山茱萸四钱（12g） 泽泻三钱（9g） 茯苓去皮，三钱（9g） 牡丹皮三钱（9g） 知母盐炒 黄柏盐炒，各二钱（各6g）

【用法】 将药研为细散状，以蜜为丸，每次服 6g，温开水送服。

【功效】 滋阴降火。

【适用病证】

（1）辨治视网膜静脉周围炎、急性视神经炎、视网膜中央血管阻塞属于阴虚夹热证；症状以视力下降、目珠转动时空痛、舌红少苔为主。

主要症状：视力迅速下降，眼胀头痛。

辨证要点：目珠转动时空痛，口渴，舌红少苔，脉弱或细数。

可能伴随的症状：视网膜灰白混浊，或自觉眼前有蚊蝇飞舞，或云雾飘动，或视神经乳头充血，或头晕目眩，或颧赤唇红，或五心烦热，或耳鸣等。

（2）辨治口腔单纯性疱疹、口腔念珠菌病、复发性阿弗他溃疡、天疱疮、口腔白斑病、口腔扁平苔藓属于阴虚热腐证；症状以口腔溃烂、舌红少苔为主。

主要症状：口腔、舌面、口颊生疮，溃疡疼痛，或口腔白斑。

辨证要点：口腔灼痛，舌红少苔，脉细数或正常。

可能伴随的症状：心烦，或失眠，或盗汗，或五心烦热，或大便干结，或小便短赤等。

（3）辨治牙髓炎、根尖周围炎、龋齿、牙本质过敏属于阴虚热浸证；症状以牙龈隐隐疼痛、舌红少苔为主。

主要症状：牙龈肿痛。

辨证要点：隐隐疼痛，口渴，舌红少苔，脉沉细数或正常。

可能伴随的症状：牙齿松动，或牙龈萎缩，或盗汗，或手足烦热，或头晕目眩等。

【解读方药】 方中用熟地黄滋阴补血药，山药补气化阴，山茱萸益肾固精，茯苓渗利偏于益气，泽泻渗利偏于清热，牡丹皮清热偏于凉血，知母清热偏于益阴，黄柏清热偏于坚阴。方药相互为用，以奏其效。

【配伍用药】 若阴虚甚者，加大熟地黄用量，再加石斛、枸杞子，以滋补阴津；若热甚者，加大黄柏、知母用量，再加生地黄，以清热凉血；若视力下降者，加枸杞子、菊花，以滋清明目开窍等。

【诊治案例】 视神经萎缩

詹某，女，44岁。3年前因视力下降，经检查诊断为视神经萎缩，近由病友介绍前来诊治。刻诊：视力减退，口渴，盗汗，五心烦热，面色潮红，肛门灼热，大便干结4~5天/1次，舌红少苔，脉沉细弱。辨为阴虚血热内结证，治当滋阴生津，清热凉血。给予知柏地黄丸、大黄甘草汤与百合地黄汤合方加味：熟地黄24g，山药12g，山茱萸12g，泽泻10g，牡丹皮10g，茯苓10g，百合15g，生地黄50g，黄柏6g，大黄12g，知母6g，炙甘草6g。6剂，以水800~1 000mL，浸泡30min，大火烧开，小火煎煮40min，每次服用150mL；第2次煎煮15min；第3次煎煮若水少可酌情加水，煎煮15min，每日1剂，分3次服。

二诊：盗汗减轻，视力尚未恢复，以前方加木贼为24g，6剂。

三诊：口渴较前又有减轻，视力尚未恢复，以前方加菊花30g，6剂。

四诊：大便正常，肛门灼热减轻，以前方6剂继服。

五诊：大便溏泻，视力下降略有好转，以前方6剂继服。

六诊：视力下降较前又有好转，大便正常，以前方6剂继服。

七诊：视力较前又有好转，又以前方治疗120余剂，视力较前又有好转；为了巩固疗效，又以前方变汤剂为丸剂，每次服6g，每日分早中晚服。随访1年，视力较前好转。

用方体会：根据视力减退、盗汗辨为阴虚内热，再根据大便干结、肛门灼热辨为郁热内结，因舌红少苔辨为阴虚，又因倦怠乏力辨为气虚，以此辨为阴虚血热内结证。方以知柏地黄丸滋阴清热；以大黄甘草汤清泻热结；以百合地黄汤清热凉血益阴。方药相互为用，以奏其效。

肾 气 丸

（《伤寒杂病论》）

【导读】肾气丸辨治视神经萎缩、视神经炎、色素性视网膜炎、干燥性角膜炎、泪腺分泌功能减退、老年性泪腺萎缩、老年白内障、单纯性青光眼，或辨治化脓性中耳炎、乳突炎、神经性耳鸣、神经性耳聋、外耳湿疹、耳软骨炎，针对病变证机是肾阴不养、肾阳不温、湿浊阻滞、清窍失荣；肾气丸治疗作用特点是滋补肾阴，温补肾阳，渗利湿浊。

【组成】干地黄八两（24g）　薯蓣（即山药）四两（12g）　山茱萸四两（12g）　泽泻三两（9g）　茯苓三两（9g）　牡丹皮三两（9g）　桂枝一两（3g）　附子炮，一两（3g）

【用法】将药研为细散状，以蜜为丸，用酒送服，每日分2次服。

【功效】温补肾阳，滋补肾阴。

【适用病证】

（1）辨治视神经萎缩、视神经炎、色素性视网膜炎、干燥性角膜炎、泪腺分泌功能减退、老年性泪腺萎缩、老年白内障、单纯性青光眼属于阴阳俱虚证；症状以视力下降、目珠转动时空痛、舌质淡苔薄白，或舌红少苔为主。

主要症状：视物日渐昏蒙不清，或眼胀头痛。

辨证要点：手足不温，五心烦热，舌质淡，苔薄白，或舌红少苔，脉沉弱或细数。

可能伴随的症状：视网膜灰白混浊，或自觉眼前有大片黑色影遮挡，或云雾飘动，或视神经乳头充血，或头晕目眩，或潮热，或怕冷，或颧赤唇红，或唇淡无泽，或自汗，或盗汗，或腰酸，或耳鸣等。

（2）辨治化脓性中耳炎、乳突炎、神经性耳鸣、神经性耳聋、外耳湿疹、耳软骨炎属于肾阴阳俱虚证；症状以耳内疼痛、听力障碍、头晕目眩为主。

主要症状：耳痛，胀闷，听力障碍。

辨证要点：手足不温，或五心烦热，舌红少苔，或舌质淡，苔薄白，脉沉细弱。

可能伴随的症状：烦躁不安，或剧痛后耳内流脓，或痛引头脑，或听力减退，或大便不畅，或腰酸腿软等。

【解读方药】方中生地黄清热滋补阴血，附子辛热偏于壮阳，桂枝辛热偏于温阳通阳，山药补益中气，山茱萸温阳固精，牡丹皮清热凉血，茯苓渗利偏于益气，泽泻渗利偏于清热。方药相互为用，以奏其效。

【配伍用药】若阴虚甚者，加大生地黄用量，再加麦冬、石斛、玉竹，以滋补阴津；若血热甚者，加大生地黄、牡丹皮用量，再加玄参，以清热凉血明目；若自汗者，加黄芪、人参，以益气止汗；若盗汗者，加龙骨、牡蛎，以潜阳止汗等。

【诊治案例】

1. 色素性视网膜炎

梁某，女，61岁。2年前因夜间视力下降，经检查诊断为色素性视网膜炎，近由病友介绍前来诊治。刻诊：夜间视物模糊不清，视力下降，视野缩小，眼内干涩，五心烦热，盗汗，头晕，耳鸣，失眠多梦，倦怠乏力，腰膝酸软，口渴欲饮热水，舌质暗淡夹瘀紫，苔薄白，脉沉弱涩。辨为阴阳俱虚夹瘀证，治当滋阴生津，温阳散寒，活血化瘀。给予肾气丸与蛭虻归草汤合方：生地黄24g，山药12g，山茱萸12g，泽泻10g，牡丹皮10g，茯苓10g，附子3g，桂枝3g，水蛭6g，虻虫3g，当归15g，炙甘草10g。6剂，以水800~1 000mL，浸泡30min，大火烧开，小火煎煮40min，每次服用150mL；第2次煎煮15min；第3次煎煮若水少可酌情加水，煎煮15min，每日1剂，分3次服。

二诊：五心烦热、盗汗略有减轻，仍耳鸣，以前方加龙骨、牡蛎各为24g，6剂。

三诊：五心烦热、盗汗较前又有减轻，视力仍未恢复，以前方6剂继服。

四诊：五心烦热、盗汗较前又有减轻，头晕基本消除，以前方6剂继服。

五诊：五心烦热、盗汗基本消除，夜间视物模糊不清较前略有好转，仍倦怠乏力，以前方加红参10g，6剂。

六诊：倦怠乏力明显好转，夜间视物模糊不清较前又有好转，以前方6剂继服。

七诊：头晕、耳鸣基本消除，夜间视物模糊不清较前又有好转，以前方6剂继服。

八诊：夜间视物模糊不清较前又有好转，眼内干涩基本消除，又以前方治疗150余剂，视力较前有明显好转；为了巩固疗效，又以前方变汤剂为丸剂，每次服6g，每日分早中晚服。随访1年，夜间视力基本接近正常。

用方体会：根据夜间视物模糊不清、视野缩小、盗汗辨为阴虚内热，再根据夜间视物模糊不清、视野缩小、舌质淡辨为阳虚，因舌质暗淡夹瘀紫辨为瘀血，以此辨为阴阳俱虚夹瘀证。方以肾气丸滋补肾阴，温补肾阳；以蛭虻归草汤活血化瘀。方药相互为用，以奏其效。

2. 慢性乳突炎

夏某，女，56岁。有2年慢性乳突炎病史，近由病友介绍前来诊治。刻诊：乳突红赤发热，盗汗，肿胀，外耳道骨部后上壁肿胀，轻微塌陷，时时流脓水，手足不温，怕冷，口渴欲饮热水，舌质红，苔黄腻，脉沉弱。辨为阴阳俱虚夹湿热证，治当滋补阴津，温补阳气，清热燥湿。给予肾气丸与栀子柏皮汤合方加味：生地黄24g，山药12g，山茱萸12g，泽泻10g，牡丹皮10g，茯苓10g，附子

3g，桂枝 3g，栀子 15g，黄柏 6g，鹿角霜 12g，牡蛎 24g，生甘草 6g。6 剂，以水 800~1 000mL，浸泡 30min，大火烧开，小火煎煮 40min，每次服用 150mL；第 2 次煎煮 15min；第 3 次煎煮若水少可酌情加水，煎煮 15min，每日 1 剂，分 3 次服。

二诊：乳突发热减轻，仍红赤，以前方变生地黄为 30g，6 剂。

三诊：乳突红赤发热较前减轻，仍盗汗，以前方变牡蛎为 30g，加龙骨 30g，6 剂。

四诊：乳突红赤发热较前又有减轻，盗汗减少，以前方 6 剂继服。

五诊：乳突红赤发热基本消除，仍有轻微黄水流出，以前方变黄柏为 24g，6 剂。

六诊：流黄脓水基本消除，外耳道骨部上壁肿胀基本消除，以前方 6 剂继服。

七诊：诸症较前均有明显好转，又以前方治疗 80 余剂，诸症悉除；为了巩固疗效，又以前方变汤剂为丸剂，每次服 6g，每日分早中晚服。随访 1 年，一切正常。

用方体会：根据乳突红赤发热、盗汗辨为阴虚内热，再根据手足不温、怕冷辨为阳虚，因流黄脓水、苔黄腻辨为湿热，又因口渴欲饮热水辨为寒热夹杂，以此辨为阴阳俱虚夹湿热证。方以肾气丸滋补肾阴，温补肾阳，渗利湿浊；以栀子柏皮汤清热燥湿，加鹿角霜温壮阳气、软坚散结，牡蛎潜阳益阴止汗。方药相互为用，以奏其效。

麦门冬汤

（《伤寒杂病论》）

【导读】 麦门冬汤辨治视神经萎缩、视神经炎、色素性视网膜炎、干燥性角膜炎、老年性泪腺萎缩、老年白内障、单纯性青光眼，或辨治唾液腺病变（唾液腺炎、口腔干燥综合征、唾液腺黏液囊肿、唾液腺肿瘤），或辨治扁桃体炎、咽炎、喉炎、喉白斑症、咽喉肿瘤等，针对病变证机是阴津不足、虚热内生、气因热伤、气不固摄或痰湿内生；麦门冬汤治疗作用特点是滋补阴津，清退虚热，补益中气，渗利湿浊。

【组成】 麦门冬七升(168g)　半夏一升(24g)　人参三两(9g)　甘草二两(6g)　粳米三合（9g）　大枣十二枚

【用法】 用水 840mL，煮取药液 420mL，每日分 6 次温服，第 1 次服 50mL。

【功效】 滋养肺胃，降逆益目。

【适用病证】

（1）辨治视神经萎缩、视神经炎、色素性视网膜炎、干燥性角膜炎、老年性泪腺萎缩、老年白内障、单纯性青光眼属于气阴两虚或夹湿证；症状以视力下降、畏光流泪、舌红少苔为主。

主要症状：视物日渐昏蒙不清，或眼胀头痛。

辨证要点：口干咽燥，舌红少苔，脉沉细或沉弱。

可能伴随的症状：五心烦热，或唾液多，或视网膜灰白混浊，或自觉眼前有大片黑影遮挡，或云雾飘动，或视神经乳头充血，或头晕目眩，或潮热，或唇赤，或盗汗，或咳嗽，或气喘等。

（2）辨治唾液腺病变（唾液腺炎、口腔干燥综合征、唾液腺黏液囊肿、唾液腺肿瘤）、牙龈炎、口腔溃烂属于气阴两虚或夹湿证；症状以口腔黏腻，或口腔干燥，或口腔/内外肿块，舌红少苔为主。

主要症状：口腔黏腻，或口腔干燥，或口腔肿大，或口腔/内外肿块。

辨证要点：口干咽燥，舌红少苔，脉沉细或数。

可能伴随的症状：五心烦热，或唾液少，或盗汗，或牙龈肿痛，或口腔疼痛，或大便干结，或小便短小等。

（3）辨治扁桃体炎、咽炎、喉炎、喉白斑症、咽喉肿瘤等属于气阴两虚或夹气逆证；症状以咽喉肿痛，或咽喉不利，舌红少苔为主。

主要症状：咽喉干燥，或灼热，或疼痛。

辨证要点：口渴，舌红少苔，脉细或正常。

可能伴随的症状：喉核红肿，或潮热，或盗汗，或五心烦热，或咽痛因吞咽加重，或咳嗽，或头痛，或大便干结等。

【解读方药】 方中用麦冬养阴生津清热，人参益气偏于大补元气，粳米益气偏于养脾和胃，大枣、甘草益气偏于平补，半夏辛苦醒脾，降逆化痰。方药相互为用，以奏其效。

【配伍用药】 若阴虚甚者，加石斛、玉竹，以滋补阴津；若虚热者，加知母、地骨皮，以清退虚热；若气虚者，加大人参、甘草用量，再加山药，以补益中气；若自汗者，加黄芪、五味子，以敛阴止汗等。

【诊治案例】

1. 干燥性角膜炎

马某，女，36岁。有多年干燥性角膜炎病史，近由病友介绍前来诊治。刻诊：眼痒，眼灼热，畏光，眼内干涩似沙粒感，刺痛，眼皮跳动，五心烦热，盗汗，头晕，倦怠乏力，口渴欲饮热水，舌质暗红夹瘀紫，少苔，脉沉弱涩。辨为阴虚生风夹瘀证，治当滋阴息风，活血化瘀。给予麦门冬汤、藜芦甘草汤与蛭虻归草汤合方：麦冬170g，生半夏24g，红参10g，粳米10g，大枣12枚，藜芦1.5g，水蛭6g，虻虫3g，当归15g，炙甘草10g。6剂，以水800~1 000mL，浸泡30min，大火烧开，小火煎煮40min，每次服用150mL；第2次煎煮15min；第3次煎煮若水少可酌情加水，煎煮15min，每日1剂，分3次服。

二诊：五心烦热、盗汗减轻，眼痒好转，仍眼目刺痛，以前方加五灵脂10g，6剂。

三诊：五心烦热、盗汗较前又有减轻，眼痒基本消除，眼目刺痛好转，大便略溏，以前方变麦冬为100g，6剂。

四诊：五心烦热、盗汗较前又有减轻，仍畏光，灼热感，以前方加青葙子24g，石膏45g，6剂。

五诊：眼痒、五心烦热、盗汗基本消除，以前方6剂继服。

六诊：诸症较前又有减轻，又以前方治疗70余剂，诸症悉除。随访1年，一切正常。

用方体会：根据眼痒、盗汗辨为阴虚内热，再根据眼皮跳动辨为风，因舌质暗红夹瘀紫辨为瘀血，又因倦怠乏力辨为气虚，以此辨为阴虚生风夹瘀证。方以麦门冬汤益阴清热，益气降逆；以藜芦甘草汤息风止动；以蛭虻归草汤活血化瘀止痛。方药相互为用，以奏其效。

2. 牙龈炎

谢某，女，49岁。有多年牙龈炎病史，病情反复发作不愈，近由病友介绍前来诊治。刻诊：牙龈红肿胀痛夹瘀紫，时时出血，反复不愈，盗汗，手心发热，大便干结，倦怠乏力，口苦口腻，口渴，舌红少苔，脉沉细涩。辨为阴虚伤气，湿热夹瘀证，治当滋阴益气，泻热化瘀。给予麦门冬汤、大黄黄连泻心汤与失笑散合方：麦冬170g，生半夏24g，红参10g，粳米10g，大枣12枚，大黄6g，黄连3g，五灵脂10g，蒲黄10g，炙甘草6g。6剂，以水800~1 000mL，浸泡30min，大火烧开，小火煎煮40min，每次服用150mL；第2次煎煮15min；第3次煎煮若水少可酌情加水，煎煮15min，每日1剂，分3次服。

二诊：牙龈红肿胀痛减轻，仍口苦口腻，以前方变黄连为10g，6剂。

三诊：牙龈红肿胀痛较前减轻，大便正常，以前方变大黄为3g，6剂。

四诊：牙龈红肿胀痛基本消除，牙龈未再出血，以前方6剂继服。

五诊：诸症基本消除，又以前方治疗20余剂，诸症悉除。随访1年，一切正常。

用方体会：根据牙龈红肿胀痛、盗汗辨为阴虚内热，再根据倦怠乏力辨为气虚，因大便干结、口苦辨为湿热内结，又因牙龈夹瘀紫辨为瘀，以此辨为阴虚伤气，湿热夹瘀证。方以麦门冬汤滋阴益气，降逆散结；以大黄黄连泻心汤泻热燥湿；以失笑散活血化瘀止痛。方药相互为用，以奏其效。

3. 喉白斑症

郑某，男，59 岁。有多年慢性咽喉炎病史，2 年前经检查又诊断为喉白斑症，术后半年复发，近由病友介绍前来诊治。刻诊：声音嘶哑（喉黏膜上皮及黏膜下组织增生），咽喉干燥，咯痰不出，盗汗，手足烦热，倦怠乏力，口渴欲饮热水，舌质淡，苔黄白夹杂，脉沉弱涩。辨为阴虚伤气夹寒瘀证，治当滋阴益气，温降化瘀。给予麦门冬汤、半夏散及汤、桔梗汤与蛭虻归草汤合方：麦冬 170g，生半夏 24g，红参 10g，粳米 10g，大枣 12 枚，桂枝 10g，桔梗 15g，水蛭 6g，虻虫 3g，当归 10g，生甘草 30g。6 剂，以水 800~1 000mL，浸泡 30min，大火烧开，小火煎煮 40min，每次服用 150mL；第 2 次煎煮 15min；第 3 次煎煮若水少可酌情加水，煎煮 15min，每日 1 剂，分 3 次服。

二诊：咽喉干燥略有减轻，仍声音嘶哑、咯痰不爽，以前方加射干 24g，6 剂。

三诊：咽喉干燥较前又有减轻，手足烦热较前减轻，以前方 6 剂继服。

四诊：咽喉干燥较前又有减轻，大便略溏，以前方变麦冬为 100g，6 剂。

五诊：咽喉干燥基本消除，声音嘶哑较前好转，以前方 6 剂继服。

六诊：诸症较前又有明显好转，以前方治疗 120 余剂，诸症悉除；经复查，喉白斑症基本消除。随访 1 年，一切正常。

用方体会：根据声音嘶哑、盗汗辨为阴虚内热，再根据倦怠乏力辨为气虚，因手足烦热、舌质淡可辨为阴虚夹寒，又因脉沉弱涩辨为瘀，以此辨为阴虚伤气夹寒瘀证。方以麦门冬汤滋阴益气，降逆散结；以桔梗汤益气清热，利咽化痰；以半夏散及半夏汤温阳利咽；以蛭虻归草汤破血逐瘀，益气补血。方药相互为用，以奏其效。

明目地黄丸

《中国药典》

【导读】 明目地黄丸辨治视神经萎缩、视神经炎、色素性视网膜炎、干燥性角膜炎、老年性泪腺萎缩、老年白内障、单纯性青光眼，针对病变证机是阴血不足、郁热内生、湿浊阻滞、清窍不利，病变证型是阴血虚夹热证，症状以视力下降、目珠转动时空痛、舌红少苔为主；明目地黄丸治疗作用特点是滋补阴血，清热明目，渗利湿浊。

【组成】 熟地黄八钱（24g）　山药四钱（12g）　山茱萸四钱（12g）　泽泻三

钱（9g）　茯苓去皮，三钱（9g）　牡丹皮三钱（9g）　枸杞子二钱（6g）　　菊花二钱（6g）　当归二钱（6g）　白芍二钱（6g）　蒺藜二钱（6g）　石决明煅，二钱半（7.5g）

【用法】　将药研为细散状，以蜜为丸，每次服10g，温开水送服。

【功效】　滋补肝肾明目。

【适用病证】

主要症状：视物日渐昏蒙不清，或眼胀头痛。

辨证要点：目珠转动时空痛，双目干涩，舌红少苔，脉弱或细数。

可能伴随的症状：视网膜灰白混浊，或自觉眼前有大片黑影遮挡，或云雾飘动，或视神经乳头充血，或头晕目眩，或颧赤唇红，或五心烦热，或腰酸，或耳鸣等。

【解读方药】　方中用熟地黄补血偏于滋阴，当归补血偏于活血，白芍补血偏于敛阴，枸杞子滋阴明目，山药补气化阴，山茱萸益肾固精，茯苓渗利偏于益气，泽泻渗利偏于清热，牡丹皮清热偏于凉血，菊花清热偏于明目，蒺藜明目偏于活血，石决明明目偏于清热。方药相互为用，以奏其效。

【配伍用药】　若阴虚甚者，加大熟地黄、枸杞子用量，再加石斛、玉竹，以滋补阴津；若热甚者，加大牡丹皮、菊花用量，再加桑叶，以清热明目；若五心烦热者，加生地黄、玄参，以滋阴清热明目等。

石斛夜光丸

（原名夜光丸，《原机启微》）

【导读】　石斛夜光丸辨治视神经萎缩、视神经炎、色素性视网膜炎、干燥性角膜炎、老年性泪腺萎缩、老年白内障、单纯性青光眼，针对病变证机是肝肾亏损、心肺郁热、阴血不足、气机不利、清窍失荣，病变证型是肝肾亏损，心肺郁热证，症状以视力下降、目珠转动时热痛、双目干涩、舌红少苔为主；石斛夜光丸治疗作用特点是滋补肝肾，清泻心肺，开窍明目，通阳行气。

【组成】　麦门冬去心，焙　天门冬去心，焙　生地黄怀州地道　熟地黄怀州地道　新罗参去芦　白茯苓去黑皮　干山药各一两（各30g）　枸杞子拣净　牛膝酒浸，另捣　金钗石斛酒浸，焙干，另捣　草决明炒　杏仁去皮尖，炒　甘菊拣净　菟丝子酒浸，焙干，另捣　羚羊角镑，各七钱半（各23g）　肉苁蓉酒浸，焙干，另捣　五味子炒　防风去芦　甘草炙赤色，锉　沙苑蒺藜炒　黄连去须　枳壳去瓤，麸炒　川芎　生乌犀（水牛角代）锉　青葙子各半两（各15g）

【用法】　将药研为细散状，以蜜为丸，每次服10g，饭前温酒送服，用盐汤送服亦可。用汤剂可用原方量的1/2。

【功效】 滋补肝肾，清泻心肺，开窍明目。

【适用病证】

主要症状：视物日渐昏蒙不清，或眼胀头痛。

辨证要点：羞明畏光，双目干涩，目珠转动时热痛，舌红少苔，或苔薄黄，脉沉弱或细数。

可能伴随的症状：视网膜灰白混浊，或自觉眼前有大片黑影遮挡，或云雾飘动，或视神经乳头充血，或头晕目眩，或颧赤唇红，或五心烦热，或腰酸腿软，或耳鸣等。

【解读方药】 方中熟地黄滋阴偏于补血，麦冬、天冬滋阴偏于清热，石斛滋阴偏于明目，枸杞子滋阴偏于益精，五味子滋阴偏于敛阴，人参益气偏于大补元气，山药益气偏于固涩，茯苓益气偏于渗利，甘草益气偏于平补中气，沙苑蒺藜益肾偏于明目，肉苁蓉益肾偏于滋润，菟丝子益肾偏于益精，牛膝益肾偏于活血，草决明、菊花、青葙子清热偏于清肝明目，羚羊角清热偏于泻肝明目，黄连清热偏于清热燥湿，生地黄清热偏于滋阴凉血，水牛角清热偏于凉血解毒，杏仁肃降肺气，防风辛温透散，川芎理血行气，枳壳理气降浊。方药相互为用，以奏其效。

【配伍用药】 若阴虚甚者，加大熟地黄、枸杞子用量，再加石斛、玉竹，以滋补阴津；若热甚者，加大牡丹皮、菊花用量，再加桑叶，以清热明目；若五心烦热者，加生地黄、玄参，以滋阴清热明目等。

阿胶鸡子黄汤

（《温病条辨》）

【导读】 阿胶鸡子黄汤辨治闭角型青光眼、原发性慢性开角型青光眼、单纯疱疹病毒性角膜炎、虹膜睫状体炎（即前葡萄膜炎），针对病变证机是阴血不足、虚热内生、风因热生、浸淫清窍，病变证型是阴血虚夹风证，症状以眼珠空痛欲脱，或头目胀痛为主；黄连温胆汤治疗作用特点是温化寒痰，清化痰热，行气化湿，益气利湿。

【组成】 陈阿胶烊冲，二钱（6g） 生白芍 络石藤各三钱（各9g） 石决明杵，五钱（15g） 双钩藤二钱（6g） 大生地 生牡蛎杵 茯神木各四钱（各12g） 清炙草六分（2g） 鸡子黄先煎代水，二枚（2枚，即90g）

【用法】 水煎服。

【功效】 滋阴养血，柔肝明目。

【适用病证】

主要症状：眼珠空痛欲脱，或头目胀痛。

辨证要点：因劳累加重，舌红或绛，苔少，脉细或数。

可能伴随的症状：视力下降，或瞳神略有散大，或白睛混赤浮肿，或观灯火有虹晕，或头晕目眩，或失眠，或多梦，或五心烦热，或头目胀痛等。

【解读方药】 方中白芍补血偏于敛阴，阿胶补血偏于化阴，干地黄补血偏于凉血，鸡子黄补血偏于清养，牡蛎潜阳偏于固涩，石决明潜阳偏于清泻，钩藤息风偏于平肝，络石藤息风偏于通络，茯神益气偏于安神，甘草益气偏于和中。方药相互为用，以奏其效。

【配伍用药】 若血虚者，加大阿胶、白芍用量，以补血养血；若阴虚者，加麦冬、天冬，以滋补阴津；若血热者，加大生地黄用量，再加玄参，以清热凉血；若气虚者，加人参、白术，以健脾益气；若失眠者，加龙骨、牡蛎，以潜阳安神等。

大定风珠

（《温病条辨》）

【导读】 大定风珠辨治麻痹性斜视、眼睑痉挛、视神经萎缩，针对病变证机是阴血亏虚、虚热内生、热化为风、虚热夹风、上扰目窍，病变证型是阴血虚夹风证，症状以目偏视或复视、转动受限、面肌抽搐、舌红少苔为主；大定风珠治疗作用特点是滋补阴血，潜阳息风，益气和中。

【组成】 生白芍六钱（18g） 阿胶三钱（9g） 生龟板四钱（12g） 干地黄六钱（18g） 麻仁二钱（6g） 五味子二钱（6g） 生牡蛎四钱（12g） 麦冬连心，六钱（18g） 炙甘草四钱（12g） 鸡子黄生，二枚（2枚，即90g） 鳖甲生，四钱（12g）

【用法】 水煎服，阿胶溶化，稍冷再入鸡子黄搅匀，每日分3次服。

【功效】 滋阴息风。

【适用病证】

主要症状：目偏视，或复视。

辨证要点：面肌抽搐，舌红少苔，脉沉细或细数。

可能伴随的症状：上胞下垂，或眼痛，或视一为二，或面肌麻木，或面肌拘紧，或眼睑抽搐，或面色潮红，或五心烦热，或盗汗等。

【解读方药】 方中龟板益阴偏于潜阳，鳖甲益阴偏于软坚，牡蛎益阴偏于固涩，麻仁益阴偏于滋润，五味子益阴偏于敛阴，麦冬益阴偏于清热，白芍补血偏于敛阴，阿胶补血偏于化阴，干地黄补血偏于凉血，鸡子黄补血偏于清养，甘草益气和中。方药相互为用，以奏其效。

【配伍用药】 若阴虚甚者，加大麦冬、鳖甲用量，以滋补阴津；若血虚甚者，加大阿胶、白芍用量，再加当归，以养血补血；若风甚者，加大牡蛎、龟板用量，以潜阳息风；若气虚者，加大甘草用量，再加人参，以补益中气；若面肌抽搐者，加大白芍、甘草用量，以益气补血缓急等。

托里透脓散

（《医宗金鉴》）

【导读】 托里透脓散辨治单纯疱疹病毒性角膜炎、结膜炎，针对病变证机是气虚不荣、血虚不滋、清气不升、目窍失荣，病变证型是气血虚弱，浊气壅滞证，症状以星翳疏散、倦怠乏力为主；托里透脓散治疗作用特点是健脾益气，补血养血，通络溃坚，行气散结。

【组成】 人参　白术土炒　穿山甲炒研　白芷各一钱（各3g）　升麻　甘草节各五分（各2g）　当归二钱（6g）　生黄芪三钱（9g）　皂角刺一钱五分（5g）　青皮炒，五分（2g）

【用法】 水三盅，煎一盅。病在上部，先饮煮酒一盅，后热服此药；病在下部，先服药，后饮酒；疮在中部，药内兑酒半盅热服。

【功效】 益气补血，托里透脓。

【适用病证】

主要症状：凝脂溃陷不敛。

辨证要点：倦怠乏力，舌质淡，苔薄白，脉虚弱或正常。

可能伴随的症状：胞轮轻微发红，或头晕目眩，或视物模糊，或眼痛，或羞明等。

【解读方药】方中黄芪益气偏于固表，人参益气偏于大补，白术益气偏于燥湿，甘草益气偏于解毒，穿山甲通络溃脓愈疡偏于消痈，皂角刺通络溃脓愈疡偏于溃坚，升麻辛散透达偏于解毒，白芷辛散透达偏于开窍，当归补血活血，青皮破气消滞，方药相互为用，以奏其效。

【配伍用药】 若气虚甚者，加大人参、白术用量，以健脾益气；若血虚甚者，加大当归用量，再加熟地黄、阿胶，以补血养血；若络脉不通者，加大穿山甲、皂角刺用量，以通络溃坚；若气郁者，加大青皮用量，再加陈皮，以行气调气；若视物模糊者，加青葙子、木贼、菊花，以清利明目等。

甘 露 饮

（《医学摘粹》）

【导读】 甘露饮辨治老年性白内障、青光眼、视神经炎，针对病变证机是阴血不足、虚热内生、气机不利、清窍不利，病变证型是阴虚热扰清窍证，症状以视物模糊、晶珠混浊、眼珠干涩为主；甘露饮治疗作用特点是滋阴清热，益气补血，宣利清窍。

【组成】 生地黄三钱（9g） 熟地黄三钱（9g） 天冬三钱（9g） 麦冬三钱（9g） 石斛三钱（9g） 甘草二钱（6g） 枳壳二钱（6g） 枇杷叶三钱（9g）

【用法】 水煎服。

【功效】 滋阴补血，行气宣泄。

【适用病证】

主要症状：目涩视昏，晶珠混浊，或目痛。

辨证要点：口渴烦热，舌红少苔，脉沉细或沉弱。

可能伴随的症状：头痛目涩微胀，或视力渐降，或眼珠转动不灵，或视物不清，或口舌干燥，或面目红赤等。

【解读方药】 方中生地黄补血偏于凉血，熟地黄补血偏于滋阴，天冬滋阴偏于生津，麦冬滋阴偏于清热，石斛滋阴偏于明目，枳壳行气降逆散结，枇杷叶宣利降逆，甘草益气和中。方药相互为用，以奏其效。

【配伍用药】 若阴虚甚者，加大麦冬、天冬用量，再加玄参，以滋补阴津；若血热者，加大生地黄用量，再加玄参、牡丹皮，以清热凉血；若气郁甚者，加大枳壳用量，再加陈皮，以行气化滞；若气虚者，加大甘草用量，再加人参，以补益中气；若心烦者，加黄连、栀子，以清热除烦等。

痰 证

黄连温胆汤

（《六因条辨》）

【导读】 黄连温胆汤辨治闭角型青光眼、原发性慢性开角型青光眼、单纯疱疹病毒性角膜炎、虹膜睫状体炎（即前葡萄膜炎），针对病变证机是痰因寒生、痰郁化热、浊气上行、浸淫清窍，病变证型是寒热夹痰证，症状以眼珠胀痛欲脱、头目胀痛为主；黄连温胆汤治疗作用特点是温化寒痰，清化痰热，行气化湿，益气利湿。

【组成】 半夏汤洗七次　竹茹　枳实麸炒、去瓤，各二两（各60g）　陈皮三两（90g）　甘草炙，一两（30g）　茯苓一两半（45g）　黄连三两（90g）

【用法】 水煎服，每日分6次服。用汤剂可用原方量的1/5。

【功效】 清热温中，行气化痰。

【适用病证】

主要症状：眼珠胀痛欲脱，头目胀痛。

辨证要点：痰多，胸闷，舌质淡红，苔腻黄白夹杂，脉沉滑或沉迟。

可能伴随的症状：视力急降，或胞轮红赤，或白睛混赤浮肿，或瞳内呈淡绿色，或瞳神散大，或眼珠变硬，或黑睛呈雾状混浊，或心烦而悸，或头目胀痛，或恶心呕吐，或不思饮食等。

【解读方药】 方中黄连清热偏于燥湿，竹茹清热偏于降逆和解郁清降，半夏化痰偏于醒脾燥湿，陈皮理气化痰偏于温化行散，枳实理气化痰偏于清热降浊，茯苓健脾益气渗湿，甘草益气和中。方药相互为用，以奏其效。

【配伍用药】 若痰郁者，加大半夏、陈皮用量，以燥湿行气化痰；若气滞甚者，加大陈皮、枳实用量，再加木香，以行气和中；若湿甚者，加大茯苓用量，再加薏苡仁，以健脾化湿；若夹气虚者，加人参、白术，以健脾益气；若胸闷者，加薤白、全瓜蒌，以行气降逆化痰等。

化坚二陈丸

（《医宗金鉴》）

【导读】 化坚二陈丸辨治霰粒肿（眼板腺囊肿）、病毒性结膜炎，针对病变证机是痰浊内生、气机阻滞或夹郁热或夹气虚，病变证型是痰气阻滞证，症状以眼睑皮下有大小不等的圆形灰色肿块为主；化坚二陈丸治疗作用特点是燥湿化痰，行气散结，兼清郁热，或兼益气。

【组成】 陈皮　制半夏各一两　茯苓一两五钱　炒僵蚕二两　黄连　生甘草各三钱

【用法】 上药共为细末，荷叶熬汤和丸，梧桐子大。

【功效】 燥湿化痰，行气散结。

【适用病证】

主要症状：眼睑皮下有大小不等的圆形肿块，或眼睑重坠感，或目痛。

辨证要点：眼胞皮里肉外硬肿不疼，舌质淡，苔白腻或夹黄，脉沉或正常。

可能伴随的症状：口腻，或眼有沙涩感，或睑肿难睁，或形大者如枣，或形小者如豆，或硬块推之移动，或硬块皮色如常等。

【解读方药】 方中陈皮化痰偏于行气，半夏化痰偏于燥湿，僵蚕化痰偏于散结，黄连清热偏于燥湿，荷叶清热偏于透散，茯苓益气偏于渗利，生甘草益气偏于清热。方药相互为用，以奏其效。

【配伍用药】 若结节甚者，加大半夏用量，再加皂角刺、牡蛎，以通络软坚散结；若气郁甚者，加大陈皮用量，再加柴胡、枳实，以行气散结；若眼睑坠胀者，加人参、柴胡，以益气升举；若石块甚者，加王不留行、皂角刺，以活血通络散结；若口腻甚者，加大黄连用量，再加苍术，以清热醒脾燥湿等。

正 容 汤

(《审视瑶函》)

【导读】 正容汤辨治眼肌型重症肌无力、眼肌神经麻痹，针对病变证机是湿浊内生、变生为痰、痰湿生风、风痰肆虐，病变证型是痰湿夹风证，症状以眼睑下垂、眼肌麻木为主；正容汤治疗作用特点是燥湿化痰，透散风邪，疏达经脉。

【组成】 羌活 白附子 防风 秦艽 胆南星 白僵蚕 半夏（制） 木瓜 甘草 黄松节（即茯神心木）各等分

【用法】 上锉为粉。以水 500mL，加生姜 3 片，煎至 300mL，去滓，加酒适量热服，每次 100mL。

【功效】 燥湿化痰，疏风透窍。

【适用病证】

主要症状：眼睑下垂，或迎风流泪。

辨证要点：眼肌抬举无力，眼肌麻木，舌质淡，苔白腻，脉沉或滑。

可能伴随的症状：口腻，或眼肌重着，或眼珠转动不灵，或视物不清，或吞咽困难，或视物时仰首举额张口等。

【解读方药】 方中胆南星化痰偏于息风，半夏化痰偏于醒脾，白僵蚕化痰偏于缓急，白附子化痰偏于通络，羌活辛散偏于化湿，防风辛散偏于柔润，秦艽辛散偏于清透，木瓜化湿偏于柔筋舒筋，黄松节化湿偏于宁心，甘草益气和中。方药相互为用，以奏其效。

【配伍用药】 若痰甚者，加大半夏用量，再加陈皮，以行气化痰；若湿甚者，加茯苓、薏苡仁，以益气利湿；若眼肌麻木甚者，加白术、通草，以健脾通脉；若眼肌重着者，加人参、白术，以益气燥湿；若肢体沉重者，加大羌活用量，再加川芎，以化湿行气活血等。

黄芪桂枝五物汤与正容汤合方

(《伤寒杂病论》《审视瑶函》)

【导读】 黄芪桂枝五物汤与正容汤合方辨治麻痹性斜视、眼睑痉挛、视神经萎缩，针对病变证机是营卫虚弱、湿浊内生、变生为痰、痰湿生风、风痰肆虐，病变证型是营卫虚弱、风痰浸淫证，症状以目偏视或复视、转动受限、面肌抽搐、脉弱为主；黄芪桂枝五物汤与牵正散合方治疗作用特点是补益营卫，调补气血，化痰息风，疏通脉络。

【组成】 黄芪桂枝五物汤：黄芪三两（9g） 芍药三两（9g） 桂枝三两（9g） 生姜六两（18g） 大枣十二枚 正容汤：羌活 白附子 防风 秦艽 胆南星 白僵蚕 半夏（制） 木瓜 甘草 黄松节（即茯神心木）各等分

【用法】 水煎服。

【功效】 调和营卫，燥湿化痰，疏风透窍。

【适用病证】

主要症状：目偏视，或复视，或目痒。

辨证要点：面肌抽搐，舌质淡，苔薄白，脉沉。

可能伴随的症状：上胞下垂，或眼痛，或视一为二，或面肌麻木，或面肌拘紧，或眼睑抽搐，或倦怠乏力，或因活动或劳累加重等。

【解读方药】 方中黄芪益气偏于固表，大枣益气偏于补血，甘草益气偏于生津，桂枝辛散偏于通经，生姜辛散偏于降逆，羌活辛散偏于化湿，防风辛散偏于柔润，秦艽辛散偏于清透，芍药补血缓急，胆南星化痰偏于息风，半夏化痰偏于醒脾，白僵蚕化痰偏于缓急，白附子化痰偏于通络，木瓜化湿偏于柔脉筋舒筋，黄松节化湿偏于宁心。方药相互为用，以奏其效。

【配伍用药】 若卫虚者，加大桂枝、黄芪用量，再加人参，以补益卫气；若营虚者，加大芍药用量，再加当归，以补益营血；若风甚者，加大防风、桂枝用量，以疏散透风；若痰甚者，加大半夏、南星用量，以化痰涤痰；若脉络不通者，加大桂枝、羌活用量，再加细辛，以疏通脉络等。

【诊治案例】 眼睑痉挛

孙某，女，52岁。有多年眼睑痉挛病史，1年前至今眼睑痉挛加重，近由病友介绍前来诊治。刻诊：眼睑抽搐，睁眼受限，影响视力，眼酸困沉，因受凉或劳累加重，口淡不渴，舌质淡，苔白腻，脉沉弱。辨为营卫虚弱夹风痰证，治当补益营卫，祛风化痰。给予黄芪桂枝五物汤与正容汤合方：黄芪10g，白芍10g，桂枝10g，生姜20g，大枣12枚，羌活10g，白附子10g，防风10g，秦艽10g，胆南星10g，白僵蚕10g，清半夏10g，木瓜10g，茯神10g，炙甘草10g。6剂，以水800~1000mL，浸泡30min，大火烧开，小火煎煮40min，每次服用150mL；第2次煎煮15min；第3次煎煮若水少可酌情加水，煎煮15min，每日1剂，分3次服。

二诊：仍眼睑抽搐，以前方变白芍为30g，6剂。

三诊：眼睑抽搐较前减轻，仍倦怠乏力，以前方变黄芪为24g，6剂。

四诊：眼睑抽搐较前又有减轻，倦怠乏力好转，以前方6剂继服。

五诊：眼睑抽搐明显减轻，仍怕风，以前方变桂枝为15g，6剂。

六诊：眼睑抽搐、怕风基本消除，以前方6剂继服。

七诊：眼睑抽搐消除，又以前方治疗30余剂，诸症悉除。随访1年，一切正常。

用方体会：根据眼睑抽搐、因受凉加重辨为风寒，再根据眼睑抽搐、因劳累加重辨为营卫虚，因眼酸困沉、苔腻辨为痰，以此辨为营卫虚弱夹风痰证。方以黄芪桂枝五物汤补益营卫，固护眼睑；以正容汤温散祛风，降逆化痰。方药相互为用，以奏其效。

麻杏薏甘汤与当归散合方

（《伤寒杂病论》）

【导读】 麻杏薏甘汤与当归散合方辨治结膜炎、睑腺炎、流行性结膜炎、流行性角膜炎、病毒性结膜炎、变态反应性结膜炎、表层巩膜炎、前巩膜炎，针对病变证机是湿热蕴结、瘀阻脉络、血虚不能滋荣，病变证型是湿热瘀血夹虚证，症状以白睛色红结节，眼珠胀闷刺痛为主；麻杏薏甘汤与当归散合方治疗作用特点是清热利湿，活血化瘀，补血养血，益气宣通。

【组成】 麻杏薏甘汤：麻黄去节、汤泡，半两（1.5g）　杏仁去皮尖，炒，十个（1.8g）　薏苡仁半两（1.5g）　甘草炙，一两（3g）　当归散：当归一斤（48g）　黄芩一斤（48g）　芍药一斤（48g）　川芎一斤（48g）　白术半斤（24g）

【用法】 水煎服。

【功效】 清热除湿，活血通窍。

【适用病证】

主要症状：白睛色红结节，或眼周夹赤丝牵绊，或眼痛。

辨证要点：眼珠胀闷刺痛，舌质红夹瘀紫，苔薄黄，脉沉或涩。

可能伴随的症状：羞明流泪，或视物模糊，或骨节酸痛，或肢节肿胀，或夜间加重，或胸闷，或不思饮食等。

【解读方药】 方中麻黄宣发清窍，杏仁降利清窍，薏苡仁清热偏于利湿，黄芩清热偏于燥湿，当归活血偏于补血，川芎活血偏于行气，芍药活血偏于敛阴，白术益气偏于燥湿，甘草益气偏于生津。方药相互为用，以奏其效。

【配伍用药】 若湿热甚者，加大黄芩用量，再加栀子，以清热燥湿；若瘀血甚者，加大川芎用量，再加桃仁、红花，以活血化瘀；若羞明流泪者，加青葙子、木贼，以清热明目；若不思饮食者，加山楂、鸡内金，以消食和胃；若胀闷者，加陈皮、枳实，以行气除胀等。

【诊治案例】 右眼巩膜炎

樊某，女，48岁。有多年巩膜炎病史，近由病友介绍前来诊治。刻诊：眼珠胀闷烦热刺痛，夜间疼痛加重，偏头痛，头沉，视力轻度下降，情绪低落，急躁易怒，羞明流泪，倦怠乏力，口渴欲饮热水，舌质淡红夹瘀紫，苔腻黄白夹杂，脉略涩。辨为湿热郁瘀夹虚证，治当清热除湿，行气解郁，活血通窍。给予麻杏薏甘汤、当归散与四逆散合方：麻黄3g，杏仁4g，薏苡仁3g，当归48g，黄芩48g，白芍48g，川芎48g，白术24g，柴胡12g，枳实12g，青葙子15g，炙甘草12g。6剂，以水800~1 000mL，浸泡30min，大火烧开，小火煎煮40min，每次服用150mL；第2次煎煮15min；第3次煎煮若水少可酌情加水，煎煮15min，每日1剂，分3次服。

二诊：急躁易怒略有减轻，头痛、头沉好转，以前方6剂继服。

三诊：急躁易怒、情绪低落较前又有减轻，仍眼珠胀闷烦热刺痛，以前方加黄连15g，6剂。

四诊：急躁易怒、情绪低落基本消除，眼珠胀闷烦热刺痛较前好转，以前方6剂继服。

五诊：眼珠胀闷烦热刺痛较前又有好转，仍倦怠乏力，以前方加红参10g，6剂。

六诊：眼珠胀闷烦热刺痛较前又有好转，倦怠乏力基本消除，以前方6剂继服。

七诊：诸症基本消除，又以前方治疗30余剂，诸症悉除。随访1年，一切正常。

用方体会：根据眼珠胀闷烦热辨为湿热，再根据眼珠刺痛、脉略涩辨为瘀，因倦怠乏力辨为气虚，又因情绪低落辨为郁，以此辨为湿热郁瘀夹虚证。方以麻杏薏甘汤宣利通窍，清热利湿；以当归散活血补血，清热燥湿，益气和中；以四逆散疏利气机，加青葙子清利明目。方药相互为用，以奏其效。

涤 痰 汤

（《证治准绳》）

【导读】 涤痰汤辨治视网膜静脉周围炎、急性视神经炎、视网膜中央血管阻塞，针对病变证机是气不化湿、湿生为痰、痰阻伤气、壅滞清窍，病变证型是痰气阻滞，壅滞清窍证，症状以视力下降、目珠转动时困痛为主；涤痰汤治疗作用特点是行气化滞，燥湿化痰，降逆开窍，补益中气。

【组成】 南星姜制 半夏汤洗七次，各二钱半（各7.5g） 枳实麸炒 茯苓去皮，各二钱（6g） 橘红一钱半（4.5g） 石菖蒲 人参各一钱（3g） 竹茹七分（2g） 甘草半钱（1.5g）

【用法】 将药研为细散状，用水煎时加入生姜5片同煎，饭后服用，每日分6次服。

【功效】 涤痰开窍，益气明目。

【适用病证】

主要症状：视力迅速下降，眼胀头痛。

辨证要点：目珠转动时困痛，舌质淡红，苔腻黄白夹杂，脉沉或沉滑。

可能伴随的症状：视网膜灰白混浊，或眼痛，或胸闷，或头晕，或胸胁胀痛，或恶心呕吐，或不思饮食等。

【解读方药】 方中半夏燥湿化痰偏于醒脾，天南星燥湿化痰偏于通络，陈皮理气化痰偏于行散，枳实理气化痰偏于降浊，石菖蒲解郁化痰偏于开窍，竹茹解郁化痰偏于降逆，人参益气偏于大补，茯苓益气偏于渗湿，甘草益气偏于平补。方药相互为用，以奏其效。

【配伍用药】 若痰甚者，加大半夏、天南星用量，以燥湿化痰；若气郁甚者，加大陈皮、枳实用量，以行气降逆；若眼胀头痛者，加大石菖蒲用量，再加青葙子、木贼，以利目除胀，开窍止痛等。

风　证

小续命汤

（《备急千金要方》）

【导读】　小续命汤辨治麻痹性斜视，针对病变证机是阳气不足、邪风侵扰、气虚不固、血脉不和、浸淫清窍，病变证型是寒风夹虚证，症状以目偏视或复视、转动受限为主；小续命汤治疗作用特点是疏散风寒，温化阳气，调理血脉，补益中气。

【组成】　麻黄　防己　人参　黄芩　桂心　甘草　川芎　芍药　杏仁各一两（各3g）　附子一枚（5g）　防风一两半（4.5g）　生姜五两（15g）

【用法】　上十二味㕮咀，以水一斗二升，先煮麻黄三沸去沫，纳诸药，煮取三升，分三服；不愈更合三、四剂，取汗。

【功效】　疏风散寒，益气调气。

【适用病证】

主要症状：目偏视，或复视。

辨证要点：受风加重，舌质淡，苔薄白，脉浮或正常。

可能伴随的症状：上胞下垂，或眼痛，或视一为二，或头痛，或发热，或恶寒等。

【解读方药】　方中麻黄温散偏于宣透，防风温散偏于柔润，生姜温散偏于降逆，附子温散偏于壮阳，桂心（桂枝）温散偏于通经，川芎理血偏于行气，芍药理血偏于补血，人参补气偏于大补，甘草补气偏于平补，防己辛开苦降泄浊，黄芩清热兼防温热药伤阴，杏仁降泄浊逆。方药相互为用，以奏其效。

【配伍用药】　若风甚者，加大麻黄、桂枝用量，以疏散风寒；若寒甚者，加大附子用量，再加干姜，以温壮阳气；若血脉瘀滞者，加大川芎、桂枝用量，再加当归，以通利血脉等。

养血当归地黄汤

（《素问病机气宜保命集》）

【导读】 养血当归地黄汤辨治麻痹性斜视，针对病变证机是阴血不足、邪风肆虐、经脉不和、清窍失荣，病变证型是阴血虚夹风证，症状以目偏视或复视、转动受限、头晕目眩为主；养血当归地黄汤治疗作用特点是疏散风寒，滋补阴血，通调血脉。

【组成】 当归　生地黄　芍药　川芎　藁本　防风　白芷各一两（各30g）　细辛五钱（15g）

【用法】 上药㕮咀，或水煎服。

【功效】 补血养血，疏散风寒。

【适用病证】

主要症状：目偏视，或复视。

辨证要点：面色不荣，舌质淡，苔薄白，脉虚弱。

可能伴随的症状：上胞下垂，或眼痛，或视一为二，或头晕目眩，或心悸，或倦怠乏力等。

【解读方药】 方中当归理血偏于补血活血，生地黄理血偏于凉血益阴，白芍理血偏于补血敛阴，川芎理血偏于行气活血，藁本辛散偏于开窍，防风辛散偏于柔润，白芷辛散偏于通窍，细辛辛散偏于通透。方药相互为用，以奏其效。

【配伍用药】 若血虚甚者，加大当归、白芍用量，以补血养血；若风甚者，加大防风、细辛用量，以疏散风寒；若视物不清者，加枸杞子、菊花、青葙子，以滋养清利明目等。

牵　正　散

（《杨氏家藏方》）

【导读】 牵正散辨治麻痹性斜视、眼睑痉挛，针对病变证机是风虐经络、痰阻经气、风痰浸淫目窍，病变证型是风痰浸淫目窍证，症状以目偏视或复视、转动受限、眼肌抽搐为主；牵正散治疗作用特点是化痰息风，疏通脉络。

【组成】 白附子　白僵蚕　全蝎去毒，并生用，各等分（各10g）

【用法】 将药研为细散状，每次服3g，以热酒调服，可不拘时候。

【功效】 祛风化痰，通络止痉。

【适用病证】

主要症状：目偏视，或复视。

辨证要点：面肌抽搐，舌质淡，苔薄白，脉沉。

可能伴随的症状：上胞下垂，或眼痛，或视一为二，或面肌麻木，或面肌拘紧，或眼睑抽搐等。

【解读方药】 方中白附子缓急息风偏于祛风，僵蚕缓急息风偏于化痰，全蝎缓急息风偏于通络。方药相互为用，以奏其效。

【配伍用药】 若风甚者，加大白附子用量，再加防风，以疏散透风；若痰甚者，加大僵蚕用量，再加皂角刺，以化痰涤痰；若脉络不通者，加大全蝎用量，再加桂枝，以疏通脉络等。

黄芪桂枝五物汤与牵正散合方

（《伤寒杂病论》《杨氏家藏方》）

【导读】 黄芪桂枝五物汤与牵正散合方辨治麻痹性斜视、眼睑痉挛、眼肌下垂、眶蜂窝组织炎，针对病变证机是营卫虚弱、风虐经络、痰阻经气、风痰浸淫目窍，病变证型是营卫虚弱、风痰浸淫证，症状以目偏视或复视、转动受限、面肌抽搐、脉弱为主；黄芪桂枝五物汤与牵正散合方治疗作用特点是补益营卫，调补气血，化痰息风，疏通脉络。

【组成】黄芪桂枝五物汤：黄芪三两（9g） 芍药三两（9g） 桂枝三两（9g） 生姜六两（18g） 大枣十二枚 牵正散：白附子 白僵蚕 全蝎去毒,并生用,各等分（各10g）

【用法】 水煎服。

【功效】 调和营卫，益气化痰，祛风通络。

【适用病证】

主要症状：目偏视，或复视。

辨证要点：面肌抽搐，因劳累加重，舌质淡，苔薄白，脉沉弱。

可能伴随的症状：上胞下垂，或眼痛，或视一为二，或面肌麻木，或面肌拘紧，或眼睑抽搐等。

【解读方药】 方中黄芪益气偏于固表，大枣益气偏于补血，桂枝辛温偏于通经，生姜辛温偏于降逆，芍药补血缓急，白附子缓急息风偏于祛风，僵蚕缓急息风偏于化痰，全蝎缓急息风偏于通络。方药相互为用，以奏其效。

【配伍用药】 若卫虚者，加大桂枝、黄芪用量，再加人参，以补益卫气；

若营虚者，加大芍药用量，再加当归，以补益营血；若风甚者，加大白附子用量，再加防风，以疏散透风；若痰甚者，加大僵蚕用量，再加皂角刺，以化痰涤痰；若脉络不通者，加大全蝎用量，再加桂枝，以疏通脉络等。

【诊治案例】 眼睑痉挛

詹某，女，61岁。5年前发现急性虹膜睫状体炎，经治疗后又出现眼睑痉挛，服用中西药但未能有效控制症状表现，近由病友介绍前来诊治。刻诊：眼睑痉挛，睁眼受限，影响视力，上眼睑下垂，因劳累诱发，汗出，情绪低落，不欲言语，倦怠乏力，舌质淡，苔白略腻，脉沉弱。辨为营卫虚弱、风痰夹郁证，治当调补营卫，息风止痉，调理气机。给予黄芪桂枝五物汤、牵正散与四逆散合方：黄芪10g，白芍12g，桂枝10g，生姜20g，大枣12枚，白附子5g，白僵蚕5g，全蝎5g，柴胡12g，枳实12g，炙甘草12g。6剂，以水800~1 000mL，浸泡30min，大火烧开，小火煎煮40min，每次服用150mL；第2次煎煮15min；第3次煎煮若水少可酌情加水，煎煮15min，每日1剂，分3次服。

二诊：眼睑痉挛略有减轻，仍倦怠乏力，以前方加红参6g，6剂。

三诊：眼睑痉挛较前又有减轻，倦怠乏力好转，以前方6剂继服。

四诊：眼睑痉挛较前又有减轻，仍上眼睑下垂，汗出止，以前方变红参为10g，6剂。

五诊：眼睑痉挛较前又有明显减轻，上眼睑下垂较前又有轻微好转，以前方6剂继服。

六诊：眼睑痉挛基本消除，诸症较前均好转，以前方6剂继服。

七诊：诸症基本趋于缓解，又以前方治疗40余剂，诸症悉除。随访1年，一切正常。

用方体会：根据眼睑痉挛、倦怠乏力辨为气虚夹风，再根据眼睑痉挛、汗出辨为营卫虚弱夹风，因情绪低落、不欲言语辨为气郁，又因苔腻辨为痰，以此辨为营卫虚弱，风痰夹郁证。方以黄芪桂枝五物汤补益营卫，固护眼睑；以牵正散祛风化痰止痉；以四逆散疏理气机。方药相互为用，以奏其效。

积 滞 证

保 和 丸

（《太平惠民和剂局方》）

【导读】 保和丸辨治角膜软化症，针对病变证机是痰湿内生、积滞不化、郁而生热，病变证型是痰积化热证，症状以眼部干涩、口臭为主；保和丸治疗作用特点是燥湿化痰，行气化积，清解郁热。

【组成】 山楂六两（180g） 神曲二两（60g） 半夏 茯苓各三两（各90g） 陈皮 连翘 莱菔子各一两（各30g）

【用法】 将药研为细散状，以炊饼为丸，每次服9g，饭前或饭后1小时服用，温开水送服。用汤剂可用原方量的1/10。

【功效】 消积和中，清热祛湿。

【适用病证】

主要症状：眼部干涩，羞明，频频眨目。

辨证要点：口臭，舌质红，苔薄黄或黄白夹杂，脉沉。

可能伴随的症状：暗处或入夜视物模糊不清，或白睛干燥少泽起皱，或眦部白睛夹银白色三角斑，或黑睛混浊，或知觉减退，或凝脂翳，或黄液上冲，或软腐溃陷，或似蟹睛等。

【解读方药】 方中山楂消积偏于活血，神曲消积偏于化滞，莱菔子消积偏于行气，半夏化痰偏于降逆，陈皮化痰偏于理气，茯苓化痰偏于渗利，连翘清泻郁热。方药相互为用，以奏其效。

【配伍用药】 若积甚者，加大生山楂用量，再加鸡内金，以消积化滞；若痰甚者，加大半夏、陈皮用量，再加天南星，以燥湿行气，化痰涤痰；若热甚者，加大连翘用量，再加黄连、黄芩，以清热燥湿等。

出 血 证

黄 土 汤

（《伤寒杂病论》）

【导读】 黄土汤辨治眼底出血（视网膜静脉周围炎、视盘血管炎、视网膜静脉阻塞、高血压视网膜病变、肾病及糖尿病引起的视网膜病变、血液病引起视网膜病变、眼外伤性眼底出血），或辨治鼻出血（血管病变、血液病变、内分泌病变、肝肾病变、肿瘤病变等），针对病变证机是阳气虚弱、血脉不固、阴血外溢；黄土汤治疗作用特点是温阳散寒，健脾益气，养血止血。

【组成】 甘草三两（9g） 干地黄三两（9g） 白术三两（9g） 附子炮，三两（9g） 阿胶三两（9g） 黄芩三两（9g） 灶心黄土半斤（24g）

【用法】 上七味，以水八升，煮取三升。分温二服。

【功效】 温脾摄血，益气养血。

【适用病证】

（1）辨治眼底出血（视网膜静脉周围炎、视盘血管炎、视网膜静脉阻塞、高血压视网膜病变、肾病及糖尿病引起的视网膜病变、血液病引起视网膜病变、眼外伤性眼底出血）属于阳虚不固证；症状以视物模糊，或眼前黑影遮挡，或眼胀，或眼痛为主。

主要症状：视物模糊，或眼前黑影遮挡，羞明。

辨证要点：口淡不渴，舌质淡，苔薄白，脉沉弱。

可能伴随的症状：眼痛，或频频眨目，或眼胀，或眼前仅有光感，或眼前出现红光闪闪，或黑睛混浊，或眼珠跳动等。

（2）辨治鼻出血（血管病变、血液病变、内分泌病变、肝肾病变、肿瘤病变等）属于阳虚不固证；症状以鼻塞，或鼻出血，手足不温为主。

主要症状：鼻出血，或鼻塞不通。

辨证要点：口淡不渴，舌质淡，苔薄白，脉沉弱。

可能伴随的症状：面色不荣，或心悸，或头晕，或失眠，或鼻痒，或手足不温，或怕冷等。

【解读方药】 方中用灶心黄土温阳止血偏于固涩，附子温阳止血偏于散寒，甘草平补中气，白术健脾和中，干地黄补血偏于益阴，阿胶补血偏于止血，黄芩寒凉止血。方药相互为用，以温阳健脾、养血止血为主。

【配伍用药】 若寒甚者，加大附子用量，再加干姜，以温阳散寒；若出血甚者，加大灶心黄土、阿胶用量，再加艾叶，以温阳止血；若血虚甚者，加大阿胶、干地黄用量，再加龙眼肉，以补血养血；若气虚甚者，加大白术用量，再加人参，以补益中气等。

【诊治案例】

1.视网膜静脉周围炎（青年复发性视网膜玻璃体出血）

刘某，女，34岁。有2年视网膜静脉周围炎病史，服用中西药后病情仍反复发作，近由病友介绍前来诊治。刻诊：眼前有飘动的小黑影（经检查眼底出血），黑影随着眼球转动而飘动，如飞蚊一样，在白色明亮的背景时症状表现更为明显，头沉，怕冷，手足不温，大便溏泻，舌质淡，苔白厚腻，脉沉弱。辨为阳虚夹痰证。治当温阳止血，燥湿化痰。给予黄土汤、小半夏汤与四逆加人参汤合方：生地黄10g，白术10g，制附子10g，阿胶珠10g，黄芩10g，灶心黄土24g，生半夏24g，生姜24g，干姜5，红参3g，炙甘草10g。6剂，以水800~1 000mL，浸泡30min，大火烧开，小火煎煮40min，每次服用150mL；第2次煎煮15min；第3次煎煮若水少可酌情加水，煎煮15min，每日1剂，分3次服。

二诊：飞蚊症略有减轻，仍倦怠乏力，以前方变红参为6g，6剂。

三诊：飞蚊症较前又有减轻，仍倦怠乏力，以前方变红参为10g，6剂。

四诊：飞蚊症较前又有减轻，倦怠乏力好转，大便正常，以前方6剂继服。

五诊：飞蚊症较前又有减轻，怕冷、手足不温较前明显好转，以前方6剂继服。

六诊：飞蚊症较前又有减轻，怕冷、手足不温基本消除，以前方6剂继服。

七诊：飞蚊症较前又有减轻，又以前方治疗80余剂，诸症悉除，经复查视网膜静脉周围炎痊愈。随访1年，一切正常。

用方体会：根据飞蚊症、怕冷辨为阳虚，再根据大便溏泻、舌质淡辨为脾虚，因头沉、苔腻辨为痰，以此辨为阳虚夹痰证。方以黄土汤温阳健脾，固摄止血；以小半夏汤醒脾燥湿化痰；以四逆加人参汤益气温阳壮阳。方药相互为用，以奏其效。

2.鼻出血

许某，女，43岁。1年前至今鼻腔反复出血，经多次检查未发现明显器质性病变，经血常规检查也未发现明显异常变化，服用中西药但未能有效控制出血，近由病友介绍前来诊治。刻诊：鼻出血，血量较多，怕冷，手足不温，倦怠乏力，舌质暗淡夹瘀紫，苔白厚腻，脉沉弱。辨为阳虚夹痰瘀证，治当温阳止血，活血化痰。给予黄土汤、小半夏汤、四逆加人参汤与失笑散合方：生地黄10g，白术 10g，制附子 10g，阿胶珠 10g，黄芩 10g，灶心黄土 24g，生半夏 24g，生姜 24g，干姜 5g，红参 3g，五灵脂 10g，蒲黄 10g，炙甘草 10g。6 剂，以水 800~1 000mL，浸泡 30min，大火烧开，小火煎煮 40min，每次服用 150mL；第 2 次煎煮 15min；第 3 次煎煮若水少可酌情加水，煎煮 15min，每日 1 剂，分 3 次服。

二诊：鼻出血减少，仍倦怠乏力，以前方变红参为 10g，6 剂。

三诊：鼻出血较前又有减轻，倦怠乏力基本消除，以前方 6 剂继服。

四诊：未出现鼻出血，怕冷、手足不温较前好转，以前方 6 剂继服。

五诊：未再出现鼻出血，怕冷、手足不温基本消除，以前方 6 剂继服。

六诊：未再出现鼻出血，又以前方治疗 20 余剂，诸症悉除。随访 1 年，一切正常。

用方体会：根据鼻出血、怕冷辨为阳虚，再根据舌质暗淡夹瘀紫辨为瘀，因苔腻辨为痰，以此辨为阳虚夹痰瘀证。方以黄土汤温阳健脾，固摄止血；以小半夏汤醒脾燥湿化痰；以四逆加人参汤益气温阳壮阳；以失笑散活血化瘀。方药相互为用，以奏其效。

胶 艾 汤

（《伤寒杂病论》）

【导读】 胶艾汤辨治眼底出血（视网膜静脉周围炎、视盘血管炎、视网膜静脉阻塞、高血压视网膜病变、肾病及糖尿病引起的视网膜病变、血液病引起视网膜病变、眼外伤性眼底出血），或辨治鼻出血（血管病变、血液病变、内分泌病变、肝肾病变、肿瘤病变等），针对病变证机是阴血亏虚、血不化气、气不固摄、阴血外溢；胶艾汤治疗作用特点是补血益阴，凉血止血。

【组成】 川芎　阿胶　甘草各二两（各 6g）　艾叶　当归各三两（各 9g）　芍药四两（12g）　干地黄六两（18g）

【用法】 用水 350mL，清酒 210mL，合并煎煮取 210mL，加入阿胶溶化冲服，每日分 3 次温服。

【功效】 补血止血，调经理血。

【适用病证】

（1）辨治眼底出血（视网膜静脉周围炎、视盘血管炎、视网膜静脉阻塞、高血压视网膜病变、肾病及糖尿病引起的视网膜病变、血液病引起视网膜病变、眼外伤性眼底出血）属于血虚不固证；症状以视物模糊，或眼前黑影遮挡，目眩，或眼空痛为主。

主要症状：视物模糊，或眼空痛，目眩。

辨证要点：口干不欲饮，舌质淡红，苔薄白，脉沉细弱。

可能伴随的症状：眼前黑影遮挡，或头晕，或眼胀，或眼前仅有光感，或眼前出现红光闪闪，或黑睛混浊，或眼珠跳动等。

（2）辨治鼻出血（血管病变、血液病变、内分泌病变、肝肾病变、肿瘤病变等）属于血虚不养证；症状以鼻出血、鼻痒、鼻塞为主。

主要症状：鼻出血，或鼻塞不通。

辨证要点：口干不欲饮，舌质淡红，苔薄白，脉沉细弱。

可能伴随的症状：面色不荣，或失眠，或心悸，或头晕，或健忘，或鼻痒，或嗅觉不敏感等。

【解读方药】 方中用当归补血偏于调经，芍药补血偏于收敛，阿胶补血偏于止血，干地黄补血偏于益阴，艾叶温阳固摄止血，川芎理血行气，甘草益气和中固摄。方药相互为用，以补血止血，调经理血为主。

【配伍用药】 若血虚甚者，加大当归、芍药用量，再加龙眼肉，以补血养血；若出血甚者，加大干地黄、阿胶、艾叶用量，再加侧柏叶，以养血止血；若气虚甚者，加大甘草用量，再加人参、白术，以补益中气；若头晕目眩甚者，加大当归用量，再加人参，以补益气血等。

【诊治案例】

1.视网膜静脉周围炎（青年复发性视网膜玻璃体出血）

周某，女，27 岁。有多年视网膜静脉周围炎病史，近由病友介绍前来诊治。刻诊：眼前有飘动的小黑影（经检查有眼底出血），黑影随着眼球转动而飘动，如飞蚊一样，在白色明亮的背景时症状表现更为明显，头晕目眩，面色不荣，月经量少，血色淡红，情绪低落，心烦急躁，舌质淡红，苔黄白夹杂，脉沉弱。辨为气血虚夹郁证。治当补益气血，调气明目，给予胶艾汤与小柴胡汤合方：川芎 6g，阿胶珠 6g，艾叶 10g，当归 10g，白芍 12g，生地黄 20g，生半夏 12g，黄芩 10g，生姜 10g，红参 10g，大枣 12 枚，柴胡 24g，炙甘草 10g。6 剂，以水 800~1 000mL，浸泡 30min，大火烧开，小火煎煮 40min，每次服用 150mL；第 2 次煎煮 15min；第 3 次煎煮若水少可酌情加水，煎煮 15min，每日 1 剂，分 3 次服。

二诊：飞蚊症略有减轻，仍头晕目眩，以前方变阿胶珠为 10g，6 剂。

三诊：飞蚊症较前又有减轻，仍头晕目眩，以前方变红参为 12g，6 剂。

四诊：飞蚊症较前又有减轻，头晕目眩较前又有好转，仍月经量少，以前方变阿胶珠为 15g，6 剂。

五诊：飞蚊症较前又有减轻，心烦急躁较前好转，以前方 6 剂继服。

六诊：飞蚊症较前又有明显减轻，头晕目眩基本消除，以前方 6 剂继服。

七诊：诸症较前均趋于缓解，又以前方治疗 100 余剂，诸症悉除，经复查视网膜静脉周围炎痊愈。随访1年，一切正常。

用方体会：根据飞蚊症、月经量少辨为血虚，再根据倦怠乏力、舌质淡辨为气虚，因心烦急躁辨为郁，又因舌质淡红、苔黄白夹杂辨为寒热夹杂，以此辨为气血虚夹郁证。方以胶艾汤补血固摄止血；以小柴胡汤清热调气，益气温阳。方药相互为用，以奏其效。

2.鼻出血、慢性鼻炎

马某，女，60岁。有多年鼻腔反复出血及慢性鼻炎病史，近由病友介绍前来诊治。刻诊：鼻出血，血量较少，点点滴滴不止，鼻塞不通，鼻涕清稀量多，心悸，气短，倦怠乏力，活动或劳累加重，手足不温，舌质淡，苔薄白，脉沉弱。辨为血虚阳虚夹寒证，治当补血止血、温阳益气、宣鼻散寒。给予胶艾汤、桂枝人参汤与麻黄汤合方：阿胶珠6g，艾叶10g，生地黄20g，川芎6g，当归10g，白芍12g，桂枝12g，红参10g，干姜10g，白术10g，麻黄10g，杏仁15g，炙甘草10g。6剂，以水800~1000mL，浸泡30min，大火烧开，小火煎煮40min，每次服用150mL；第2次煎煮15min；第3次煎煮若水少可酌情加水，煎煮15min，每日1剂，分3次服。

二诊：鼻出血减少，仍鼻塞，以前方变川芎为15g，6剂。

三诊：鼻出血较前又有减轻，鼻塞较前好转，以前方6剂继服。

四诊：鼻出血较前又有减轻，鼻塞较前又有好转，仍心悸，以前方变阿胶珠为12g，6剂。

五诊：未再出现鼻出血，心悸、气短较前明显好转，以前方6剂继服。

六诊：未再出现鼻出血，鼻塞较前又有明显好转，又以前方治疗40余剂，诸症悉除。随访1年，一切正常。

用方体会：根据鼻出血、面色不荣辨为血虚，再根据鼻塞、鼻涕清稀辨为寒郁鼻窍，因手足不温辨为阳虚，又因活动或劳累加重辨为气虚，以此辨为血虚阳虚夹寒证。方以胶艾汤补血止血；以桂枝人参汤温阳益气；以麻黄汤散寒宣发鼻窍。方药相互为用，以奏其效。

十 灰 散

（《十药神书》）

【导读】十灰散辨治视网膜静脉周围炎、急性视神经炎、视网膜中央血管阻塞，针对病变证机是郁热内生、灼伤脉络、迫血妄行，病变证型是热扰动血证，症状以视力下降、目珠转动时热痛为主；十灰散治疗作用特点是清热泻火，凉血止血。

【组成】 大蓟　小蓟　荷叶　侧柏叶　茅根　茜草根　山栀子　大黄　牡丹皮　棕榈皮各等分（各10g）

【用法】 将药各烧灰研为极细末，每次服15g。用时先将白藕捣汁或萝卜汁磨京墨200mL调服，饭后服用。

【功效】 凉血止血。

【适用病证】

主要症状：视力迅速下降，眼胀头痛。

辨证要点：目珠转动时热痛，眼络红赤，舌质红，苔薄黄，脉数或浮数。

可能伴随的症状：视网膜灰白混浊，或自觉眼前有蚊蝇飞舞，或云雾飘动，或头晕目眩，或视神经乳头充血，或烦热等。

【解读方药】 方中大蓟凉血止血偏于泻热，小蓟、茜草根凉血止血偏于化瘀，白茅根凉血止血偏于利水，侧柏叶凉血止血偏于清热、收敛，荷叶凉血止血偏于利湿，棕榈收敛止血偏于平调，牡丹皮凉血散瘀，大黄泻热偏于导热下行，栀子泻热偏于凉血。方药相互为用，以奏其效。

【配伍用药】 若热甚者，加大大黄、栀子用量，再加黄芩，以清泻郁热；若眼络红赤甚者，加大大蓟、小蓟用量，再加生地黄、玄参，以清热凉血；若大便干结者，加大大黄用量，再加芒硝，以清泻热结等。

第/二/章　耳/科/疾/病/用/方

　　中医耳科病证主要有旋耳疮、耳带疮、断耳疮、耳瘘、耳疔、耳疮、耵耳、耳异物、耳胀、脓耳、脓耳变证、耳鸣、耳聋、耳眩晕、耳面瘫等。

　　西医耳科疾病主要有外耳疾病（先天性畸形、外耳道疔、外耳湿疹、外耳道胆脂瘤、外耳道乳头状瘤、鼓膜炎、外耳血肿等）、中耳疾病（卡他性中耳炎、化脓性中耳炎、乳突炎、特发性胆固醇肉芽肿、耳源性面神经麻痹、中耳先天性畸形、耳硬化症、颈静脉球瘤、中耳癌、气压创伤性中耳炎等）、内耳疾病（先天性内耳畸形、迷路炎、梅尼埃病、感音神经性聋、突发性聋、颞骨骨折等）。

湿 热 证

茵陈蒿汤

（《伤寒杂病论》）

　　【导读】　茵陈蒿汤辨治外耳湿疹、耳软骨炎、耳源性眩晕、神经性耳鸣、非神经性耳鸣、神经性耳聋、突发性耳聋、中耳炎，或辨治慢性鼻炎（萎缩性、干酪性、肥厚性、过敏性、单纯性鼻炎）、鼻窦炎、变应性鼻炎、血管运动性鼻炎、嗜酸性粒细胞增多性变应性鼻炎，针对病变证机是湿浊内生、郁而生热、湿热浸淫、壅滞耳窍，病变证型是湿热壅窍证；茵陈蒿汤治疗作用特点是清热燥湿，通利耳窍。

【组成】 茵陈蒿六两（18g） 栀子擘，十四枚（14g） 大黄去皮，二两（6g）

【用法】用水840mL，先煎茵陈蒿30min，煮取药液210mL，每日分3次温服。

【功效】 清热利湿聪耳。

【适用病证】

（1）辨治外耳湿疹、耳软骨炎、耳源性眩晕、神经性耳鸣、非神经性耳鸣、神经性耳聋、突发性耳聋、中耳炎属于湿热壅耳证；症状以外耳道、耳郭及其周围皮肤水疱瘙痒为主。

主要症状：外耳道、耳郭及其周围皮肤瘙痒，或耳鸣。

辨证要点：流黄色脂水，舌质红，苔黄腻，脉沉。

可能伴随的症状：耳部及面颊部瘙痒，或瘙痒夜间加重，或水疱，或溃破，或烦躁不安，或发热，或小便黄等。

（2）辨治慢性鼻炎（萎缩性、干酪性、肥厚性、过敏性、单纯性鼻炎）、鼻窦炎、变应性鼻炎、血管运动性鼻炎、嗜酸性粒细胞增多性非变应性鼻炎属于湿热浸鼻证；症状以鼻塞、鼻涕多色黄为主。

主要症状：鼻塞，鼻涕，鼻痒，头痛。

辨证要点：口渴不欲多饮，舌质红，苔黄腻，脉浮或正常。

可能伴随的症状：头痛，或头沉，或头昏，或头鸣，或咽痛，或咽喉不利等。

【解读方药】 方中用茵陈蒿疏泄利湿清热，大黄泻热偏于导热泻大便，栀子泻热偏于泻热利小便。方药相互为用，以奏其效。

【配伍用药】 若湿甚者，加大茵陈蒿用量，再加车前子，以利湿清热；若热甚者，加大栀子用量，再加黄连，以清热燥湿；若痒甚者，加大茵陈蒿用量，再加苦参、地肤子，以清热燥湿，利湿止痒；若头痛者，加川芎、白芷、薄荷，以疏散止痛等。

【诊治案例】

1.外耳慢性湿疹

蒋某，女，33岁。有多年外耳慢性湿疹病史，近由病友介绍前来诊治。刻诊：外耳道及耳郭皮肤增厚，瘙痒，耳郭糜烂性丘疹，流黄水，大便干结，口苦口腻，手足不温，怕冷，口渴欲饮热水，舌质淡红夹瘀紫，苔腻黄白夹杂，脉沉弱涩。辨为湿热阳虚夹瘀证，治当清热燥湿，温阳散寒，活血化瘀。给予茵陈蒿汤、黄连粉方、桂枝人参汤与桂枝茯苓丸合方：茵陈蒿20g，大黄6g，栀子15g，黄连12g，桂枝12g，红参10g，白术10g，干姜10g，茯苓12g，桃仁12g，牡丹皮12g，白芍12g，炙甘草12g。6剂，以水800~1 000mL，浸泡30min，大火烧开，小火煎煮40min，每次服用150mL；第2次煎煮15min；第3次煎煮若水少可酌情加水，煎煮15min，每日1剂，分3次服。

二诊：瘙痒略有减轻，仍大便干结，以前方变大黄为 10g，6 剂。

三诊：瘙痒较前又有减轻，大便通畅，仍耳郭皮肤粗糙，以前方加五灵脂 10g，6 剂。

四诊：瘙痒基本消除，仍耳内耳郭流黄水，以前方变黄连为 20g，6 剂。

五诊：瘙痒未再出现，耳内耳郭流黄水明显减少，以前方 6 剂继服。

六诊：耳内耳郭流黄水基本消除，手足温和，以前方 6 剂继服。

七诊：诸症基本消除，又以前方治疗 20 余剂，诸症悉除。随访 1 年，一切正常。

用方体会：根据瘙痒、流黄水辨为湿热，再根据大便干结、口苦辨为湿热蕴结，因手足不温、怕冷辨为阳虚，又因舌质淡红、苔黄白夹杂辨为寒热夹杂，更因舌质夹瘀紫辨为瘀，以此辨为湿热阳虚夹瘀证。方以茵陈蒿汤利湿泻热；以黄连粉方清热燥湿解毒；以桂枝人参汤温阳益气散寒；以桂枝茯苓丸活血化瘀。方药相互为用，以奏其效。

2. 嗜酸性粒细胞增多性非变应性鼻炎

李某，男，44 岁。有多年嗜酸性粒细胞增多性非变应性鼻炎病史，近由病友介绍前来诊治。刻诊：鼻塞，打喷嚏，遇凉加重，鼻涕黄稠量多（检查鼻分泌物中有大量嗜酸性粒细胞），大便干结，头沉，肢体困重，手足不温，舌质淡红，苔黄白夹杂，脉沉略弱。辨为湿热夹寒证，治当清热利湿，宣鼻散寒。给予茵陈蒿汤、四逆加人参汤与大青龙汤合方：茵陈蒿 20g，大黄 6g，栀子 15g，红参 3g，干姜 5g，生附子 5g，麻黄 20g，桂枝 6g，杏仁 7g，生姜 10g，大枣 10 枚，石膏 45g，炙甘草 6g。6 剂，以水 800~1 000mL，浸泡 30min，大火烧开，小火煎煮 40min，每次服用 150mL；第 2 次煎煮 15min；第 3 次煎煮若水少可酌情加水，煎煮 15min，每日 1 剂，分 3 次服。

二诊：鼻塞、打喷嚏减轻，鼻涕仍多，以前方变茵陈蒿为 30g，栀子为 20g，杏仁为 15g，6 剂。

三诊：鼻塞、打喷嚏较前又有减轻，鼻涕较前减少，以前方 6 剂继服。

四诊：鼻塞、打喷嚏较前又有减轻，鼻涕较前又有减少，以前方 6 剂继服。

五诊：鼻塞、打喷嚏基本消除，手足不温较前温和，以前方 6 剂继服。

六诊：诸症较前又有明显减轻，以前方 6 剂继服。

七诊：诸症较前趋于缓解，又以前方治疗 50 余剂，诸症悉除，经复查鼻分泌物中嗜酸性粒细胞消除。随访 1 年，一切正常。

用方体会：根据鼻塞、鼻涕黄稠辨为湿热，再根据鼻塞、遇凉加重辨为湿热夹寒，因手足不温辨为阳虚，又因舌质淡红、苔黄白夹杂辨为寒热夹杂，以此辨为湿热夹寒证。方以茵陈蒿汤泻热利湿；以四逆加人参汤温阳益气散寒；以大青龙汤宣通散寒，益气清热。方药相互为用，以奏其效。

栀子柏皮汤

（《伤寒杂病论》）

【导读】栀子柏皮汤辨治外耳湿疹、神经性耳鸣、非神经性耳鸣、突发性耳聋、神经性耳聋，或辨治慢性鼻炎（萎缩性、干酪性、肥厚性、过敏性、单纯性鼻炎）、鼻窦炎、变应性鼻炎、血管运动性鼻炎、嗜酸性粒细胞增多性非变应性鼻炎，针对病变证机是郁热内生、郁而生湿、湿热浸淫、壅滞清窍；栀子柏皮汤治疗作用特点是清热燥湿，益气利窍。

【组成】栀子擘，十五个（15g）　甘草炙，一两（3g）　黄檗二两（6g）

【用法】上三味，以水四升，煮取一升半，去滓。分温再服。

【功用】清热燥湿利耳。

【适用病证】

（1）辨治外耳湿疹、神经性耳鸣、非神经性耳鸣、突发性耳聋、神经性耳聋等属于湿热壅耳证；症状以外耳道、耳郭及其周围皮肤水疱瘙痒为主。

主要症状：外耳道、耳郭及其周围皮肤瘙痒，或耳鸣，或耳聋。

辨证要点：耳灼热，舌质红，苔黄腻，脉沉。

可能伴随的症状：耳部及面颊部瘙痒，或面赤目赤，或瘙痒夜间加重，或水疱，或溃破，或烦躁不安，或发热，或小便黄等。

（2）辨治慢性鼻炎（萎缩性、干酪性、肥厚性、过敏性、单纯性鼻炎）、鼻窦炎、变应性鼻炎、血管运动性鼻炎、嗜酸性粒细胞增多性非变应性鼻炎属于湿热浸鼻证；症状以鼻塞、鼻涕多色黄为主。

主要症状：鼻塞，鼻涕，鼻痒，头痛。

辨证要点：口苦，舌质红，苔黄腻，脉浮或正常。

可能伴随的症状：肢体沉重，或头沉，或头昏，或嗅觉减退，或大便溏泻，或咽喉不利等。

【解读方药】方中栀子清热燥湿，黄柏清泻湿热，炙甘草益气和中。方药相互为用，以奏其效。

【配伍用药】若湿甚者，加薏苡仁、车前子，以利湿清热；若热甚者，加大栀子用量，再加黄连、石膏，以清泻郁热；若烦躁者，加龙骨、牡蛎，以潜阳安神；若瘙痒甚者，加苦参、花椒，以燥湿止痒等。

【诊治案例】

1. 突发性耳聋

许某，女，37岁。5个月前突发性耳聋，经中西药治疗耳聋未能得到有效控制，近由病友介绍前来诊治。刻诊：右侧耳聋，耳鸣，心烦急躁，情绪低落，口苦，口腻，口渴欲饮热水，舌质暗红夹瘀紫，苔腻黄白夹杂，脉沉弱涩。辨为湿热气郁夹瘀证，治当清热燥湿，调理气机，益气化瘀。给予栀子柏皮汤、小柴胡汤与失笑散合方加味：栀子15g，黄柏6g，柴胡24g，黄芩10g，生半夏12g，红参10g，大枣12枚，生姜10g，五灵脂10g，蒲黄10g，冰片（冲服）3g，炙甘草10g。6剂，以水800~1 000mL，浸泡30min，大火烧开，小火煎煮40min，每次服用150mL；第2次煎煮15min；第3次煎煮若水少可酌情加水，煎煮15min，每日1剂，分3次服。

二诊：心烦急躁好转，仍耳聋、耳鸣，以前方加龙骨、牡蛎各30g，6剂。

三诊：心烦急躁较前又有减轻，耳鸣略有好转，仍耳聋，以前方加石菖蒲15g，6剂。

四诊：心烦急躁基本消除，耳聋较前略有好转，以前方6剂继服。

五诊：耳聋较前又有明显好转，耳鸣明显减轻，以前方6剂继服。

六诊：耳聋较前又有好转，情绪基本恢复正常，以前方6剂继服。

七诊：耳聋较前又有明显恢复，又以前方治疗40余剂，耳聋消除。随访1年，一切正常。

用方体会：根据耳聋、口苦辨为湿热，再根据耳聋、心烦急躁辨为气郁，因口渴欲饮热水辨为寒热夹杂，又因舌质夹瘀紫辨为瘀，以此辨为湿热气郁夹瘀证。方以栀子柏皮汤清热燥湿益气；以小柴胡汤清热调气，温通益气；以失笑散活血化瘀。方药相互为用，以奏其效。

2. 慢性鼻窦炎、慢性咽炎

谢某，男，39岁。有多年慢性鼻窦炎及慢性咽炎病史，近由病友介绍前来诊治。刻诊：鼻塞，鼻涕黄稠，头痛，咽喉不利，似有痰阻，肢体困重，手足烦热，盗汗，舌红少苔，脉沉弱。辨为湿热夹阴虚证，治当清热利湿，滋阴益气，宣利鼻咽。给予栀子柏皮汤、麦门冬汤、麻杏石甘汤与桔梗汤合方：栀子15g，黄柏6g，麦冬170g，生半夏24g，红参10g，粳米10g，大枣12枚，麻黄12g，杏仁10g，石膏45g，桔梗10g，生甘草20g。6剂，以水800~1 000mL，浸泡30min，大火烧开，小火煎煮40min，每次服用150mL；第2次煎煮15min；第3次煎煮若水少可酌情加水，煎煮15min，每日1剂，分3次服。

二诊：鼻塞减轻，咽喉不利好转，以前方6剂继服。

三诊：鼻塞较前又有减轻，鼻涕减少，仍盗汗，以前方加牡蛎30g，6剂。

四诊：鼻塞基本消除，鼻涕较前又有减少，盗汗明显好转，大便溏泻，以前方变麦冬为100g，6剂。

五诊：咽喉不利基本消除，盗汗止，以前方6剂继服。

六诊：诸症较前均有明显好转，又以前方治疗60余剂，诸症悉除。随访1年，一切正常。

用方体会：根据鼻塞、鼻涕黄稠辨为湿热，再根据咽喉不利、似有痰阻辨为湿热生痰，因手足烦热、盗汗辨为阴虚，又因脉沉弱辨为气虚，以此辨为湿热夹阴虚证。方以栀子柏汤清热利湿；以麦门冬汤滋阴清热，益气利咽；以麻杏石甘汤宣利鼻窍；以桔梗汤宣利咽喉，化痰益气。方药相互为用，以奏其效。

风 引 汤

（《伤寒杂病论》）

【导读】 风引汤辨治外耳湿疹、耳软骨炎、神经性耳鸣、非神经性耳鸣、神经性耳聋，或辨治霰粒肿（眼板腺囊肿）、结膜炎、角膜炎、视神经萎缩、青光眼、白内障，针对病变证机是郁热内生、郁阻阳气、阻滞清窍；风引汤治疗作用特点是清泻郁热，温通阳气，潜阳利窍。

【组成】 大黄四两（12g）　干姜四两（12g）　龙骨四两（12g）　桂枝三两（9g）　甘草二两（6g）　牡蛎二两（6g）　寒水石六两（18g）　滑石六两（18g）　赤石脂六两（18g）　白石脂六两（18g）　紫石英六两（18g）　石膏六两（18g）

【用法】 上十二味，杵，粗筛，以韦囊盛之，取三指撮，井花水三升，煮三沸。温服一升。

【功效】 清肝益阴，潜阳息风。

【适用病证】

（1）辨治外耳湿疹、耳软骨炎、神经性耳鸣、非神经性耳鸣、神经性耳聋等属于郁热浸耳证；症状以耳鸣或耳痛，或外耳道、耳郭及其周围皮肤水疱瘙痒为主。

主要症状：耳鸣，耳痛，或外耳道、耳郭及其周围皮肤瘙痒。

辨证要点：耳灼热，舌质红，苔黄，脉沉。

可能伴随的症状：耳部及面颊部瘙痒，或听力下降，或面赤目赤，或瘙痒夜间加重，或水疱，或溃破，或烦躁不安，或发热，或大便干结等。

（2）辨治霰粒肿（眼板腺囊肿）、结膜炎、角膜炎、视神经萎缩、青光眼、白内障等属于郁热浸目证；症状以眼肿、眼痛，或眼睑皮下有大小不等的圆形紫红色肿块为主。

主要症状：眼睑皮下有大小不等的圆形肿块，或胞睑胀痛而痒。

辨证要点：口渴，舌质红，苔薄黄，脉沉或正常。

可能伴随的症状：口苦，或眼睑皮下紫红色隆起，或灼热，或眼有沙涩感，或睑肿难睁，或眼痛，或眼肿，或口舌生疮等。

【解读方药】 方中寒水石清热益阴，制阳息风；牡蛎平肝潜阳和阴；石膏清热生津，制阳和阴；龙骨平肝潜阳，镇惊安神；紫石英潜阳聪耳；赤石脂养心气而和肝，益精血而荣阴，补精髓而生水，制阳亢风动；白石脂养心气而刑肝，补肾精而涵木；大黄泻热存阴，制阳息风；滑石清热；桂枝通阳；干姜温阳；甘草益气。方药相互为用，以奏其效。

【配伍用药】 若热甚者，加大石膏、寒水石用量，以清泻郁热；若热结甚者，加大大黄用量，再加芒硝，以清泻热结；若耳鸣者，加大龙骨、牡蛎用量，以潜阳聪耳；若瘙痒甚者，加苦参、花椒，以燥湿止痒；若夹气虚者，加人参、白术，以健脾益气等。

【诊治案例】

1. 外耳湿疹及耳软骨炎

周某，女，46岁。有多年外耳湿疹及耳软骨炎病史，近由病友介绍前来诊治。刻诊：耳郭灼热疼痛、肿胀、瘙痒，红色丘疹，鳞屑，结痂，大便干结，心烦，失眠，口渴，舌质红夹瘀紫，苔黄，脉沉。辨为热极夹瘀证，治当清泻郁热，活血化瘀。给予风引汤与蛀虻归草汤合方：大黄12g，干姜12g，龙骨12g，桂枝10g，牡蛎6g，寒水石20g，滑石20g，赤石脂40g，紫石英20g，石膏20g，水蛭6g，虻虫3g，当归15g，炙甘草10g。6剂，以水800~1 000mL，浸泡30min，大火烧开，小火煎煮40min，每次服用150mL；第2次煎煮15min；第3次煎煮若水少可酌情加水，煎煮15min，每日1剂，分3次服。

二诊：耳郭灼热疼痛减轻，仍心烦、失眠，以前方变龙骨、牡蛎各为30g，6剂。

三诊：耳郭灼热疼痛较前又有减轻，心烦失眠好转，以前方6剂继服。

四诊：耳郭灼热疼痛基本消除，大便通畅，瘙痒明显缓解，以前方6剂继服。

五诊：耳肿较前明显消退，心烦失眠明显好转，以前方6剂继服。

六诊：耳肿基本消退，鳞屑、结痂明显减轻，以前方6剂继服。

七诊：诸症基本消除，又以前方治疗70余剂，诸症悉除。随访1年，一切正常。

用方体会：根据耳郭灼热疼痛、口渴辨为热极，再根据瘙痒、大便干结辨为热结，因心烦、失眠辨为热郁扰神，又因舌质红夹瘀紫辨为瘀，以此辨为热极夹瘀证。方以风引汤清泻郁热,通阳散结;以蛭虻归草汤活血化瘀。方药相互为用,以奏其效。

2.视神经萎缩

夏某,男,69岁。有多年视神经萎缩病史,近由病友介绍前来诊治。刻诊:视力下降,视野缩小,心胸烦热,情绪低落,急躁易怒,面红目赤,大便干结,手足烦热,舌质红,苔薄黄,脉沉。辨为热极夹郁证,治当清泻热结,疏利气机。给予风引汤与四逆散合方:大黄12g,干姜12g,龙骨12g,桂枝10g,牡蛎6g,寒水石20g,滑石20g,赤石脂40g,紫石英20g,石膏20g,柴胡12g,枳实12g,白芍12g,生甘草12g。6剂,以水800~1 000mL,浸泡30min,大火烧开,小火煎煮40min,每次服用150mL;第2次煎煮15min;第3次煎煮若水少可酌情加水,煎煮15min,每日1剂,分3次服。

二诊:心胸烦热、急躁易怒减轻,以前方6剂继服。

三诊:心胸烦热、急躁易怒较前又有减轻,仍面红目赤,以前方变石膏为45g,6剂。

四诊:心胸烦热、急躁易怒基本消除,面红目赤明显好转,大便略溏泻,以前方变大黄为10g,6剂。

五诊:视力下降略有恢复,大便正常,以前方6剂继服。

六诊:视力较前又有恢复,面红目赤消退,以前方6剂继服。

七诊:视力较前又有恢复,又以前方治疗120余剂,视力较前又有明显好转;为了巩固疗效,以前方变汤剂为散剂,每次6g,每日分早中晚服。随访1年,一切正常。

用方体会:根据视力下降、急躁易怒辨为肝热,再根据面红目赤、大便干结辨为郁热内结,因心胸烦热、情绪低落辨为气郁,以此辨为热极夹郁证。方以风引汤清泻郁热内结,通阳散结;以四逆散疏利气机。方药相互为用,以奏其效。

桃核承气汤

(《伤寒杂病论》)

【导读】 桃核承气汤辨治外耳道疖、中耳炎、耳软骨炎、外耳湿疹,或辨治鼻外伤、慢性鼻炎(萎缩性、干酪性、肥厚性、过敏性、单纯性鼻炎)、鼻窦炎、变应性鼻炎、血管运动性鼻炎、嗜酸性粒细胞增多性非变应性鼻炎、鼻梅毒,或辨治牙周脓肿、牙周脓肿并发颌骨骨髓炎、牙髓炎、根尖周围炎、龋齿、牙本质过敏,或辨治颞下颌关节病(颞下颌关节紊乱病、颞下颌关节脱位、颞下颌关节强直、颞下颌关节炎、颞下颌关节肿瘤），或辨治唾液腺病变（唾液腺炎、口腔干燥综合征、唾液腺黏液囊肿、唾液腺肿瘤），针对病变证机是郁热内生、瘀因热生、瘀热浸淫清窍；桃核承气汤治疗作用特点是清泻热郁，活血化瘀，益气帅血。

【组成】桃仁去皮尖,五十个（8.5g） 大黄四两（12g） 桂枝去皮,二两（6g） 甘草炙,二两（6g） 芒硝二两（6g）

【用法】用水 420mL，煮取药液 180mL，加入芒硝煎 2~3 秒，饭前服用，每日分 3 次服；药后可有下利。

【功效】逐瘀泻热。

【适用病证】

（1）辨治外耳道疖疬、中耳炎、耳软骨炎、外耳湿疹等属于瘀热浸耳证；症状以耳痛剧烈、张口咀嚼时加重为主。

主要症状：耳痛剧烈，张口咀嚼时加重，或耳郭丘疹。

辨证要点：耳屏压痛如针刺，舌质红夹瘀紫，苔薄黄，脉沉。

可能伴随的症状：耳郭牵拉痛，或外耳道壁局部红肿，或发红，或隆起如椒目状，或烦躁不安，或发热，或小便干结等。

（2）辨治鼻外伤、慢性鼻炎（萎缩性、干酪性、肥厚性、过敏性、单纯性鼻炎）、鼻窦炎、变应性鼻炎、血管运动性鼻炎、嗜酸性粒细胞增多性非变应性鼻炎、鼻梅毒属于瘀热淫鼻证；症状以外鼻挫伤，或鼻塞，或鼻溃烂，或衄血，或有鼻骨折，面赤为主。

主要症状：外鼻挫伤，或溃烂，鼻部肿胀，或衄血。

辨证要点：红肿痛如针刺，舌质红，苔薄黄，脉沉涩或正常。

可能伴随的症状：鼻塞，或发热，或额部胀痛，或鼻梁损伤，或鼻中隔膨隆紫暗，或脓肿，或呈跳痛，或外鼻流渗出物，或塌鼻，或鼻中隔穿孔，或鼻黏膜萎缩，或鼻黏膜充血，或外鼻覆有干痂等。

（3）辨治牙周脓肿、牙周脓肿并发颌骨骨髓炎、牙髓炎、根尖周围炎、龋齿、牙本质过敏属于瘀热浸窍证；症状以牙龈灼热痛如针刺为主。

主要症状：牙龈肿痛。

辨证要点：灼热疼痛如针刺，舌质红，苔薄黄，脉沉数或沉涩。

可能伴随的症状：热则痛甚，或面颊红肿，或夜间痛甚，或手足烦热，或头痛等。

（4）辨治颞下颌关节病（颞下颌关节紊乱病、颞下颌关节脱位、颞下颌关节强直、颞下颌关节炎、颞下颌关节肿瘤）属于瘀热肆虐证；症状以颞下颌关节局部酸胀或疼痛、关节弹响和下颌运动不利、舌质暗红夹瘀紫为主。

主要症状：颞下颌关节局部酸胀或疼痛、关节弹响和下颌运动不利。

辨证要点：疼痛如针刺，舌质暗红夹瘀紫，苔薄黄，脉沉或沉涩。

可能伴随的症状：颞关节酸胀或疼痛因咀嚼及张口加重，或张口受限，或张口下颌偏斜，或颞部疼痛，或头晕目眩，或耳鸣，或大便干结等。

（5）辨治唾液腺病变（唾液腺炎、口腔干燥综合征、唾液腺黏液囊肿、唾液腺肿瘤）属于瘀热浸淫证；症状以口腔黏腻，或口腔干燥，或口腔内外肿块，舌质红夹瘀紫为主。

主要症状：口腔黏腻，或口腔干燥，或口腔肿大，或口腔内外肿块。

辨证要点：夜间加重，舌质红夹瘀紫，苔薄黄，脉沉涩或沉数。

可能伴随的症状：手足烦热，或唾液少，或牙龈肿痛，或口腔疼痛，或大便干结，或肿块疼痛坚硬等。

【解读方药】 方中用桃仁活血逐瘀，桂枝通经散瘀，大黄泻热祛瘀偏于硬攻，芒硝泻热祛瘀偏于软坚，甘草益气和中。方药相互为用，以奏其效。

【配伍用药】 若热甚者，加黄连、栀子，以清热解毒；若瘀甚者，加大桃仁用量，再加红花，以活血化瘀；若疼痛甚者，加大甘草用量，再加白芍、赤芍，以活血缓急止痛；若发热甚者，加金银花、连翘，以清热解毒等。

【诊治案例】

1. 外耳湿疹及耳软骨炎

许某，男，53岁。有多年外耳湿疹及耳软骨炎病史，近由病友介绍前来诊治。刻诊：耳郭灼热疼痛如针刺，肿胀，瘙痒，红色丘疹，鳞屑，结痂，大便干结，手足不温，怕冷，倦怠乏力，口渴欲饮热水，舌质淡红夹瘀紫，苔腻黄白夹杂，脉沉。辨为瘀热湿夹阳虚证，治当泻热燥湿，活血化瘀，温阳益气。给予桃核承气汤、黄连粉方与桂枝人参汤合方：大黄12g，芒硝（冲服）6g，桃仁10g，桂枝12g，红参10g，白术10g，干姜10g，黄连15g，炙甘草10g。6剂，以水800~1 000mL，浸泡30min，大火烧开，小火煎煮40min，每次服用150mL；第2次煎煮15min；第3次煎煮若水少可酌情加水，煎煮15min，每日1剂，分3次服。

二诊：耳郭灼热疼痛减轻，仍怕冷，以前方加生附子5g，6剂。

三诊：耳郭灼热疼痛较前又有减轻，手足不温好转，以前方6剂继服。

四诊：耳郭灼热疼痛较前又有明显减轻，大便通畅，以前方6剂继服。

五诊：耳郭灼热疼痛基本消除，手足温和，以前方6剂继服。

六诊：耳肿、耳痒基本消退，红色丘疹消退，以前方6剂继服。

七诊：诸症均较前趋于好转，又以前方治疗60余剂，诸症悉除。随访1年，一切正常。

用方体会：根据耳灼热疼痛刺痛、口渴辨为瘀热，再根据耳痒、大便干结辨为热结，因手足不温、怕冷辨为阳虚，又因倦怠乏力辨为气虚，更因苔黄腻辨为湿热，以此辨为瘀热湿夹阳虚证。方以桃核承气汤泻热祛瘀；以黄连粉方清热燥湿解毒；以桂枝人参汤温阳益气。方药相互为用，以奏其效。

2. 视神经萎缩

马某，女，61岁。有多年视神经萎缩病史，近由病友介绍前来诊治。刻诊：视力下降，视野缩小，情绪低落，急躁易怒，面红目赤，大便干结，手足不温，怕冷，舌质淡红夹瘀紫，苔白腻，脉沉。辨为郁瘀热夹寒痰证，治当清泻热结，疏理气机，温化寒痰。给予桃核承气汤、四逆散与赤丸合方：大黄12g，芒硝（冲服）6g，桃仁10g，桂枝6g，柴胡12g，枳实12g，白芍12g，制川乌6g，生半夏12g，茯苓12g，细辛3g，炙甘草12g。6剂，以水800~1 000mL，浸泡30min，大火烧开，小火煎煮40min，每次服用150mL；第2次煎煮15min；第3次煎煮若水少可酌情加水，煎煮15min，每日1剂，分3次服。

二诊：情绪低落、急躁易怒略有减轻，仍怕冷，以前方加干姜10g，6剂。

三诊：情绪低落、急躁易怒较前又有减轻，怕冷、手足不温较前温和，以前方6剂继服。

四诊：情绪低落、急躁易怒较前又有明显减轻，怕冷、手足不温基本消除，仍面红目赤，以前方加生地黄30g，6剂。

五诊：视力下降、视野缩小较前略有好转，以前方6剂继服。

六诊：视力下降、视野缩小较前又有明显好转，以前方6剂继服。

七诊：诸症较前均有明显好转，又以前方治疗100余剂，视力下降及视野缩小较前又有明显恢复；为了巩固疗效，以前方变汤剂为散剂，每次6g，每日分早中晚服。随访1年，一切正常。

用方体会：根据视力下降、舌质暗红夹瘀紫辨为瘀热，再根据情绪低落辨为气郁，因手足不温、怕冷辨为阳虚，又因怕冷、苔白腻辨为寒痰，以此辨为郁瘀热夹寒痰证。方以桃核承气汤清泻瘀热；以四逆散疏理气机；以赤丸温化寒痰。方药相互为用，以奏其效。

3. 牙髓炎、慢性胃炎

程某，女，48岁。有多年视神经萎缩病史，近由病友介绍前来诊治。刻诊：牙痛灼热如针刺，痛则坐卧不安，胃脘痞满，不思饮食，食凉加重，倦怠乏力，舌质红夹瘀紫，苔黄腻，脉沉弱。辨为瘀热湿夹寒证，治当清泻热结，活血化瘀，温化痰湿。给予桃核承汤与半夏泻心汤合方：大黄12g，芒硝（冲服）6g，桃仁10g，桂枝6g，黄连3g，黄芩10g，生半夏12g，干姜10g，大枣12枚，红参10g，炙甘草12g。6剂，以水800~1 000mL，浸泡30min，大火烧开，小火煎煮40min，每次服用150mL；第2次煎煮15min；第3次煎煮若水少可酌情加水，煎煮 15min，每日 1 剂，分 3 次服。

二诊：牙痛减轻，仍灼热，以前方加石膏 45g，变黄连为 10g，6 剂。

三诊：牙痛较前又有减轻，灼热又有明显好转，仍不思饮食，以前方加麦芽 24g，6 剂。

四诊：牙痛较前又有明显减轻，灼热基本消除，饮食较前转佳，以前方 6 剂继服。

五诊：牙痛基本消除，胃脘痞满较前明显好转，以前方 6 剂继服。

六诊：诸症较前均有好转，又以前方治疗 50 余剂，诸症悉除。随访 1 年，一切正常。

用方体会：根据牙痛灼热如针刺、舌质夹瘀紫辨为瘀热，再根据胃脘痞满、食凉加重辨为胃寒，因舌质红，苔黄腻辨为湿热，又因倦怠乏力辨为气虚，以此辨为瘀热湿夹寒证。方以桃核承气汤清泻瘀热；以半夏泻心汤清热燥湿，益气散寒。方药相互为用，以奏其效。

4.口腔干燥综合征

郑某，女，63 岁。有多年口腔干燥综合征病史，近由病友介绍前来诊治。刻诊：口腔干燥，口中苦涩，舌头活动不灵活，口唇干裂，手足烦热，盗汗，口角皲裂，倦怠乏力，舌质红夹瘀紫，苔腻黄白夹杂，脉沉弱涩。辨为瘀热湿伤阴夹寒证，治当清泻瘀热、温阳化湿、益阴生津。给予桃核承气汤、半夏泻心汤与百合地黄汤合方：大黄 12g，芒硝（冲服）6g，桃仁 10g，桂枝 6g，黄连 3g，黄芩 10g，生半夏 12g，干姜 10g，大枣 12 枚，红参 10g，百合 15g，生地黄 50g，炙甘草 12g。6 剂，以水 800~1 000mL，浸泡 30min，大火烧开，小火煎煮 40min，每次服用 150mL；第 2 次煎煮 15min；第 3 次煎煮若水少可酌情加水，煎煮 15min，每日 1 剂，分 3 次服。

二诊：口腔干燥略有减轻，仍口中苦涩，以前方变黄连为 10g，6 剂。

三诊：口腔干燥较前又有减轻，口中苦涩较前好转，仍盗汗，以前方加牡蛎 24g，6 剂。

四诊：口腔干燥较前又有减轻，口中苦涩基本消除，以前方 6 剂继服。

五诊：口腔干燥较前又有减轻，手足烦热、盗汗基本消除，以前方 6 剂继服。

六诊：诸症较前均有减轻，又以前方治疗 120 余剂，诸症悉除。随访 1 年，一切正常。

用方体会：根据口腔干燥、舌质红夹瘀紫辨为瘀热，再根据口中苦涩、苔黄腻辨为湿热，因手足烦热，盗汗辨为阴虚，又因倦怠乏力辨为气虚，更因苔腻黄白夹杂辨为寒热夹杂，以此辨为瘀热湿伤阴夹寒证。方以桃核承气汤清泻瘀热；以半夏泻心汤清热燥湿，益气散寒；以百合地黄汤清热益阴生津。方药相互为用，以奏其效。

银花解毒汤

（《医宗金鉴》）

【导读】 银花解毒汤辨治弥漫性外耳道炎、耳郭化脓性软骨膜炎、中耳炎、耳瘘感染、外耳道疖，针对病变证机是郁热内生、迫及血脉、灼损耳窍，病变证型是热毒迫血证，症状以耳内疼痛、说话咀嚼张口加重为主；银花解毒汤治疗作用特点是清热泻火，燥湿解毒，凉血散瘀。

【组成】 金银花　紫花地丁　犀角（水牛角代）　赤苓　连翘　丹皮　川连　夏枯草（各15g）

【用法】 水煎服。

【功效】 清热解毒，消散疔疮。

【适用病证】

主要症状：耳内疼痛，说话咀嚼张口加重。

辨证要点：耳内作痒，舌质红，苔薄黄，脉沉数。

可能伴随的症状：头痛，或发热，或怕冷，或耳道灼热，或心烦，或手足心热等。

【解读方药】 方中金银花清热解毒偏于消痈，紫花地丁清热解毒偏于溃坚，连翘清热解毒偏于散结，夏枯草清热解毒偏于消肿，黄连清热解毒偏于燥湿，水牛角清热凉血偏于解毒，牡丹皮清热凉血偏于散瘀，赤苓渗利水湿。方药相互为用，以奏其效。

【配伍用药】 若灼热甚者，加大金银花、紫花地丁用量，再加石膏，以清热泻火解毒；若疼痛甚者，加大赤芍用量，再加白芍、生甘草，以凉血缓急止痛；若发热甚者，加石膏、知母，以清热泻火；若耳内作痒者，加桑叶、菊花、蝉蜕，以疏散止痒；若心烦者，加大黄连用量，再加栀子，以清热除烦等。

竹叶石膏汤

（《伤寒杂病论》）

【导读】竹叶石膏汤辨治耳郭化脓性软骨膜炎、中耳炎、耳瘘感染、外耳道疖，或辨治扁桃体炎、咽炎、喉炎、咽喉白斑病、白喉，针对病变证机是郁热内生、损伤阴气、热伤正气、浊气上逆；竹叶石膏汤治疗作用特点是清泻郁热，益气生津，降泄浊逆。

【组成】　竹叶二把（20g）　石膏一斤（48g）　半夏洗，半升（12g）　麦门冬去心，一升（24g）　人参二两（6g）　甘草炙，二两（6g）　粳米半升（12g）

【用法】　上七味，以水一斗，煮取六升，去滓。内粳米，煮米熟，汤成，去米。温服一升，日三服。

【功效】　清热生津，益气和耳。

【适用病证】

（1）辨治耳郭化脓性软骨膜炎、中耳炎、耳瘘感染、外耳道疖、神经性耳鸣等属于热郁伤气阴证；症状以耳郭灼热肿痛、倦怠乏力为主。

主要症状：耳郭肿胀疼痛，或耳道结疖。

辨证要点：耳郭灼热，倦怠乏力，口渴，舌质红，苔薄黄，脉沉弱或沉数。

可能伴随的症状：口苦，或发热，或溃烂流脓，或头痛，或软骨溃烂，或耳郭畸形等。

（2）辨治扁桃体炎、咽炎、喉炎、咽喉白斑病、白喉属于郁热伤阴灼咽证；症状以咽喉肿痛，或咽喉不利，舌红少苔为主。

主要症状：咽喉干燥，或灼热，或疼痛。

辨证要点：口渴，舌红少苔，脉细数或正常。

可能伴随的症状：喉核红肿，或咽痛因吞咽加重，或声音嘶哑，或自汗，或心胸烦热等。

【解读方药】　方中石膏清热偏于生津，竹叶清热偏于利水，人参益气偏于大补，粳米益气偏于平补，甘草益气偏于缓补，麦冬偏于滋补阴津，半夏辛苦降逆。方药相互为用，以奏其效。

【配伍用药】　若阴虚甚者，加大麦冬用量，再加玄参，以滋阴清热；若头痛甚者，加大川芎、白芍用量，以益气缓急止痛；若大便干结者，加石膏、大黄，以清热泻火；若溃烂流脓者，加黄连、黄芩、黄柏，以清热燥湿解毒；若耳内灼热者，加石膏、知母、柴胡，以清泻郁热等。

【诊治案例】

1. 耳郭化脓性软骨膜炎

许某，男，56岁。有多年耳郭化脓性软骨膜炎病史，近由病友介绍前来诊治。刻诊：耳郭灼热疼痛，烦躁不安，失眠，耳郭暗红肿胀，恶心欲吐，手足不温，自汗，倦怠乏力，口渴欲饮热水，舌质淡红夹瘀紫，苔黄白夹杂，脉沉弱。辨为瘀热夹阳虚证，治当清泻瘀热、温阳益气。给予竹叶石膏汤、桂枝人参汤与失笑散合方：竹叶20g，石膏48g，生半夏12g，麦冬24g，粳米12g，桂枝12g，红参 10g，白术 10g，干姜 10g，五灵脂 10g，蒲黄 10g，炙甘草 12g。6 剂，以水 800~1 000mL，浸泡 30min，大火烧开，小火煎煮 40min，每次服用 150mL；第 2 次煎煮 15min；第 3 次煎煮若水少可酌情加水，煎煮 15min，每日 1 剂，分 3 次服。

二诊：耳郭灼热疼痛减轻，仍烦躁不安，以前方加龙骨、牡蛎各 30g，6 剂。

三诊：耳郭灼热疼痛较前又有减轻，烦躁不安较前好转，以前方 6 剂继服。

四诊：耳郭灼热疼痛较前又有减轻，恶心欲吐基本消除，仍自汗，以前方加五味子 12g，6 剂。

五诊：耳郭灼热疼痛较前又有减轻，耳郭暗红、肿胀明显好转，以前方 6 剂继服。

六诊：耳郭灼热疼痛基本消除，以前方 6 剂继服。

七诊：诸症均较前明显好转，又以前方治疗 70 余剂，诸症悉除。随访 1 年，一切正常。

用方体会：根据耳郭灼热疼痛、舌质淡红夹瘀紫辨为瘀，再根据恶心欲吐、口渴辨为胃热气逆，因倦怠乏力、自汗辨为气虚，又因口渴欲饮热水、苔黄白夹杂辨为寒热夹杂，以此辨为瘀热夹阳虚证。方以竹叶石膏汤清热益阴，降逆和胃；以桂枝人参汤温阳益气；以失笑散活血化瘀止痛。方药相互为用，以奏其效。

2.慢性扁桃体炎、慢性胃炎

詹某，女，16 岁。有多年慢性扁桃体炎病史，近由病友介绍前来诊治。刻诊：咽痛，咽喉不利，因劳累加重，口臭，口苦，倦怠乏力，恶心，胃脘隐痛，食凉加重，手足烦热，舌质红，苔黄腻，脉沉弱。辨为胃热气逆夹寒夹虚证，治当清热降逆、温化利咽。给予竹叶石膏汤、半夏泻心汤与桔梗汤合方：竹叶 20g，石膏 48g，生半夏 12g，麦冬 24g，粳米 12g，黄连 3g，黄芩 10g，干姜 10g，红参 10g，大枣 12 枚，桔梗 12g，生甘草 24g。6 剂，以水 800~1 000mL，浸泡 30min，大火烧开，小火煎煮 40min，每次服用 150mL；第 2 次煎煮 15min；第 3 次煎煮若水少可酌情加水，煎煮 15min，每日 1 剂，分 3 次服。

二诊：咽痛减轻，仍口臭，以前方变黄连为 6g，6 剂。

三诊：咽痛较前又有减轻，胃痛好转，仍有口臭，以前方变黄连为 10g，6 剂。

四诊：咽痛基本消除，仍咽喉不利，以前方加薄荷 15g，6 剂。

五诊：咽喉不利较前好转，仍有轻微胃痛，以前方加五灵脂 10g，6 剂。

六诊：咽喉不利较前又有好转，以前方 6 剂继服。

七诊：诸症基本消除，又以前方治疗 50 余剂，诸症悉除。随访 1 年，一切正常。

用方体会：根据咽痛、胃脘隐痛辨为郁热，再根据口臭、口苦辨为湿热，因倦怠乏力、脉弱辨为气虚，又因食凉加重辨为寒，以此辨为胃热气逆夹寒夹虚证。

方以竹叶石膏汤清热益阴，降逆利咽；以半夏泻心汤清热燥湿，温阳益气；以桔梗汤宣利咽喉。方药相互为用，以奏其效。

五味消毒饮

（《医宗金鉴》）

【导读】五味消毒饮辨治耳郭化脓性软骨膜炎、中耳炎、耳瘘感染、外耳道疖，或辨治鼻腔前半部（皮肤的毛囊、皮脂腺、汗腺局限性的）急性化脓性炎、鼻腔海绵窦栓塞性静脉炎，或辨治牙周脓肿、牙周脓肿并发颌骨骨髓炎、牙髓炎、根尖周围炎、根尖脓肿、龋齿、牙本质过敏，或辨治扁桃体周围脓肿、急性会厌炎、会厌脓肿、咽后脓肿、咽旁脓肿，针对病变证机是郁热内生、浸淫于外、灼腐清窍；五味消毒饮治疗作用特点是清热解毒，消肿溃坚，透散热毒。

【组成】金银花三钱（9g）　野菊花　蒲公英　紫花地丁　紫背天葵子各一钱二分（各4g）

【用法】水煎服。每日分早中晚3次服。

【功效】清热解毒，透散热毒。

【适用病证】

（1）辨治耳郭化脓性软骨膜炎、中耳炎、耳瘘感染、外耳道疖属于热毒郁结证；症状以耳郭灼热肿痛为主。

主要症状：耳郭肿胀疼痛，或耳道结疖。

辨证要点：耳郭灼热，舌质红，苔薄黄，脉沉数。

可能伴随的症状：口苦，或发热，或溃烂流脓，或头痛，或软骨溃烂，或耳郭畸形等。

（2）辨治鼻腔前半部（皮肤的毛囊、皮脂腺、汗腺局限性的）急性化脓性炎、鼻腔海绵窦栓塞性静脉炎属于热毒郁鼻证；症状以鼻内、鼻外小疖肿为主。

主要症状：鼻内或鼻外小疖肿，或鼻塞。

辨证要点：发热红肿疼痛，舌质红，苔薄黄，脉浮或正常。

可能伴随的症状：高热，或寒战，或鼻尖部脓头，或鼻部溃烂，或头痛，或眼结膜水肿，或眼球突出等。

（3）辨治牙周脓肿、牙周脓肿并发颌骨骨髓炎、牙髓炎、根尖周围炎、根尖脓肿、龋齿、牙本质过敏属于热毒灼腐证；症状以牙周溃脓，疼痛剧烈为主。

主要症状：牙周溃脓，疼痛剧烈。

辨证要点：灼热红肿疼痛，舌质红，苔薄黄，脉数或浮数。

可能伴随的症状：腮颊肿胀，或口渴，或牙龈袋溢脓，或牙齿松动，或心胸烦热，或咽痛等。

（4）辨治扁桃体周围脓肿、急性会厌炎、会厌脓肿、咽后脓肿、咽旁脓肿属于郁热灼腐证；症状以一侧咽痛，吞咽困难及加重，痛引耳窍，口涎外溢为主。

主要症状：咽痛渐渐加重，吞咽不利。

辨证要点：灼热红肿疼痛，口干，舌质红，苔薄黄，脉数或浮数。

可能伴随的症状：吞咽加重疼痛，或头痛，或咳嗽，或小便黄，或心胸烦热，或发热恶寒，或周身不适等。

【解读方药】 方中金银花清热消痈偏于解毒，野菊花清热消痈偏于辛透，蒲公英清热溃疔偏于降泄，紫花地丁清热溃疔偏于散结，紫背天葵子消肿散瘀。方药相互为用，以奏其效。

【配伍用药】 若灼热甚者，加大金银花、蒲公英用量，再加黄连，以清热解毒；若疼痛甚者，加白芍、生甘草，以缓急止痛；若发热甚者，加石膏、知母，以清热泻火；若溃烂流脓者，加黄连、黄芩，以清热燥湿解毒；若大便干结者，加大黄、芒硝，以清泻热结等。

半夏泻心汤与五味消毒饮合方

（《伤寒杂病论》《医宗金鉴》）

【导读】 半夏泻心汤与五味消毒饮辨治耳郭化脓性软骨膜炎、耳瘘感染、外耳道疖、外耳湿疹、中耳炎，或辨治扁桃体周围脓肿、急性会厌炎、会厌脓肿、咽后脓肿、咽旁脓肿，针对病变证机是郁热内生、伤及阳气、寒热夹杂、浸淫清窍；半夏泻心汤与五味消毒饮治疗作用特点是清热解毒，消肿溃坚，温阳益气，透散寒热。

【组成】 半夏泻心汤：半夏洗，半升（12g） 黄芩三两（9g） 人参三两（9g） 干姜三两（9g） 甘草三两（9g） 黄连一两（3g） 大枣擘，十二枚（12枚） 五味消毒饮：金银花三钱（9g） 野菊花 蒲公英 紫花地丁 紫背天葵子各一钱二分（各4g）

【用法】 水煎服；每日分早中晚3次服。

【功效】 清热解毒，温阳益气，透散寒热。

【适用病证】

（1）辨治耳郭化脓性软骨膜炎、耳瘘感染、外耳道疖、外耳湿疹、中耳炎属于热毒伤阳灼耳证；症状以耳郭灼热肿痛、苔黄白夹杂为主。

主要症状：耳郭肿胀疼痛，或耳道结疖。

辨证要点：耳郭灼热，舌质淡红，苔腻黄白夹杂，脉沉弱。

可能伴随的症状：口苦，或倦怠乏力，或手足不温，或怕冷，或发热，或溃烂流脓，或头痛，或软骨溃烂，或耳郭畸形等。

（2）辨治扁桃体周围脓肿、急性会厌炎、会厌脓肿、咽后脓肿、咽旁脓肿属于郁热伤阳灼咽证；症状以一侧咽痛，吞咽困难及加重，痛引耳窍，口涎外溢为主。

主要症状：咽痛，吞咽不利。

辨证要点：灼热红肿疼痛，口干，舌质红，苔腻黄白夹杂，脉数或沉数。

可能伴随的症状：吞咽加重疼痛，或咽中如有异物，或头痛，或吞咽困难，或心胸烦热，或发热恶寒，或周身不适等。

【解读方药】 方中黄连、黄芩清热燥湿解毒，金银花清热消痈偏于解毒，野菊花清热消痈偏于辛透，蒲公英清热溃疔偏于降泄，紫花地丁清热溃疔偏于散结，紫背天葵子消肿散瘀，半夏醒脾燥湿，干姜温阳散寒，人参益气偏于大补，甘草、大枣益气偏于平补。方药相互为用，以奏其效。

【配伍用药】 若灼热甚者，加大金银花、蒲公英、黄连用量，以清热解毒；若疼痛甚者，加大炙甘草用量，再加白芍、生甘草，以缓急止痛；若发热甚者，加石膏、知母，以清热泻火；若溃烂流脓者，加大黄连、黄芩用量，再加黄柏，以清热燥湿解毒；若大便干结者，加大黄、芒硝，以清泻热结等。

【诊治案例】

1.慢性中耳炎、慢性胃炎

孙某，男，64岁。有多年慢性中耳炎、慢性胃炎病史，近由病友介绍前来诊治。刻诊：耳痛，耳肿，耳鸣，耳中灼热，流黄水，胃脘胀满，恶心呕吐，手足不温，倦怠乏力，舌质淡红夹瘀紫，苔腻黄白夹杂，脉沉弱。辨为热瘀夹寒证，治当清热解毒，温阳益气。给予半夏泻心汤、五味消毒饮与失笑散合方：黄连3g，黄芩10g，生半夏12g，红参10g，干姜10g，大枣12枚，金银花20g，野菊花10g，蒲公英10g，紫花地丁10g，狼牙24g，五灵脂10g，蒲黄10g，炙甘草12g。6剂，以水800~1 000mL，浸泡30min，大火烧开，小火煎煮40min，每次服用150mL；第2次煎煮15min；第3次煎煮若水少可酌情加水，煎煮15min，每日1剂，分3次服。

二诊：耳痛减轻，胃脘胀满好转，仍耳中流黄水，以前方变黄连为10g，6剂。

三诊：耳痛较前又有减轻，耳中流黄水减少，恶心呕吐止，以前方6剂继服。

四诊：耳痛较前又有减轻，倦怠乏力基本消除，仍耳中灼热，以前方变蒲公英、紫花地丁各为45g，6剂。

五诊：耳痛基本消除，手足温和，以前方6剂继服。

六诊：诸症基本消除，又以前方治疗 30 余剂，诸症悉除。随访 1 年，一切正常。

用方体会：根据耳痛、耳中灼热辨为热毒，再根据胃脘胀满、手足不温辨为胃寒，因倦怠乏力辨为气虚，又因苔腻黄白夹杂辨为寒热夹杂，以此辨为瘀热夹寒证。方以半夏泻心汤清热燥湿，温阳益气；以五味消毒饮（狼牙代紫背天葵子）清热解毒消肿；以失笑散活血化瘀止痛。方药相互为用，以奏其效。

2. 扁桃体周围脓肿

冯某，女，27 岁。有 3 年扁桃体周围脓肿病史，近由病友介绍前来诊治。刻诊：咽喉灼热肿胀剧痛，吞咽不利，饮水呛鼻，言语不利，口臭，口苦，张口受限，倦怠乏力，手足不温，舌质淡红，苔黄腻，脉沉弱。辨为湿热虚夹寒证，治当清热益气，温化利咽。给予半夏泻心汤、五味消毒饮与桔梗汤合方：黄连 3g、黄芩 10g、生半夏 12g、红参 10g、干姜 10g、大枣 12 枚、金银花 20g、野菊花 10g、蒲公英 10g、紫花地丁 10g、狼牙 24、桔梗 12g、生甘草 24g。6 剂，以水 800~1000mL，浸泡 30min，大火烧开，小火煎煮 40min，每次服用 150mL；第 2 次煎煮 15min；第 3 次煎煮若水少可酌情加水，煎煮 15min，每日 1 剂，分 3 次服。

二诊：咽痛减轻，仍口臭，以前方变黄连为 10g，6 剂。

三诊：咽痛较前又有减轻，仍吞咽不利，以前方变蒲公英、紫花地丁各为 45g，6 剂。

四诊：咽痛较前明显好转，仍口苦，以前方变黄芩为 24g，6 剂。

五诊：咽痛基本消除，吞咽不利好转，以前方 6 剂继服。

六诊：咽喉不利较前又有好转，口臭、口苦基本消除，以前方 6 剂继服。

七诊：诸症较前均明显好转，又以前方治疗 60 余剂，诸症悉除。随访 1 年，一切正常。

用方体会：根据咽喉灼热肿胀剧痛辨为热毒，再根据口臭、口苦辨为湿热，因倦怠乏力、脉弱辨为气虚，又因手足不温辨为寒，以此辨为湿热虚夹寒证。方以半夏泻心汤清热燥湿，温化益气；以五味消毒饮清热解毒散结；以桔梗汤宣利咽喉止痛。方药相互为用，以奏其效。

仙方活命饮

（《校注妇人良方》）

【导读】仙方活命饮辨治化脓性中耳乳突炎并发耳后骨膜下脓肿、外耳湿疹，或辨治智齿冠周炎、牙周脓肿、牙周脓肿并发颌骨骨髓炎、牙髓炎、根尖周围炎、龋齿、牙本质过敏，或辨治扁桃体周围脓肿、急性会厌炎、会厌脓肿、咽后脓肿、咽旁脓肿，针对病变证机是郁热内生、瘀因热生、痰因瘀生、经脉阻滞；仙方活命饮治疗作用特点是清热解毒，活血化瘀，通络止痛，疏散透达。

【组成】 金银花三钱（9g）〔编者注：根据病情可用至30g〕 防风 白芷 当归尾 赤芍药 甘草节 皂角刺炒 穿山甲炙 贝母 天花粉 乳香 没药各一钱（各3g）〔编者注：根据病情可用至10g〕 陈皮三钱（9g）

【用法】 水煎服，以酒一大碗，微煎服用。

【功效】 清热解毒，消肿溃坚，活血止痛。

【适用病证】

（1）辨治化脓性中耳乳突炎并发耳后骨膜下脓肿属于热瘀痰浸耳证；症状以耳痛较剧，流脓黄稠，耳后红肿疼痛为主。

主要症状：耳痛较剧，耳后红肿疼痛。

辨证要点：流脓黄稠，舌质红，苔薄黄，脉浮数或沉涩。

可能伴随的症状：耳内及耳后疼痛加剧，或外耳道后上壁塌陷，或耳后完骨部红肿压痛，或发热，或烦躁不安，或鼓膜穿孔，或头痛等。

（2）辨治智齿冠周炎、牙周脓肿、牙周脓肿并发颌骨骨髓炎、牙髓炎、根尖周围炎、龋齿、牙本质过敏属于瘀痰热浸窍证；症状以牙龈灼热痛如针刺为主。

主要症状：牙龈肿痛。

辨证要点：灼热疼痛如针刺，舌质红，苔黄略腻，脉沉数或沉涩。

可能伴随的症状：热则痛甚，或面颊红肿，或夜间痛甚，或手足烦热，或头痛，或头沉，或牙酸困痛等。

（3）辨治扁桃体周围脓肿、急性会厌炎、会厌脓肿、咽后脓肿、咽旁脓肿属于瘀痰热灼腐证；症状以一侧咽痛，吞咽困难及加重，痛引耳窍，口涎外溢为主。

主要症状：咽痛剧烈，吞咽不利。

辨证要点：吞咽困难，口干，舌质红，苔薄黄，脉数或沉数。

可能伴随的症状：灼热红肿疼痛，或咽喉跳痛，或吞咽加重疼痛，或痛引耳窍，或张口困难，或言语不清，或口臭口干，或心胸烦热，或咽喉阻塞，或高热，或周身不适等。

【解读方药】 方中金银花清热解毒，防风辛散透达偏于疏散，白芷辛散透达偏于通窍，当归活血偏于补血，赤芍活血偏于凉血，穿山甲活血偏于通经散结，乳香活血偏于行气，没药活血偏于止痛，贝母清热化痰偏于散结，天花粉清热化痰偏于消肿排脓，皂角刺通络溃坚消肿，陈皮理气化痰，甘草益气和中。方药相互为用，以奏其效。

【配伍用药】若热甚者,加大金银花用量,再加连翘,以清热解毒;若瘀甚者,加大当归、赤芍用量,以活血化瘀;若肿甚者,加大穿山甲、皂角刺用量,以通络溃坚;若痰甚者,加大贝母、天花粉用量,以清热化痰;若大便干结者,加大黄、芒硝,以泻热通结等。

消 风 散

(《外科正宗》)

【导读】 消风散辨治外耳湿疹、耳软骨炎,针对病变证机是湿浊内生、郁而生热、风邪侵袭、湿热夹风、壅滞耳窍,病变证型是湿热夹风证,症状以外耳道、耳郭及其周围皮肤瘙痒流黄水为主;消风散治疗作用特点是清热燥湿,疏风利湿,凉血养血。

【组成】 荆芥 防风 牛蒡子 蝉蜕 苍术 苦参 石膏 知母 当归 胡麻仁 生地各一钱(各3g) 木通 甘草各五分(各2g)

【用法】 将药研为细散状,以水煮散,饭前或饭后1小时服用。用汤剂可在原方用量基础上加大2倍。

【功效】 疏风除湿,清热养血。

【适用病证】

主要症状:外耳道、耳郭及其周围皮肤瘙痒。

辨证要点:渗出黄色脂水,舌质红,苔黄腻,脉浮。

可能伴随的症状:耳部及面颊部瘙痒,或瘙痒夜间加重,或潮红,或皮肤溃破,或烦躁不安,或发热,或小便不爽等。

【解读方药】 方中牛蒡子、蝉蜕辛散透达偏于辛凉透疹,荆芥辛散透达偏于疏散,防风辛散透达偏于润散,石膏清热偏于除烦,知母清热偏于滋润,苍术治湿偏于苦温醒脾燥湿,苦参治湿偏于苦寒降泄燥湿,木通治湿偏于通利渗湿,当归益血偏于活血,生地黄益血偏于凉血,胡麻仁益血偏于益阴,甘草益气和中。方药相互为用,以奏其效。

【配伍用药】若风甚者,加大荆芥、蝉蜕、苍术用量,以除风止痒;若热甚者,加大石膏、知母用量,以清泻郁热;若湿甚者,加大木通用量,再加车前子,以利湿清热;若瘙痒甚者,加大苦参、苍术用量,以燥湿止痒等。

萆薢渗湿汤

(《疡科心得集》)

【导读】萆薢渗湿汤辨治外耳湿疹、耳软骨炎,或辨治鼻前庭炎、鼻前庭湿疹,针对病变证机是湿浊内生、郁而生热、湿热蕴结;萆薢渗湿汤治疗作用特点是清热燥湿,利湿止痒,凉血散瘀。

【组成】萆薢　薏苡仁各一两(各30g)　赤茯苓　黄柏　丹皮　泽泻各五钱(各15g)　滑石30g　通草6g

【用法】　水煎服,每日1剂。

【功效】　清热利湿,疏风止痒。

【适用病证】

(1)辨治外耳湿疹、耳软骨炎属于湿热淫耳证;症状以外耳道、耳郭及其周围皮肤瘙痒流黄水为主。

主要症状:外耳道、耳郭及其周围皮肤瘙痒。

辨证要点:渗出黄色脂水,水疱,舌质红,苔黄腻,脉沉。

可能伴随的症状:耳部及面颊部瘙痒,或瘙痒夜间加重,或潮红,或皮肤溃破,或烦躁不安,或发热,或小便不爽等。

(2)辨治鼻前庭炎、鼻前庭湿疹属于湿热浸鼻证;症状以鼻皮肤红肿、糜烂、渗液、结痂、灼痒或皲裂为主。

主要症状:鼻皮肤红肿、糜烂、渗液、结痂、灼痒或皲裂。

辨证要点:渗出黄色脂水,舌质红,苔黄腻,脉沉或滑。

可能伴随的症状:鼻部瘙痒,或瘙痒夜间加重,或潮红,或皮肤溃破,或烦躁不安,或发热,或大便溏泻等。

【解读方药】　方中萆薢利湿偏于通窍,薏苡仁利湿偏于健脾,赤茯苓利湿偏于益气,泽泻利湿偏于降泻,滑石利湿偏于通利,通草利湿偏于通脉,黄柏清热燥湿止痒,牡丹皮凉血散瘀。方药相互为用,以奏其效。

【配伍用药】　若湿甚者,加大薏苡仁、泽泻用量,以渗利湿浊;若热甚者,加大黄柏用量,再加黄连、苦参,以清热燥湿;若痒甚者,加荆芥、防风、蝉蜕,以疏风止痒;若烦躁甚者,加龙骨、牡蛎,以潜阳安神等。

蔓荆子散

（《仁斋直指》）

【导读】 蔓荆子散辨治化脓性中耳炎、乳突炎，针对病变证机是郁热而生、热伤阴血、郁热夹风、壅滞耳窍，病变证型是郁热夹风证，症状以耳内疼痛、听力障碍为主；蔓荆子散治疗作用特点是清泻郁热，疏散风热，凉血滋阴，益气渗湿。

【组成】 蔓荆子 赤芍药 生地黄 桑白皮 甘菊花 赤茯苓 川升麻 麦门冬去心 木通 前胡 炙甘草各等分

【用法】 上药锉散。每服三钱（9g），用水300mL，加生姜一片、红枣二枚，煎至150mL，食后服。

【功效】 清热解毒，疏利聪耳。

【适用病证】

主要症状：耳内疼痛，胀闷，听力障碍。

辨证要点：耳后红肿，发热，舌质红，苔薄黄，脉浮或浮数。

可能伴随的症状：烦躁不安，或剧痛后耳内流脓，或痛引头脑，或听力减退，或鼻塞流涕，或耳鸣等。

【解读方药】 方中蔓荆子清热偏于利耳，赤芍清热偏于散瘀，生地黄清热偏于凉血，桑白皮清热偏于降泄，菊花辛散偏于清利疏散，升麻辛散偏于透达解毒，前胡辛散偏于降泄，赤茯苓利湿偏于益气，木通利湿偏于通泄，麦冬滋阴清热生津，炙甘草益气和中。方药相互为用，以奏其效。

【配伍用药】 若郁热甚者，加大桑白皮用量，再加黄芩，以清泻郁热；若风热甚者，加大菊花、蔓荆子用量，以疏散风热；若血热甚者，加大生地黄用量，再加玄参，以清热凉血；若烦躁不安者，加栀子、龙骨、牡蛎，以清热潜阳安神等。

虚　　证

酸枣仁汤

（《伤寒杂病论》）

【导读】酸枣仁汤辨治神经性耳鸣、非神经性耳鸣、神经性耳聋、突发性耳聋，针对病变证机是心肝阴虚不足、虚热内生、经脉不利、耳窍失荣，病变证型是心肝阴血不足证，症状以耳鸣、耳聋、失眠、多梦为主；酸枣仁汤治疗作用特点是养血益阴，益气活血，舍魂安神。

【组成】酸枣仁二升（48g）　甘草一两（3g）　知母二两（6g）　茯苓二两（6g）　川芎二两（6g）

【用法】用水560mL，先煎酸枣仁10min，煮取药液210mL，每日分3次温服。

【功效】养血安神，清热除烦。

【适用病证】

主要症状：耳鸣，或听力下降。

辨证要点：失眠，急躁，舌红少苔，脉沉弱。

可能伴随的症状：头晕目眩，或心悸，或心烦，或梦多险恶，或面色不荣等。

【解读方药】方中酸枣仁安神偏于养心益血，茯苓安神偏于益气渗利，知母清热滋阴，川芎理血行气，甘草益气和中。方药相互为用，以奏其效。

【配伍用药】若阴虚甚者，加大知母用量，再加麦冬、枸杞子，以滋补阴津；若血虚甚者，加大酸枣仁用量，再加龙眼肉，以养血补血；若气郁甚者，加大川芎用量，再加柴胡、枳实，以行气解郁；若瘀血者，加桃仁、红花，以活血化瘀等。

【诊治案例】

1. 神经性耳鸣、失眠、慢性胆囊炎

田某，女，57岁。有多年神经性耳鸣、失眠、慢性胆囊炎病史，近由病友介绍前来诊治。刻诊：耳鸣，失眠，梦多险恶，胁肋胀痛，急躁易怒，表情沉默，手足不温，倦怠乏力，舌质淡红，苔黄白夹杂，脉沉弱。辨为心肝不足，寒热气郁证，治当调补心肝，清热温阳，疏理气机。给予酸枣仁汤与小柴胡汤合方：酸枣仁45g，知母6g，川芎6g，茯苓6g，柴胡24g，黄芩10g，生半夏12g，生姜10g，红参10g，龙骨24g，牡蛎24g，大枣12枚，炙甘草10g。6剂，以水800~1 000mL，浸泡30min，大火烧开，小火煎煮40min，每次服用150mL；第2次煎煮15min；第3次煎煮若水少可酌情加水，煎煮15min，每日1剂，分3次服。

二诊：急躁易怒略有减轻，仍梦多险恶，以前方变龙骨、牡蛎为30g，6剂。

三诊：急躁易怒较前又有减轻，失眠略有好转，以前方6剂继服。

四诊：急躁易怒基本消除，耳鸣较前好转，胁肋胀痛基本消除，仍手足不温，以前方加生附子5g，6剂。

五诊：耳鸣较前又有好转，手足较前温和，以前方6剂继服。

六诊：耳鸣较前又有好转，倦怠乏力基本消除，以前方6剂继服。

七诊：诸症基本消除，又以前方治疗50余剂，诸症悉除；经复查慢性胆囊炎痊愈。随访1年，一切正常。

用方体会：根据耳鸣、梦多险恶辨为心肝不足，再根据胁肋胀痛、表情沉默辨为胆气郁滞，因倦怠乏力辨为气虚，又因苔黄白夹杂辨为寒热夹杂，更因手足不温辨为寒，以此辨为心肝不足，寒热气郁证。方以酸枣仁汤养心舍魂，益气清热，调理气血；以小柴胡汤清热调气，益气温中。方药相互为用，以奏其效。

2. 突发性耳聋、慢性胃炎

马某，女，52岁。有多年慢性胃炎病史，半年前又出现突发性耳聋，服用中西药但耳聋未能得到有效改善，近由病友介绍前来诊治。刻诊：右侧耳聋，失眠，头沉，梦多险恶，胃脘胀痛，食凉加重，急躁易怒，表情沉默，倦怠乏力，口腻，舌质红，苔黄腻，脉沉弱。辨为心肝不足，湿热夹寒证，治当调补心肝，清热温阳，疏理气机。给予酸枣仁汤、四逆散与半夏泻心汤合方：酸枣仁45g，知母6g，川芎6g，茯苓6g，黄连3g，大枣12枚，黄芩10g，干姜10g，红参10g，生半夏12g，柴胡12g，枳实12g，白芍12g，炙甘草10g。6剂，以水800~1000mL，浸泡30min，大火烧开，小火煎煮40min，每次服用150mL；第2次煎煮15min；第3次煎煮若水少可酌情加水，煎煮15min，每日1剂，分3次服。

二诊：失眠、急躁易怒略有减轻，胃脘胀痛好转，仍口腻，以前方变黄连为10g，6剂。

三诊：失眠、急躁易怒较前又有减轻，胃脘胀痛较前又有好转，以前方6剂继服。

四诊：失眠基本消除，急躁易怒明显缓解，耳聋略有好转，以前方6剂继服。

五诊：耳聋较前又有好转，多梦基本消除，仍头沉，以前方变川芎为12g，6剂。

六诊：耳聋较前又有好转，头沉基本消除，以前方6剂继服。

七诊：耳聋较前又有好转，以前方6剂继服。

八诊：耳聋基本消除，又以前方治疗40余剂，诸症悉除；经复查耳聋及慢性胃炎痊愈。随访1年，一切正常。

用方体会：根据耳聋、失眠、梦多险恶辨为心肝不足，再根据胃脘胀痛、食凉加重辨为胃寒，因倦怠乏力辨为气虚，又因舌质红、苔黄腻辨为湿热，以此辨为心肝不足，湿热夹寒证。方以酸枣仁汤养心舍魂，益气清热，调理心肝；以半夏泻心汤清热燥湿，益气温中；以四逆散疏理气机。方药相互为用，以奏其效。

黄连阿胶汤

（《伤寒杂病论》）

【导读】黄连阿胶汤辨治神经性耳鸣、非神经性耳鸣、神经性耳聋、突发性耳聋、外耳湿疹、耳软骨炎，针对病变证机是热扰于心、阴亏于肾、心热肾虚、心肾不交、耳窍失荣，病变证型是心热肾虚证，症状以耳鸣、心烦、失眠为主；黄连阿胶汤治疗作用特点是清泻心热，滋补肾阴，滋荣于耳。

【组成】 黄连四两（12g） 黄芩二两（6g） 芍药二两（6g） 鸡子黄二枚 阿胶三两（9g）

【用法】 用水420mL，先煎黄连、黄芩、芍药10min，再溶化阿胶，煮取药液稍凉，加入鸡子黄，并搅令均匀；每日分3次温服。

【功效】 清热育阴，交通心肾。

【适用病证】

主要症状：耳鸣，或听力下降。

辨证要点：心烦，舌质红，少苔，或苔薄黄，脉沉细弱。

可能伴随的症状：头晕目眩，或失眠，或多梦，或健忘，或面色红赤等。

【解读方药】 方中黄连、黄芩清热泻火，除烦益耳，阿胶补血偏于化阴，芍药补血偏于敛阴，鸡子黄补血偏于养阴。方药相互为用，以奏其效。

【配伍用药】 若心热甚者，加大黄连、黄芩用量，再加栀子，以清泻郁热；若阴虚甚者，加大白芍用量，再加麦冬、生地黄，以滋补阴血；若耳鸣者，加龙骨、牡蛎，以潜阳止鸣；若盗汗者，加五味子、龙骨、牡蛎，以潜阳益阴止汗等。

【诊治案例】

1. 神经性耳鸣、失眠

许某，男，67岁。有多年神经性耳鸣、失眠、高血压病史，近由病友介绍前来诊治。刻诊：耳鸣，失眠，多梦，头晕目眩，心烦急躁，表情沉默，手足不温，怕冷，倦怠乏力，舌质红，苔黄略腻，脉沉弱。辨为心肾不交，寒热夹郁证，治当交通心肾，温通阳气，疏理气机。给予黄连阿胶汤、茯苓四逆汤与四逆散合方：黄连12g，黄芩6g，白芍12g，鸡子黄（烊化）2枚，阿胶珠10g，干姜5g，红参3g，生附子5g，茯苓12g，柴胡12g，枳实12g，炙甘草10g。6剂，以水800~1 000mL，浸泡30min，大火烧开，小火煎煮40min，每次服用150mL；第2次煎煮15min；第3次煎煮若水少可酌情加水，煎煮15min，每日1剂，分3次服。

二诊：手足不温略有好转，仍多梦，以前方加龙骨、牡蛎各为30g，6剂。

三诊：耳鸣略有减轻，失眠、多梦较前好转，仍心烦急躁，以前方变黄连、黄芩各为15g，6剂。

四诊：耳鸣较前又有减轻，心烦急躁基本消除，手足不温基本消除，以前方6剂继服。

五诊：耳鸣较前又有减轻，情绪较前好转，仍倦怠乏力，以前方变红参为

6g，6 剂。

六诊：耳鸣较前又有好转，失眠、多梦基本消除，以前方 6 剂继服。

七诊：诸症较前又有明显好转，又以前方治疗 60 余剂，诸症消除。随访 1 年，一切正常。

用方体会：根据耳鸣、失眠辨为心肾不交，再根据心烦急躁、表情沉默辨为气郁，因倦怠乏力辨为气虚，又因手足不温辨为阳虚，更因舌质红、苔黄辨为热，以此辨为心肾不交，寒热夹郁证。方以黄连阿胶汤交通心肾，清热育阴；以茯苓四逆汤温阳益气安神；以四逆散疏理气机。方药相互为用，以奏其效。

2. 神经性耳鸣、失眠

陈某，男，43 岁。有多年神经性耳鸣、失眠病史，近由病友介绍前来诊治。刻诊：耳鸣如蝉，失眠，多梦，心烦不安，大便干结，表情沉默，口苦，舌质暗红夹瘀紫，苔黄腻，脉沉涩。辨为心肾不交，瘀热夹郁证，治当交通心肾、清泻瘀热、疏理气机。给予黄连阿胶汤、四逆散与桃核承气汤合方：黄连 12g，阿胶珠 6g，黄芩 10g，白芍 12g，鸡子黄（冲服）2 枚，桂枝 6g，桃仁 10g，大黄 12g，芒硝（烊化）6g，柴胡 12g，枳实 12g，炙甘草 10g。6 剂，以水 800~1 000mL，浸泡30min，大火烧开，小火煎煮 40min，每次服用 150mL；第 2 次煎煮 15min；第 3次煎煮若水少可酌情加水，煎煮 15min，每日 1 剂，分 3 次服。

二诊：失眠、多梦略有减轻，大便通畅，仍口苦，以前方变黄连、黄芩为各15g，6 剂。

三诊：耳鸣略有好转，失眠、多梦较前又有减轻，口苦基本消除，以前方 6剂继服。

四诊：失眠基本消除，耳鸣较前又有轻微好转，以前方 6 剂继服。

五诊：耳鸣较前又有好转，多梦基本消除，仍心烦不安，以前方加龙骨、牡蛎为各 24g，6 剂。

六诊：耳鸣较前又有好转，以前方 6 剂继服。

七诊：耳鸣较前又有明显好转，又以前方治疗 60 余剂，诸症悉除。随访 1 年，一切正常。

用方体会：根据耳鸣、失眠、多梦辨为心肾不交，再根据心烦不安、大便干结辨为热结，因表情沉默辨为气郁，又因舌质暗红夹瘀紫辨为瘀，以此辨为心肾不交，瘀热夹郁证。方以黄连阿胶汤交通心肾，清热育阴；以桃核承气汤清泻热结；以四逆散疏理气机。方药相互为用，以奏其效。

桂枝加龙骨牡蛎汤

（《伤寒杂病论》）

【导读】 桂枝加龙骨牡蛎汤辨治神经性耳鸣、非神经性耳鸣、神经性耳聋、突发性耳聋，针对病变证机是心阳不足、损及肾阴、心肾不交、虚寒内生、失荣耳窍，病变证型是心肾阳虚损阴证，症状以耳鸣、失眠、多梦为主；桂枝加龙骨牡蛎汤治疗作用特点是温补心阳，潜阳益阴，益气化阳。

【组成】 桂枝 芍药 生姜各三两（各9g） 甘草二两（6g） 大枣十二枚 龙骨 牡蛎各三两（各9g）

【用法】 用水490mL，煮取药液210mL，每日分3次温服。

【功效】 调和阴阳，固摄心肾。

【适用病证】

主要症状：耳鸣，或听力下降。

辨证要点：心悸，舌质淡，苔薄白，脉沉弱。

可能伴随的症状：头晕目眩，或自汗，或盗汗，或失眠，或多梦，或健忘，或面色不荣等。

【解读方药】 方中桂枝温阳偏于温通，生姜温阳偏于温中，芍药益血敛阴，大枣、甘草益气化阳和中，龙骨固涩偏于安神，牡蛎固涩偏于固精。方药相互为用，以奏其效。

【配伍用药】 若阳虚甚者，加大桂枝用量，再加附子，以温阳散寒；若伤阴者，加大白芍用量，再加五味子，以补血益阴；若耳鸣者，加大龙骨、牡蛎用量，再加酸枣仁，以养血潜阳止鸣；若自汗者，加大龙骨、牡蛎用量，再加黄芪，以益气潜阳，益阴止汗等。

【诊治案例】

1. 神经性耳鸣、突发性耳聋

谢某，男，47岁。有多年神经性耳鸣病史，6个月前又出现突发性耳聋，服用中西药但耳聋未能得到有效改善，近由病友介绍前来诊治。刻诊：耳鸣，左侧耳聋，失眠，多梦，心烦急躁，大便干结，手足冰凉，怕冷，倦怠乏力，舌质淡红，苔白腻，脉沉弱。辨为心肾不交，寒痰内结证，治当交通心肾，温阳化痰。给予桂枝加龙骨牡蛎汤、大黄附子汤与赤丸合方：桂枝10g，白芍10g，生姜10g，龙骨10g，牡蛎10g，大黄10g，制附子15g，细辛6g，制川乌6g，生半夏12g，茯苓12g，大枣12枚，炙甘草10g。6剂，以水800~1 000mL，浸泡30min，大火烧开，小火煎煮40min，每次服用150mL；第2次煎煮15min；第3次煎煮若水少可酌情加水，煎煮15min，每日1剂，分3次服。

二诊：手足冰凉略有好转，仍耳鸣、耳聋，以前方变龙骨、牡蛎各为30g，6剂。

三诊：失眠、多梦略有减轻，手足冰凉较前明显好转，以前方6剂继服。

四诊：耳鸣较前又有好转，仍耳聋，以前方加石菖蒲12g，6剂。

五诊：耳鸣较前又有好转，耳聋略有改善，以前方6剂继服。

六诊：耳鸣、耳聋较前又有好转，失眠、多梦基本消除，以前方6剂继服。

七诊：耳鸣、耳聋较前又有好转，以前方6剂继服。

八诊：诸症较前又有好转，又以前方治疗50余剂，耳鸣、耳聋基本恢复正常。随访1年，一切正常。

用方体会：根据耳鸣、失眠、多梦辨为心肾不交，再根据大便干结、手足冰凉辨为寒结，因倦怠乏力辨为气虚，又因苔白腻辨为寒痰，以此辨为心肾不交，寒痰内结证。方以桂枝加龙骨牡蛎汤交通心肾，温通潜阳；以大黄附子汤温通泻下，兼清郁热；以赤丸温阳化痰。方药相互为用，以奏其效。

2. 神经性耳鸣、突发性耳聋

马某，女，60岁。有多年神经性耳鸣病史，4个月前又出现突发性耳聋，近由病友介绍前来诊治。刻诊：耳鸣，左侧耳聋，失眠，多梦，情绪低落，不欲言语，大便溏泻，手指颤抖，怕冷，倦怠乏力，舌质淡红，苔白，脉沉弱。辨为心肾不交，寒郁夹风证，治当交通心肾，温阳解郁，化痰息风。给予桂枝加龙骨牡蛎汤、桂枝人参汤、藜芦甘草汤与四逆散合方：桂枝12g，白芍12g，生姜10g，龙骨10g，牡蛎10g，红参10g，白术10g，干姜10g，柴胡12g，枳实12g，大枣12枚，藜芦1.5g，炙甘草12g。6剂，以水800~1 000mL，浸泡30min，大火烧开，小火煎煮40min，每次服用150mL；第2次煎煮15min；第3次煎煮若水少可酌情加水，煎煮15min，每日1剂，分3次服。

二诊：怕冷好转，仍耳鸣、耳聋，以前方加龙骨、牡蛎各为30g，6剂。

三诊：怕冷较前明显好转，耳鸣、耳聋略有好转，以前方6剂继服。

四诊：耳鸣、耳聋、情绪低落较前又略有好转，以前方6剂继服。

五诊：耳鸣、耳聋较前又有好转，失眠、多梦减轻，以前方6剂继服。

六诊：耳鸣、耳聋较前又有好转，倦怠乏力基本消除，以前方6剂继服。

七诊：诸症较前又有好转，又以前方治疗40余剂，耳鸣、耳聋基本恢复正常。随访1年，一切正常。

用方体会：根据耳鸣、失眠、多梦辨为心肾不交，再根据大便溏泻、怕冷辨为阳虚，因情绪低落辨为气郁，又因手指颤动辨为风，更因苔白腻辨为痰，以此辨为心肾不交，寒郁夹风证。方以桂枝加龙骨牡蛎汤交通心肾，温通潜阳；以桂枝人参汤温阳益气；以四逆散疏肝理气；以藜芦甘草汤息风化痰。方药相互为用，以奏其效。

茯苓四逆汤

（《伤寒杂病论》）

【导读】 茯苓四逆汤辨治神经性耳鸣、非神经性耳鸣、神经性耳聋、突发性耳聋，或辨治慢性鼻炎、鼻窦炎、鼻咽炎、鼻中隔弯曲、鼻息肉，针对病变证机是心肾气虚、阳化不足、阴寒内生、清窍失荣；茯苓四逆汤治疗作用特点是温壮阳气，补益中气，通窍安神。

【组成】 茯苓四两（12g） 人参一两（3g） 附子生用，去皮，破八片，一枚（5g） 甘草炙，二两（6g） 干姜一两半（4.5g）

【用法】 上五味，以水五升，煮取三升，去滓。温服七合，日三服。

【功效】 扶阳益气化阴。

【适用病证】

（1）辨治神经性耳鸣、非神经性耳鸣、神经性耳聋、突发性耳聋属于心肾阳气虚损证；症状以耳鸣、烦躁、失眠为主。

主要症状：耳鸣，或听力下降。

辨证要点：心悸，手足不温，舌质淡，苔薄白，脉沉弱。

可能伴随的症状：头晕目眩，或自汗，或全身怕冷，或烦躁，或失眠，或多梦，或健忘等。

（2）辨治慢性鼻炎、鼻窦炎、鼻咽炎、鼻中隔弯曲、鼻息肉等属于阳虚不固证；症状以鼻痒，或鼻咽干燥，鼻塞，口淡不渴为主。

主要症状：鼻痒，或鼻咽干燥，鼻塞。

辨证要点：口淡不渴，舌质淡，苔薄白，脉沉弱或正常。

可能伴随的症状：鼻涕清稀，或嗅觉减退，或手足不温，或头昏，或头痛，或怕冷，或不思饮食等。

【解读方药】 方中茯苓益气安神通窍，附子温阳偏于温壮阳气，干姜温阳偏于温中化阳，人参益气偏于大补元气、安定精神，甘草益气偏于平补中气。方药相互为用，以奏其效。

【配伍用药】 若阳虚甚者，加大附子、干姜用量，再加桂枝，以温阳散寒；若气虚者，加大人参用量，再加白术，以健脾益气；若耳鸣者，加龙骨、牡蛎、酸枣仁，以养血潜阳止鸣；若烦躁者，加大人参、茯苓用量，以益气宁心安神等。

【诊治案例】

1. 突发性耳聋

尚某，男，36岁。5个月前出现突发性耳聋，服用中西药但耳聋症状未能得到有效改善，近由病友介绍前来诊治。刻诊：听力突然下降，大便溏泻，手足冰凉，怕冷，倦怠乏力，急躁易怒，舌质淡，苔白腻，脉沉弱。辨为阳虚不固，寒痰夹郁证，治当温补阳气，通阳化痰，行气解郁。给予茯苓四逆汤、四逆散与赤丸合方加味：茯苓12g，生附子5g，干姜5g，红参3g，柴胡12g，枳实12g，白芍12g，细辛3g，制川乌6g，生半夏12g，龙骨24g，牡蛎24g，炙甘草12g。6剂，以水800~1000mL，浸泡30min，大火烧开，小火煎煮40min，每次服用150mL；第2次煎煮15min；第3次煎煮若水少可酌情加水，煎煮15min，每日1剂，分3次服。

二诊：手足不温好转，仍听力下降，以前方变龙骨、牡蛎各为30g，6剂。

三诊：手足不温较前明显好转，仍倦怠乏力，以前方变红参为10g，6剂。

四诊：听力下降略有好转，急躁易怒减轻，以前方6剂继服。

五诊：听力较前明显恢复，以前方6剂继服。

六诊：听力较前又有恢复，大便正常，以前方6剂继服。

七诊：诸症基本消除，又以前方治疗12剂，听力基本恢复正常。随访1年，一切正常。

用方体会：根据听力下降、手足冰凉辨为阴寒，再根据大便溏泻、倦怠乏力辨为阳虚，因急躁易怒辨为气郁，又因苔白腻辨为寒痰，以此辨为阳虚不固，寒痰夹郁证。方以茯苓四逆汤温壮阳气；以四逆散疏理气机；以赤丸温阳化痰。方药相互为用，以奏其效。

2. 慢性鼻窦炎

赵某，女，32岁。有多年慢性鼻窦炎病史，近由病友介绍前来诊治。刻诊：鼻塞不通，鼻涕黏稠色白，遇寒加重，头痛，头沉，手足冰凉，怕冷，倦怠乏力，舌质淡，苔白腻，脉沉弱。辨为阳虚夹痰壅鼻证，治当温阳化痰，宣发鼻窍。给予茯苓四逆汤、小半夏汤与麻黄汤合方：茯苓12g，生附子5g，干姜5g，红参3g，麻黄10g，桂枝6g，杏仁15g，生半夏24g，生姜24g，炙甘草10g。6剂，以水800~1000mL，浸泡30min，大火烧开，小火煎煮40min，每次服用150mL；第2次煎煮15min；第3次煎煮若水少可酌情加水，煎煮15min，每日1剂，分3次服。

二诊：鼻塞不通减轻，仍倦怠乏力，以前方变红参为6g，6剂。

三诊：鼻塞不通较前又有减轻，仍头痛，以前方加川芎24g，6剂。

四诊：鼻塞不通较前又有减轻，手足冰凉明显好转，以前方6剂继服。

五诊：鼻塞不通较前又有减轻，头沉基本消除，以前方6剂继服。

六诊：鼻塞不通基本消除，又以前方治疗30余剂，诸症悉除。随访1年，一切正常。

用方体会：根据鼻塞不通、手足冰凉辨为阳虚，再根据头痛、怕冷辨为寒凝，因倦怠乏力辨为气虚，又因苔白腻辨为痰，以此辨为阳虚夹痰壅鼻证。方以茯苓四逆汤温壮阳气；以麻黄汤宣发鼻窍；以小半夏汤醒脾燥湿化痰。方药相互为用，以奏其效。

小柴胡汤

（《伤寒杂病论》）

【导读】小柴胡汤辨治突发性耳聋、神经性耳聋、神经性耳鸣、非神经性耳鸣，或辨治慢性鼻炎、鼻窦炎、鼻咽炎、鼻中隔弯曲、鼻息肉，或辨治结膜炎、睑腺炎、鳞屑性睑缘炎、溃疡性睑缘炎、眦角性睑缘炎、急性传染性结膜炎、流行性结膜炎、流行性角膜炎、病毒性结膜炎、变态反应性结膜炎，针对病变证机是少阳郁热、气机郁滞、正气不足、清窍失荣；小柴胡汤治疗作用特点是清解郁热，调理气机，补益正气。

【组成】柴胡半斤(24g)　黄芩三两(9g)　人参三两(9g)　半夏洗,半升(12g)　甘草炙,三两（9g）　生姜切,三两（9g）　大枣擘,十二枚

【用法】用水840mL，煮取药液210mL，每日分6次温服。

【功效】清热调气，温补益气。

【适用病证】

（1）辨治突发性耳聋、神经性耳聋、神经性耳鸣、非神经性耳鸣、中耳炎属于郁热夹虚证；症状以耳鸣、倦怠、口苦、乏力为主。

主要症状：耳聋，或耳鸣，或听力下降。

辨证要点：口苦，情绪低落，舌质红，苔薄黄，脉沉细弱。

可能伴随的症状：不欲言语，或咽干，或急躁易怒，或不思饮食，或失眠多梦等。

（2）辨治慢性鼻炎、鼻窦炎、鼻咽炎、鼻中隔弯曲、鼻息肉等属于郁热夹寒壅鼻证；症状以鼻痒，或鼻咽干燥，鼻塞，口苦，乏力为主。

主要症状：鼻痒，或鼻咽干燥，鼻塞。

辨证要点：口苦，舌质红，苔薄黄，脉沉弱或正常。

可能伴随的症状：鼻涕黏稠，或嗅觉减退，或心胸烦热，或头昏，或头痛，

或喷嚏，或不思饮食等。

（3）辨治结膜炎、睑腺炎、鳞屑性睑缘炎、溃疡性睑缘炎、眦角性睑缘炎、急性传染性结膜炎、流行性结膜炎、流行性角膜炎、病毒性结膜炎、变态反应性结膜炎属于郁热壅窍证；症状以白睛红赤，或胞睑红肿灼痛，口苦为主。

主要症状：白睛红赤，或白睛点片状溢血，或眼眵多。

辨证要点：口苦，舌质红，苔薄黄，脉浮数或正常。

可能伴随的症状：眼沙涩，或目内热痛，或胞睑红肿，或耳前或颌下可扪及肿核，或黑睛星翳，或畏光流泪，或热泪如汤等。

【解读方药】 方中柴胡清热偏于辛散透热、疏理气机，黄芩清热偏于苦寒清热，半夏调理气机偏于降逆，生姜调理气机偏于宣散，人参、甘草益气偏于生津，大枣益气偏于生血。方药相互为用，以奏其效。

【配伍用药】 若热甚者，加大黄芩用量，再加栀子，以清泻郁热；若郁甚者，加枳实、木香，以行气解郁；若气虚者，加大人参用量，再加白术，以健脾益气；若咽干者，加桔梗、薄荷，以清利咽喉等。

【诊治案例】

1.慢性中耳炎

徐某，男，34岁。有多年慢性中耳炎病史，近由病友介绍前来诊治。刻诊：耳鸣，听力下降，耳内流黄黏液，心烦急躁，头痛，头晕目眩，手足不温，怕冷，倦怠乏力，口苦，舌质红，苔黄白夹杂，脉沉弱。辨为郁热夹阳虚证，治当清热调气，温补阳气。给予小柴胡汤、栀子柏皮汤与四逆汤合方：柴胡 24g，黄芩 10g，生半夏 12g，红参 10g，生姜 10g，大枣 12 枚，生附子 5g，干姜 5g，栀子 15g，黄柏 6g，炙甘草 10g。6 剂，以水 800~1 000mL，浸泡 30min，大火烧开，小火煎煮 40min，每次服用 150mL；第 2 次煎煮 15min；第 3 次煎煮若水少可酌情加水，煎煮 15min，每日 1 剂，分 3 次服。

二诊：倦怠乏力好转，仍耳内流黄黏液，以前方变黄柏为 24g，6 剂。

三诊：耳内流黄黏液明显减少，仍耳鸣，以前方加龙骨、牡蛎各为 24g，6 剂。

四诊：头痛基本消除，仍手足不温，以前方变干姜为 10g，6 剂。

五诊：耳鸣较前略有好转，以前方变龙骨、牡蛎各为 30g，6 剂。

六诊：耳内流黄黏液基本消除，以前方 6 剂继服。

七诊：听力较前略有好转，其余诸症均有减轻，又以前方治疗 40 余剂，耳鸣基本消除，听力较前又有明显好转。随访 1 年，中耳炎未再发作。

用方体会：根据耳鸣、口苦辨为郁热，再根据耳内流黄黏液辨为湿热，因倦怠乏力辨为气虚，又因苔黄白夹杂辨为寒热夹杂，以此辨为郁热夹阳虚证。方以小柴胡汤清热调气，益气温阳；以栀子柏皮汤清热燥湿；以四逆汤温阳散寒。方药相互为用，以奏其效。

2. 慢性鼻咽炎

李某，男，29岁。有多年慢性鼻咽炎病史，近由病友介绍前来诊治。刻诊：鼻塞不通，鼻涕清稀色白，受凉加重，咽喉不利，咯痰不畅，心胸烦热，口苦，倦怠乏力，舌质红，苔薄黄，脉沉弱。辨为郁热夹寒证，治当清热调气，宣发散寒。给予小柴胡汤、桔梗汤与大青龙汤合方：柴胡24g，黄芩10g，生半夏12g，红参10g，麻黄20g，桂枝6g，杏仁10g，石膏45g，生姜10g，大枣12枚，桔梗10g，生甘草20g。6剂，以水800~1 000mL，浸泡30min，大火烧开，小火煎煮40min，每次服用150mL；第2次煎煮15min；第3次煎煮若水少可酌情加水，煎煮15min，每日1剂，分3次服。

二诊：鼻塞不通减轻，仍心胸烦热，以前方变石膏为50g，6剂。

三诊：鼻塞不通较前又有减轻，仍咽喉不利，以前方变桔梗为15g，6剂。

四诊：鼻塞不通较前又有减轻，咽喉不利明显好转，以前方6剂继服。

五诊：鼻塞不通基本消除，以前方6剂继服。

六诊：诸症基本消除，又以前方治疗40余剂，诸症基本悉除。随访1年，一切正常。

用方体会：根据鼻塞不通、受凉加重辨为寒，再根据咽喉不利、舌质红辨为热，因倦怠乏力辨为气虚，又因心胸烦热、口苦辨为郁热，以此辨为郁热夹寒证。方以小柴胡汤清热调气，益气温阳；以大青龙汤宣发散寒，清泻郁热；以桔梗汤宣利咽喉。方药相互为用，以奏其效。

3. 溃疡性眼睑缘炎

许某，男，61岁。有多年溃疡性眼睑缘炎病史，近由病友介绍前来诊治。刻诊：眼睑溃烂，眼眵多，睫毛稀少，畏光流泪，急躁易怒，五心烦热，盗汗，口苦，倦怠乏力，口渴欲饮热水，舌质红，苔薄黄，脉沉弱。辨为郁热夹寒证，治当清热调气，益气散寒。给予小柴胡汤、栀子柏皮汤、百合地黄汤与四逆汤合方：柴胡24g，黄芩10g，生半夏12g，红参10g，栀子15g，黄柏6g，生附子5g，生姜10g，大枣12枚，干姜5g，百合15g，生地黄50g，炙甘草10g。6剂，以水800~1000mL，浸泡30min，大火烧开，小火煎煮40min，每次服用150mL；第2次煎煮15min；第3次煎煮若水少可酌情加水，煎煮15min，每日1剂，分3次服。

二诊：五心烦热减轻，盗汗减少，以前方6剂继服。

三诊：五心烦热较前又有减轻，盗汗止，仍眼眵多，以前方变黄柏为24g，6剂。

四诊：眼眵减少，畏光流泪减轻，以前方6剂继服。

五诊：眼睑溃烂明显好转，大便溏泻，以前方变生地黄为30g，6剂。

六诊：眼睑溃烂基本愈合，又以前方治疗 40 余剂，诸症悉除。随访 1 年，一切正常。

用方体会：根据眼睑溃烂、急躁易怒辨为郁热，再根据眼眵多辨为湿热，因倦怠乏力辨为气虚，又因五心烦热、盗汗辨为阴虚，更因口渴欲饮热水辨为热夹寒，以此辨为郁热夹寒证。方以小柴胡汤清热调气，益气温阳；以栀子柏皮汤清热燥湿解毒；以百合地黄汤滋阴生津清热；以四逆汤温壮阳气。方药相互为用，以奏其效。

柴胡加龙骨牡蛎汤

（《伤寒杂病论》）

【导读】 柴胡加龙骨牡蛎汤辨治突发性耳聋、神经性耳聋、神经性耳鸣、非神经性耳鸣、耳源性眩晕、中耳炎，针对病变证机是少阳少阴郁热、壅滞经脉、肆虐清窍、气虚不固，病变证型是少阳少阴郁热夹虚证，症状以耳鸣、口苦、倦怠乏力为主；柴胡加龙骨牡蛎汤治疗作用特点是清解郁热，调理气机，补益正气，潜阳开窍，通阳降逆。

【组成】 柴胡四两（12g）　龙骨一两半（4.5g）　黄芩一两半（4.5g）　生姜切，一两半（4.5g）　铅丹一两半（4.5g）　人参一两半（4.5g）　桂枝去皮，一两半（4.5g）　茯苓一两半（4.5g）　半夏洗，二合（6g）　大黄二两（6g）　牡蛎熬，一两半（4.5g）　大枣擘，六枚（6枚）

【用法】 用水 560mL，大黄应在其余药煎煮 20 分后加入，仅煎 2~3 秒，每次温服 70mL，视病情而决定服药次数。

【功效】 清热调气，益气和耳。

【适用病证】

主要症状：耳聋，或耳鸣，或听力下降。

辨证要点：口苦，情绪低落，心胸烦热，舌质红，苔薄黄，脉沉弱。

可能伴随的症状：不欲言语，或心悸，或烦躁不安，或急躁易怒，或失眠，或多梦，或健忘等。

【解读方药】 方中柴胡清热偏于辛散透热，黄芩清热偏于苦寒降热，生姜辛开苦降偏于宣散，半夏辛开苦降偏于降泄，桂枝辛温通阳，龙骨安神偏于清热安神，牡蛎安神偏于潜阳安神，铅丹安神偏于重镇安神，茯苓安神偏于益利安神，大黄泻热导滞，人参、大枣补益中气。方药相互为用，以奏其效。

【配伍用药】 若热甚者，加大黄芩、大黄用量，再加黄连，以清泻郁热；

若郁甚者，加枳实、厚朴、木香，以行气解郁；若气虚者，加大人参用量，再加山药、白术，以健脾益气；若心悸者，加五味子、酸枣仁，以益心安神等。

【诊治案例】

1.耳源性眩晕（梅尼埃病）

夏某，男，41岁。有多年耳源性眩晕病史，近由病友介绍前来诊治。刻诊：耳鸣，听力下降，头晕目眩，天旋地转，心烦急躁，情绪低落，失眠多梦，健忘，倦怠乏力，手足冰凉，口苦，舌质红，苔黄略腻，脉沉弱。辨为郁热风痰夹阳虚证，治当清热调气，温补阳气，息风化痰。给予柴胡加龙骨牡蛎汤、藜芦甘草汤与四逆汤合方：柴胡24g，龙骨10g，黄芩10g，生姜10g，铅丹0.3g，红参10g，桂枝10g，茯苓10g，生半夏10g，大黄12g，牡蛎10g，大枣10枚，生附子5g，干姜5g，藜芦1.5g，炙甘草10g。6剂，以水800~1000mL，浸泡30min，大火烧开，小火煎煮40min，每次服用150mL；第2次煎煮15min；第3次煎煮若水少可酌情加水，煎煮15min，每日1剂，分3次服。

二诊：头晕目眩好转，仍耳鸣，以前方变龙骨、牡蛎各为30g，6剂。

三诊：头晕目眩较前又有好转，耳鸣略有减轻，以前方6剂继服。

四诊：头晕目眩较前又有好转，仍手足冰凉，以前方变干姜为10g，6剂。

五诊：头晕目眩基本消除，以前方6剂继服。

六诊：头晕目眩未再发作，耳鸣较前又有减轻，以前方6剂继服。

七诊：头晕目眩未再发作，耳鸣较前又有明显减轻，又以前方治疗50余剂，听力较前有明显好转。随访1年，一切正常。

用方体会：根据头晕目眩、口苦辨为郁热，再根据头晕目眩、天旋地转、苔腻辨为风痰，因倦怠乏力辨为气虚，又因手足冰凉辨为阳虚，以此辨为郁热风痰夹阳虚证。方以柴胡加龙骨牡蛎汤清心泻胆，益气潜阳；以藜芦甘草汤息风化痰；以四逆汤温阳散寒。方药相互为用，以奏其效。

2.耳源性眩晕（梅尼埃病）

詹某，女，39岁。有多年耳源性眩晕病史，近由病友介绍前来诊治。刻诊：耳鸣，听力下降，头晕目眩，天旋地转，心烦急躁，情绪低落，头痛，失眠多梦，健忘，倦怠乏力，手足心热，口苦，舌质暗红夹瘀紫，苔薄黄，脉沉弱涩。辨为郁热风痰夹瘀证，治当清热调气，息风化痰，活血化瘀。给予柴胡加龙骨牡蛎汤、藜芦甘草汤与失笑散合方：柴胡24g，龙骨10g，黄芩10g，生姜10g，铅丹0.3g，红参10g，桂枝10g，茯苓10g，生半夏10g，大黄12g，牡蛎10g，大枣10枚，五灵脂10g，蒲黄10g，藜芦1.5g，炙甘草10g。6剂，以水800~1 000mL，浸泡30min，大火烧开，小火煎煮40min，每次服用150mL；第2次煎煮15min；第3次煎煮若水少可酌情加水，煎煮15min，每日1剂，分3次服。

二诊：头晕目眩好转，仍耳鸣，以前方变龙骨、牡蛎各为30g，6剂。

三诊：头晕目眩较前又有好转，耳鸣略有减轻，以前方6剂继服。

四诊：头晕目眩较前又有好转，仍头痛，以前方加川芎24g，6剂。

五诊：头晕目眩基本消除，头痛止，以前方6剂继服。

六诊：头晕目眩未再发作，耳鸣较前又有减轻，以前方6剂继服。

七诊：头晕目眩未再发作，耳鸣较前又有明显减轻，又以前方治疗60余剂，耳鸣基本消除，听力较前又有明显好转。随访1年，一切正常。

用方体会：根据头晕目眩、口苦辨为郁热，再根据头晕目眩、天旋地转辨为风，因倦怠乏力辨为气虚，又因舌质暗红夹瘀紫辨为瘀，以此辨为郁热风夹瘀证。方以柴胡加龙骨牡蛎汤清心泻胆，益气潜阳；以藜芦甘草汤息风化痰；以失笑散活血化瘀。方药相互为用，以奏其效。

天 雄 散

（《伤寒杂病论》）

【导读】 天雄散辨治神经性耳鸣、非神经性耳鸣、神经性耳聋、中耳炎，或是辨治慢性鼻炎（萎缩性、干酪性、肥厚性、过敏性、单纯性鼻炎）、鼻窦炎、变应性鼻炎、血管运动性鼻炎、嗜酸性粒细胞增多性非变应性鼻炎，针对病变证机是肾阳虚弱、经气不通、肾精不固、清窍失聪；天雄散治疗作用特点是温壮阳气，温通经脉，固涩肾精。

【组成】 天雄炮，三两（9g）　白术八两（24g）　桂枝六两（18g）　龙骨三两（9g）

【用法】 上四味，杵为散，酒服半钱匕。日三服。不知，稍增之。

【功效】 温肾益阳摄精。

【适用病证】

（1）辨治神经性耳鸣、非神经性耳鸣、神经性耳聋、中耳炎等属于肾阳不固证；症状以耳鸣、怕冷为主。

主要症状：耳鸣，或听力下降。

辨证要点：手足不温，舌质淡，苔薄白，脉沉弱。

可能伴随的症状：头晕目眩，或遗精，或痛经，或健忘，或面色不荣等。

（2）辨治慢性鼻炎（萎缩性、干酪性、肥厚性、过敏性、单纯性鼻炎）、鼻窦炎、变应性鼻炎、血管运动性鼻炎、嗜酸性粒细胞增多性非变应性鼻炎属于阳虚不固证；症状以鼻痒、鼻涕、鼻塞、怕冷为主。

主要症状：鼻痒，鼻涕，或头痛，或鼻塞。

辨证要点：手足不温，舌质淡，苔薄白，脉沉弱。

可能伴随的症状：倦怠乏力，或怕冷，或面色不荣，或腰酸，或耳鸣等。

【解读方药】 方中天雄味辛偏于温壮阳气，桂枝味辛温通经脉，白术健脾益气，龙骨固涩肾精。方药相互为用，以奏其效。

【配伍用药】 若阳虚甚者，加大天雄用量，再加鹿角、巴戟天，以温补阳气；若经气不通甚者，加大桂枝用量，再加生姜，以温通经脉；若气虚者，加大白术用量，再加人参，以补益中气；若自汗者，加大龙骨用量，再加黄芪，以益气固涩止汗等。

【诊治案例】

1.神经性耳鸣、失眠

许某，男，46岁。有多年神经性耳鸣、失眠病史，近由病友介绍前来诊治。刻诊：耳鸣，失眠，健忘，心烦急躁，情绪低落，倦怠乏力，手足不温，怕冷，口渴欲饮热水，舌红少苔，脉沉细弱。辨为阴阳俱虚夹郁证，治当温补阳气，滋补阴津，疏理气机。给予天雄散、百合地黄汤与四逆散合方：制附子10g，龙骨10g，白术24g，桂枝20g，百合15g，生地黄50g，柴胡12g，枳实12g，白芍12g，炙甘草10g。6剂，以水800~1 000mL，浸泡30min，大火烧开，小火煎煮40min，每次服用150mL；第2次煎煮15min；第3次煎煮若水少可酌情加水，煎煮15min，每日1剂，分3次服。

二诊：心烦急躁减轻，仍耳鸣、失眠、多梦，以前方变龙骨为30g，加酸枣仁45g，牡蛎30g，6剂。

三诊：心烦急躁较前又有减轻，耳鸣、失眠、多梦较前略有好转，以前方6剂继服。

四诊：手足不温基本消除，耳鸣、失眠、多梦较前又有好转，以前方6剂继服。

五诊：心烦急躁基本消除，耳鸣、失眠、多梦较前又有减轻，仍倦怠乏力，以前方加红参10g，6剂。

六诊：耳鸣、失眠、多梦较前又有减轻，以前方6剂继服。

七诊：诸症较前均有减轻，又以前方治疗60余剂，耳鸣基本消失。随访1年，一切正常。

用方体会：根据耳鸣、手足不温辨为阳虚，再根据耳鸣、舌红少苔辨为阴虚，因倦怠乏力辨为气虚，又因情绪低落辨为气郁，以此辨为阴阳俱虚夹郁证。方以天雄散（附子代天雄）温壮阳气；以百合地黄汤滋补阴津；以四逆散疏理气机。方药相互为用，以奏其效。

2.神经性耳鸣、失眠

郑某，女，63岁。有多年神经性耳鸣、失眠病史，近由病友介绍前来诊治。

刻诊：耳鸣，失眠，健忘，心烦急躁，情绪低落，倦怠乏力，手指颤动，怕冷，头沉，舌质暗淡夹瘀紫，苔白厚腻，脉沉弱。辨为阳虚郁瘀夹风痰证，治当温补阳气，化痰息风，疏理气机，活血化瘀。给予天雄散、小半夏汤、藜芦甘草汤与四逆散合方：制附子10g，龙骨10g，白术24g，桂枝20g，生半夏24g，生姜24g，柴胡12g，枳实12g，白芍12g，藜芦1.5g，炙甘草10g。6剂，以水800~1 000mL，浸泡30min，大火烧开，小火煎煮40min，每次服用150mL；第2次煎煮15min；第3次煎煮若水少可酌情加水，煎煮15min，每日1剂，分3次服。

二诊：心烦急躁减轻，仍耳鸣、失眠、多梦，以前方变龙骨为30g，加酸枣仁45g，牡蛎30g，6剂。

三诊：心烦急躁基本消除，耳鸣、失眠、多梦较前略有好转，以前方6剂继服。

四诊：情绪低落较前有好转，仍手指颤动，以前方变藜芦为3g，6剂。

五诊：心烦急躁基本消除，耳鸣、失眠、多梦较前又有减轻，手指颤动较前好转，以前方6剂继服。

六诊：耳鸣、失眠、多梦较前又有减轻，仍倦怠乏力，以前方加红参6g，6剂。

七诊：诸症基本趋于缓解，又以前方治疗70余剂，诸症基本消除。随访1年，一切正常。

用方体会：根据耳鸣、手足不温辨为阳虚，再根据舌质暗淡夹瘀紫辨为瘀，因倦怠乏力辨为气虚，又因情绪低落辨为气郁，更因苔腻辨为痰，以此辨为阳虚瘀郁夹风痰证。方以天雄散（附子代天雄）温壮阳气；以小半夏汤醒脾燥湿化痰；以藜芦甘草汤息风化瘀；以四逆散调理气机。方药相互为用，以奏其效。

四逆磁朱汤

（《杂病辨治心法》）

【导读】 四逆磁朱汤辨治突发性耳聋、神经性耳聋、神经性耳鸣、非神经性耳鸣，针对病变证机是肝气郁滞、经气闭塞、脉络不通、耳窍失聪，病变证型是肝郁闭窍证，症状以耳鸣、情绪低落为主；四逆磁朱汤治疗作用特点是疏肝理气，调理气机，芳香开窍，重镇醒神。

【组成】 柴胡12g 枳实12g 白芍12g 炙甘草12g 冰片3g 磁石30g 朱砂3g

【用法】 水煎服；冰片、朱砂冲服。

【功效】 疏肝调气，开窍益耳。

【适用病证】

主要症状：耳聋，或耳鸣，或听力下降。

辨证要点：情绪低落，舌质红，苔薄黄，脉沉弦。

可能伴随的症状：不欲言语，或烦躁不安，或失眠，或多梦，或健忘等。

【解读方药】 方中柴胡行气偏于辛散透达，枳实行气偏于降泄，冰片开窍偏于清凉，朱砂开窍偏于重镇，磁石开窍偏于育阴，白芍补血柔肝缓急，甘草补益中气。方药相互为用，以奏其效。

【配伍用药】 若肝郁甚者，加大柴胡、枳实用量，再加川芎，以行气活血；若夹热者，加石膏、知母，以清泻郁热；若耳鸣者，加大磁石用量，再加龙骨、牡蛎，以潜阳安神开窍；若健忘者，加五味子、酸枣仁，以益心定志安神等。

【诊治案例】 耳源性眩晕、慢性胆囊炎

徐某，女，49岁。有多年耳源性眩晕、慢性胆囊炎病史，近由病友介绍前来诊治。刻诊：头晕目眩，时时恶心呕吐，不思饮食，胁肋胀闷，情绪低落，烦躁不安，心烦易怒，倦怠乏力，口渴欲饮热水，舌质红，苔薄黄，脉沉弱。辨为肝胆郁滞，浊气上逆证，治当疏利肝胆，降逆开窍。给予四逆磁朱汤与小柴胡汤合方：柴胡24g，枳实12g，白芍12g，冰片3g，磁石30g，朱砂3g，黄芩10g，生半夏12g，红参10g，生姜10g，大枣12枚，炙甘草12g。6剂，以水800~1 000mL，浸泡30min，大火烧开，小火煎煮40min，每次服用150mL；第2次煎煮15min；第3次煎煮若水少可酌情加水，煎煮15min，每日1剂，分3次服。

二诊：头晕目眩减轻，胁肋胀闷好转，仍不思饮食，以前方加生山楂24g，6剂。

三诊：头晕目眩较前又有减轻，胁肋胀闷较前又有好转，饮食较前转佳，以前方6剂继服。

四诊：头晕目眩较前明显减轻，胁肋胀闷基本消除，以前方6剂继服。

五诊：头晕目眩较前又有明显减轻，以前方6剂继服。

六诊：诸症较前均有明显减轻，又以前方治疗80余剂，诸症基本消除。随访1年，一切正常。

用方体会：根据头晕目眩、烦躁不安辨为肝胆郁热，再根据胁肋胀闷、情绪低落辨为肝郁，因倦怠乏力辨为气虚，又因恶心呕吐辨为浊气上逆，以此辨为肝胆郁滞，浊气上逆证。方以四逆磁朱汤疏肝理气，重镇安神；小柴胡汤清热调气，益气降逆。方药相互为用，以奏其效。

耳聋左慈丸

（《中华人民共和国药典》）

【导读】 耳聋左慈丸辨治突发性耳聋、神经性耳聋、神经性耳鸣、非神经性耳鸣，针对病变证机是肝肾阴虚、虚热内生、阳气不升、耳窍失聪，病变证型是肝肾阴虚、耳窍失荣证，症状以耳鸣、舌红少苔为主；耳聋左慈丸治疗作用特点是滋补肝肾，清退虚热，升阳开窍。

【组成】 熟地24g 山药12g 山茱萸12g 茯苓9g 丹皮9g 泽泻9g 磁石30g 柴胡3g

【用法】 将上药研为细粉状，以蜜为丸，或以水为丸，每次用3~6g，分早中晚3次服；水煎服。

【功效】 滋补肾精，开窍聪耳。

【适用病证】

主要症状：耳聋，或耳鸣，或听力下降。

辨证要点：五心烦热，舌红少苔，脉沉细弱。

可能伴随的症状：盗汗，或潮热，或急躁易怒，或失眠，或多梦，或月经不调，或遗精等。

【解读方药】 方中熟地黄滋补阴血，山药益气化阴，山茱萸固涩肾精，茯苓利湿偏于益气，泽泻利湿偏于通降，牡丹皮凉血清热，柴胡疏利气机，磁石开窍醒神。方药相互为用，以奏其效。

【配伍用药】 若阴虚明显者，加枸杞子、麦冬，以滋阴清热；若手足心热者，加生地黄、玄参，以滋阴凉血；若口干咽燥者，加玉竹、石斛，以滋阴润燥；若夹阳虚者，加鹿茸、巴戟天，以温补肾阳；大便干结者，加麻仁、柏子仁，以润肠通便等。

升麻葛根汤

（《太平惠民和剂局方》）

【导读】 升麻葛根汤辨治突发性耳聋、神经性耳聋、神经性耳鸣、非神经性耳鸣，或辨治扁桃体炎、咽炎、喉炎、咽喉白斑症、咽神经紧张综合征、咽喉肿瘤，针对病变证机是郁热内生、侵扰于上、伤及气血、肆虐清窍；升麻葛根汤治疗作用特点是透散郁热，益气和中，补血敛阴。

【组成】 升麻 芍药 甘草炙，各十两（各300g） 葛根十五两（450g）

【用法】 将药研为细散状，每次煎 9g，温热服之，或不拘时服，或 1 日 2~3 次服；达到治疗目的为止。用汤剂可用原方量的 1/10。

【功效】 解肌透窍。

【适用病证】

（1）辨治突发性耳聋、神经性耳聋、神经性耳鸣、非神经性耳鸣属于热伤气血证；症状以耳鸣，舌质红，苔薄黄为主。

主要症状：耳聋，或耳鸣，或听力下降。

辨证要点：身热面赤，舌质红，苔薄黄，脉浮或正常。

可能伴随的症状：头痛，或发热，或恶寒，或身体疼痛等。

（2）辨治扁桃体炎、咽炎、喉炎、咽喉白斑症、咽神经紧张综合征、咽喉肿瘤属于热伤咽喉证；症状以咽喉不爽，灼热疼痛，脉沉弱为主。

主要症状：咽喉不利，咽痛。

辨证要点：咽干口渴，舌质红，苔薄黄，脉浮或正常。

可能伴随的症状：咽喉热痛，或咽中有异物感，或身热，或倦怠乏力，或面色不荣，或面色发红等。

【解读方药】 方中升麻辛凉透疹偏于解毒，葛根辛凉透疹偏于生津，芍药补血敛阴，甘草益气和中。方药相互为用，以奏其效。

【配伍用药】若热甚者，加大升麻、葛根用量，再加柴胡、菊花，以清透郁热；若耳鸣甚者，加大芍药、甘草用量，再加龙骨、牡蛎，以益气补血，潜阳止鸣；若耳聋者，加远志、石菖蒲、冰片，以开窍聪耳；若头痛者，加大芍药、甘草用量，再加川芎，以益气缓急止痛等。

安神定志丸

（《医学心悟》）

【导读】 安神定志丸辨治神经性耳鸣、非神经性耳鸣，针对病变证机是心气虚弱、痰浊内生、心气不荣、痰浊蒙窍，病变证型是心气虚夹痰证，症状以耳鸣、失眠、苔腻为主；安神定志丸治疗作用特点是补益心气，安神聪耳，化痰开窍。

【组成】人参一两（30g） 茯苓一两（30g） 茯神一两（30g） 远志一两（30g） 石菖蒲五钱（15g） 龙齿五钱（15g）

【用法】将药研为细散状，以蜜为丸，以辰砂为衣，每次服6g，以黄酒送服。用汤剂可用原方量的 1/3。

【功效】 益气化痰，安神定志。

【适用病证】

主要症状：耳鸣，或听力下降。

辨证要点：失眠，舌质淡，苔白腻，脉沉弱。

可能伴随的症状：头晕目眩，或心悸，或多梦，或健忘，或面色不荣等。

【解读方药】 方中人参益气安神偏于大补，茯苓益气安神偏于渗利，茯神益气安神偏于宁心，远志祛邪安神偏于化痰，石菖蒲祛邪安神偏于开窍，龙齿祛邪安神偏于重镇。方药相互为用，以奏其效。

【配伍用药】 若心气虚甚者，加大人参、茯苓用量，再加白术，以健脾益气；若痰甚者，加大远志、石菖蒲用量，再加半夏，以开窍降逆化痰；若气郁者，加柴胡、枳实，以行气解郁；若多梦者，加大龙齿用量，再加牡蛎，以潜阳安神等。

炙甘草汤

（《伤寒杂病论》）

【导读】 炙甘草汤辨治神经性耳鸣、非神经性耳鸣、神经性耳聋，或辨治慢性泪囊炎、结膜炎、角膜炎、视神经炎、视神经萎缩，针对病变证机是气不推动、血不滋养、阳不温煦、阴不滋荣、清窍失荣；炙甘草汤治疗作用特点是补益中气，补血养血，温通阳气，滋补阴津。

【组成】 甘草炙，四两（12g）　生姜切，三两（9g）　人参二两（6g）　生地黄一斤（48g）　桂枝去皮，三两（9g）　阿胶二两（6g）　麦门冬去心，半升（12g）　麻仁半升（12g）　大枣擘，三十枚（30枚）

【用法】 用清酒（半成品白酒）490mL，用水560mL，煮取药液210mL，加入阿胶溶化，每次服70mL，每日分3次服。又方名为复脉汤。

【功效】 滋阴养血，温阳益气。

【适用病证】

（1）辨治神经性耳鸣、非神经性耳鸣、神经性耳聋、突发性耳聋等属于气血阴阳俱虚证；症状以耳鸣，五心烦热，口淡不渴为主。

主要症状：耳鸣，或听力下降。

辨证要点：五心烦热，或手足不温，舌红少苔，或舌质淡，苔薄白，脉沉弱。

可能伴随的症状：头晕目眩，或盗汗，或自汗，或口干咽燥，或口淡不渴，或面红，或大便干结等。

（2）辨治慢性泪囊炎、结膜炎、角膜炎、视神经炎、视神经萎缩等属于气血阴阳俱虚证；症状以目涩，或目痛，视物模糊为主。

主要症状：目涩，或目痛，或视物模糊。

辨证要点：手足不温，手足心热，舌质淡，苔白，或舌红少苔，脉沉弱。

可能伴随的症状：眼目拘急，或视物模糊，或自汗，或盗汗，或怕冷，或身热，或头晕目眩，或心悸等。

【解读方药】 方中桂枝辛温化阳偏于通心阳，生姜辛温化阳偏于温中阳，生地黄补血偏于凉血，阿胶补血偏于止血，人参益气偏于大补元气，大枣益气偏于益血，甘草益气偏于平补中气，麻仁滋阴偏于润通，麦冬滋阴偏于清热。方药相互为用，以奏其效。

【配伍用药】 若阴虚甚者，加大麻仁、麦冬用量，再加枸杞子，以滋补阴津；若阳虚甚者，加大桂枝、生姜用量，再加附子，以温壮阳气；若气虚甚者，加大人参用量，再加白术，以补益中气；若血虚甚者，加大生地黄、阿胶用量，再加熟地黄，以滋补阴血；若盗汗者，加五味子、牡蛎，以敛阴止汗等。

【诊治案例】

1.神经性耳鸣、失眠

刘某，男，51岁。有多年神经性耳鸣、失眠病史，近由病友介绍前来诊治。刻诊：耳鸣如蝉，失眠，多梦，健忘，遗精，五心烦热，盗汗，倦怠乏力，口渴欲饮热水，舌质暗淡夹瘀紫，苔薄白，脉沉弱略涩。辨为阴阳俱虚夹瘀证，治当温补心阳，滋补心阴，活血化瘀。给予炙甘草汤、桂枝加龙骨牡蛎汤与失笑散合方：炙甘草 12g，红参 6g，生姜 10g，生地黄 48g，桂枝 10g，阿胶珠 6g，麦冬 12g，麻仁 12g，大枣 30 枚，白芍 10g，龙骨 10g，牡蛎 10g，五灵脂 10g，蒲黄 10g。6 剂，以水 800~1000mL，浸泡 30min，大火烧开，小火煎煮 40min，每次服用 150mL；第 2 次煎煮 15min；第 3 次煎煮若水少可酌情加水，煎煮 15min，每日 1 剂，分3 次服。

二诊：失眠多梦减轻，仍耳鸣，以前方变龙骨、牡蛎各为 30g，6 剂。

三诊：耳鸣、失眠、多梦较前又有减轻，仍倦怠乏力，以前方变红参为10g，6 剂。

四诊：耳鸣、失眠、多梦较前又有减轻，以前方 6 剂继服。

五诊：失眠多梦基本消除，耳鸣较前又有减轻，倦怠乏力好转，以前方 6 剂继服。

六诊：失眠多梦未再发作，耳鸣较前又有减轻，以前方 6 剂继服。

七诊：耳鸣较前又有减轻，其余诸症基本消除，又以前方治疗 50 余剂，耳鸣基本消失。随访 1 年，一切正常。

用方体会：根据耳鸣、五心烦热辨为阴虚，再根据耳鸣、舌质淡辨为阳虚，因倦怠乏力辨为气虚，又因舌质夹瘀紫、脉涩辨为瘀，更因口渴欲饮热水辨为阴阳俱虚，以此辨为阴阳俱虚夹瘀证。方以炙甘草汤滋补心阴，温补心阳；以失笑散活血化瘀；以桂枝加龙骨牡蛎汤交通心肾，潜阳安神。方药相互为用，以奏其效。

2.神经性耳鸣、失眠

李某，男，49岁。有多年神经性耳鸣、失眠病史，近由病友介绍前来诊治。刻诊：耳鸣如蝉，失眠，多梦，健忘，遗精，五心烦热，盗汗，情绪低落，倦怠乏力，头沉，舌质淡红，苔白厚腻，脉沉弱。辨为阴阳俱虚夹痰郁证，治当温补心阳，滋补心阴，理气化痰。给予炙甘草汤、四逆散与小半夏汤合方：炙甘草12g，红参6g，生姜24g，生地黄48g，桂枝10g，阿胶珠6g，麦冬12g，麻仁12g，大枣30枚，白芍15g，柴胡15g，枳实15g，生半夏24g。6剂，以水800~1 000mL，浸泡30min，大火烧开，小火煎煮40min，每次服用150mL；第2次煎煮15min；第3次煎煮若水少可酌情加水，煎煮15min，每日1剂，分3次服。

二诊：耳鸣未改善，失眠、多梦减轻，仍盗汗，以前方6剂继服。

三诊：耳鸣略有改善，失眠、多梦较前又有减轻，仍五心烦热，以前方变麦冬为24g，6剂。

四诊：耳鸣较前又有好转，失眠、多梦较前又有减轻，以前方6剂继服。

五诊：耳鸣较前又有好转，失眠、多梦较前又有减轻，以前方6剂继服。

六诊：耳鸣较前又有好转，失眠、多梦基本消除，以前方6剂继服。

七诊：耳鸣较前又有减轻，其余诸症基本消除，又以前方治疗70余剂，耳鸣基本消失。随访1年，一切正常。

用方体会：根据耳鸣、五心烦热辨为阴虚，再根据耳鸣、舌质淡辨为阳虚，因倦怠乏力辨为气虚，又因情绪低落辨为气郁，更因头沉、苔白腻辨为痰，以此辨为阴阳俱虚夹痰郁证。方以炙甘草汤滋补心阴，温补心阳；以四逆散理气解郁；以小半夏汤醒脾燥湿化痰。方药相互为用，以奏其效。

3.视神经炎

李某，男，49岁。有多年神经性耳鸣、失眠病史，近由病友介绍前来诊治。刻诊：视力减退，畏光，眼球疼痛，五心烦热，盗汗，情绪低落，倦怠乏力，头沉，舌质淡红，苔白厚腻，脉沉弱。辨为阴阳俱虚夹痰郁证，治当温补心阳，滋补心阴，理气化痰。给予炙甘草汤、四逆散与小半夏汤合方：炙甘草12g，红参6g，生姜24g，生地黄48g，桂枝10g，阿胶珠6g，麦冬12g，麻仁12g，大枣30枚，白芍15g，柴胡15g，枳实15g，生半夏24g。6剂，以水800~1000mL，浸泡30min，大火烧开，小火煎煮40min，每次服用150mL；第2次煎煮15min；第3次煎煮若水少可酌情加水，煎煮15min，每日1剂，分3次服。

二诊：视力减退未有改善，畏光略有减轻，仍倦怠乏力，以前方变红参为10g，6剂。

三诊：视力减退未有改善，畏光较前又有减轻，倦怠乏力好转，以前方6剂继服。

四诊：视力减退较前略有好转，情绪低落好转，仍眼球疼痛，以前方变白芍为24g，6剂。

五诊：视力减退较前又有好转，眼球疼痛较前减轻，失眠、多梦基本消除，以前方6剂继服。

六诊：视力减退较前又有好转，五心烦热、盗汗基本消除，以前方6剂继服。

七诊：视力减退较前又有明显好转，其余诸症基本消除，又以前方治疗30余剂，视力基本恢复正常。随访1年，一切正常。

用方体会：根据视力减退、五心烦热辨为阴虚，再根据视力减退、苔白辨为阳虚，因倦怠乏力辨为气虚，又因情绪低落辨为气郁，更因头沉、苔白腻辨为痰，以此辨为阴阳俱虚夹痰郁证。方以炙甘草汤滋补心阴，温补心阳；以四逆散理气解郁；以小半夏汤醒脾燥湿化痰。方药相互为用，以奏其效。

八味冰磁汤

(《杂病辨治心法》)

【导读】 八味冰磁汤辨治神经性耳鸣、非神经性耳鸣、神经性耳聋、突发性耳聋，针对病变证机是肾阴不足、虚热内生、上扰耳窍，病变证型是虚热扰窍证，症状以耳鸣、五心烦热为主；八味冰磁汤治疗作用特点是滋补阴津，开窍荣耳，或利湿浊。

【组成】 熟地黄24g 山药12g 山茱萸12g 牡丹皮9g 茯苓9g 泽泻9g 磁石24g 冰片3g

【用法】 水煎服。

【功效】 滋补肾阴，上荣耳窍。

【适用病证】

主要症状：耳鸣，或听力下降。

辨证要点：五心烦热，舌红少苔，脉沉细弱。

可能伴随的症状：头晕目眩，或盗汗，或口干咽燥，或面红，或大便干结等。

【解读方药】 方中熟地黄滋补阴血，山药益气化阴，山茱萸固精益肾，泽泻利湿偏于渗利，茯苓利湿偏于益气，牡丹皮凉血清热，冰片开窍偏于芳香，磁石开窍偏于重镇。方药相互为用，以奏其效。

【配伍用药】 若阴虚甚者，加大熟地黄用量，再加生地黄、麦冬，以滋补阴津；若虚热甚者，加大牡丹皮用量，再加地骨皮、玄参，以清退虚热；若耳鸣甚者，加龙骨、牡蛎，以潜阳止鸣；若盗汗者，加大山茱萸用量，再加牡蛎、五味子，以固涩收敛止汗等。

【诊治案例】 突发性耳聋、耳鸣

徐某，男，48岁。4个月前突发性耳聋、耳鸣，经住院及门诊治疗但耳聋、耳鸣未能得到有效改善，近由病友介绍前来诊治。刻诊：耳聋，耳鸣，五心烦热，盗汗，失眠多梦，头晕目眩，舌质暗红夹瘀紫，苔黄腻，脉沉细涩。辨为阴虚夹痰瘀证，治当滋补阴津，调理气机，活血化瘀。给予八味磁朱汤、小陷胸汤与失笑散合方：熟地黄24g，山药12g，山茱萸12g，茯苓10g，泽泻10g，牡丹皮10g，磁石24g，冰片3g，全瓜蒌30g，黄连3g，生半夏12g，五灵脂10g，蒲黄10g。6剂，以水800~1 000mL，浸泡30min，大火烧开，小火煎煮40min，每次服用150mL；第2次煎煮15min；第3次煎煮若水少可酌情加水，煎煮15min，每日1剂，分3次服。

二诊：耳聋、耳鸣未见好转，盗汗明显减轻，以前方变磁石为40g，6剂。

三诊：耳鸣略有减轻，耳聋仍未好转，以前方加石菖蒲12g，6剂。

四诊：耳鸣较前又有减轻，耳聋较前略有好转，苔仍黄腻，以前方变黄连为10g，6剂。

五诊：耳鸣、耳聋较前又有好转，以前方6剂继服。

六诊：耳鸣、耳聋较前又有好转，失眠多梦基本消除，以前方6剂继服。

七诊：耳鸣、耳聋较前又有明显恢复，又以前方治疗30余剂，耳聋消除，仍有轻微耳鸣，患者对治疗满意，不再继续治疗。随访1年，一切基本正常。

用方体会：根据耳聋、五心烦热辨为阴虚，再根据耳聋、苔黄腻辨为痰热，因舌质夹瘀紫辨为瘀，以此辨为阴虚夹痰瘀证。方以八味磁朱汤滋阴潜阳，开窍聪耳；小陷胸汤清热燥湿化痰；以失笑散活血化瘀。方药相互为用，以奏其效。

当归饮子

（《济生方》）

【导读】 当归饮子辨治外耳湿疹，针对病变证机是气虚不固、血虚不荣、血脉不利、风寒侵袭，病变证型是气血虚夹风证，症状以外耳道、耳郭及其周围皮肤瘙痒流为主；当归饮子治疗作用特点是补血养血，益气固表，疏散风寒。

【组成】 当归去芦 白芍药 川芎 生地黄洗 白蒺藜炒，去尖 防风去芦 荆芥穗各一两（各30g） 何首乌 黄芪去芦，各半两（各15g） 甘草炙，半两（15g）

【用法】 将药研为细散状，每次服 12g，以水煎煮，加入生姜 5 片同煎，每日分 3 次温服，不拘时候。用汤剂可用原方量的 1/3。

【功效】 养血活血，祛风止痒。

【适用病证】

主要症状：外耳道、耳郭及其周围皮肤瘙痒。

辨证要点：渗出黄色脂水，面色萎黄，舌质淡红，苔薄，脉沉弱。

可能伴随的症状：身倦乏力，或皮肤皲裂增厚，或耳部及面颊部瘙痒，或皮肤溃破，或烦躁不安，或不思饮食等。

【解读方药】 方中荆芥祛风偏于疏散，防风祛风偏于润散，白蒺藜祛风偏于活血止痒，生地黄补血偏于凉血，当归补血偏于活血，白芍补血偏于敛阴，何首乌补血偏于养阴，川芎理血行气，甘草益气偏于和中，黄芪益气偏于固表。方药相互为用，以奏其效。

【配伍用药】 若气虚甚者，加大黄芪、甘草用量，以补益中气；若血虚甚者，加大当归、白芍用量，以补血养血；若风甚者，加大荆芥、防风、白蒺藜，以疏风散寒；若渗出黄水甚者，加黄柏、苍术、车前子，以燥湿利湿等。

地 黄 饮

（《医宗金鉴》）

【导读】 地黄饮辨治弥漫性外耳道炎、耳瘘感染、耳郭化脓性软骨膜炎、中耳炎，针对病变证机是血虚不荣、瘀血阻滞、脉络失和、耳窍失养，病变证型是血虚夹瘀证，症状以耳道皮肤潮红、增厚、皲裂为主；地黄饮治疗作用特点是补血养血，凉血化瘀，化痰通络。

【组成】 生地黄　熟地黄　何首乌（生）各三钱（各 9g）　当归二钱（6g）　丹皮　黑参　白蒺藜炒、去刺　僵蚕炒，各一钱半（各 4.5g）　红花　生甘草各半钱（各 1.5g）

【用法】 水煎服；每日分早中晚 3 次服。

【功效】 补血凉血，活血化痰。

【适用病证】

主要症状：外耳道皮肤淡红、增厚、皲裂。

辨证要点：疮面粗糙，舌质淡或夹瘀紫，苔薄，脉沉弱涩。

可能伴随的症状：耳内生疮如粟米，或瘙痒无度，或耳道覆痂皮或鳞屑，或心烦，或倦怠乏力，或头晕目眩等。

【解读方药】 方中生地黄凉血偏于补血，黑参（玄参）凉血偏于清热，牡丹皮凉血偏于散瘀，熟地黄补血偏于滋阴，何首乌（生）补血偏于解毒，当归补血偏于活血，白蒺藜活血偏于明目，红花活血偏于通脉，僵蚕化痰明目，生甘草清热解毒，益气缓急。方药相互为用，以奏其效。

【配伍用药】 若血热甚者，加大黑参、生地黄用量，以滋阴凉血；若血虚甚者，加大当归、熟地黄用量，以补血养血；若瘀血者，加大红花、当归用量，以活血化瘀；若视物模糊者，加大白蒺藜、牡丹皮用量，以活血凉血明目；若心烦者，加龙骨、牡蛎，以潜阳安神等。

托里消毒散

（《校注妇人良方》）

【导读】 托里消毒散辨治耳瘘感染、耳郭化脓性软骨膜炎、中耳炎、化脓性中耳炎、乳突炎、化脓性中耳乳突炎并发面瘫，针对病变证机是气虚不荣、血虚不养、郁热内生、耳窍失养，病变证型是气血虚夹热证，症状以耳瘘肿痛为主；托里消毒散治疗作用特点是健脾益气，补血养血，清热透毒。

【组成】 人参　黄芪盐水拌炒　当归　川芎　芍药炒　白术　茯苓各一钱（3g）　金银花　白芷各七分（各2.1g）　甘草半钱（1.5g）

【用法】 水煎服；每日分早中晚3次服。

【功效】 益气养血，托里透毒。

【适用病证】

主要症状：耳瘘肿痛。

辨证要点：耳空痛，舌质淡，苔薄，脉沉弱。

可能伴随的症状：耳瘘溃烂，或发热，或耳瘘流脓，或头痛，或倦怠乏力，或头晕目眩等。

【解读方药】 方中人参益气偏于生肌，黄芪益气偏于固护，白术益气偏于燥湿，茯苓益气偏于利湿，甘草益气偏于生津，当归理血偏于活血，川芎理血偏于行气，芍药理血偏于敛阴，金银花清热解毒，白芷辛散透达温通。方药相互为用，以奏其效。

【配伍用药】 若气虚甚者，加大人参、黄芪用量，以益气托毒；若血虚甚者，加大当归、芍药用量，以补血养血；若空痛甚者，加大人参、芍药用量，以益气缓急止痛；若溃烂流脓者，加大当归、黄芪用量，以益气生肌固表；若头痛者，加大川芎、芍药用量，以行气缓急止痛等。

内补黄芪汤

（《外科发挥》）

【导读】内补黄芪汤辨治化脓性中耳乳突炎并发耳后骨膜下脓肿、中耳炎、外耳湿疹，针对病变证机是气虚不荣、血虚不养、阴伤不滋、阳伤不温、耳窍失调，病变证型是气血虚弱证，症状以耳后痛肿溃破、疮口淡黯为主；内补黄芪汤治疗作用特点是益气补血，温阳化阴，行气活血，渗利湿浊。

【组成】黄芪盐水拌炒 麦门冬去心 熟地黄酒拌 人参 茯苓各一钱（各3g） 甘草炙 白芍药炒 远志去心，炒 川芎 官桂 当归酒拌，各五分（各2g）

【用法】水煎服，煎药时加入姜3片，枣1枚，饭前或饭后1小时服用。用汤剂可在原方用量基础上加大3倍。

【功效】补益气血，温阳通透。

【适用病证】

主要症状：耳后痛肿溃破，疮口淡黯，或耳痛。

辨证要点：口淡不渴，脓稀色白，舌质淡，苔薄白，脉沉弱。

可能伴随的症状：疮口经久不愈形成瘘道，或头晕目眩，或面色不荣，或大便溏泻等。

【解读方药】方中黄芪益气偏于固表，人参益气偏于大补，茯苓益气偏于利湿，甘草益气偏于解毒，当归补血偏于活血，熟地黄补血偏于益阴，白芍补血偏于敛阴，麦冬清热益阴，川芎理血行气，官桂辛散温通，远志开窍化痰。方药相互为用，以奏其效。

【配伍用药】若气虚甚者，加大人参、黄芪用量，以补益中气；若血虚甚者，加大当归、熟地黄用量，以补血养血；若流脓甚者，加大茯苓用量，再加薏苡仁，以渗湿止脓；若伤阴者，加大麦冬用量，再加玉竹，以滋补阴津；若伤阳者，加大官桂用量，再加附子，以温阳散结等。

托里透脓散

（《外科正宗》）

【导读】托里透脓散辨治化脓性中耳乳突炎并发耳后骨膜下脓肿、中耳炎、外耳湿疹，针对病变证机是气虚不荣、血虚不养、经脉不通、气机郁滞、耳窍失调，病变证型是气血虚夹瘀证，症状以耳后痛肿溃破、疮口淡黯为主；托里透脓散治疗作用特点是益气补血，活血通络，行气透散。

【组成】 人参　白术土炒　穿山甲炒研　白芷各一钱（各3g）　升麻　甘草节各五分（各2g）　当归二钱（6g）　生黄芪三钱（9g）　皂角刺一钱五分（5g）　青皮炒，五分（2g）

【用法】 水煎服，病变在上部，先饮热酒10mL，温热服药；病变在下部，先服药，后饮酒；病变在中部，药中兑酒热服。用汤剂可在原方用量基础上加大1倍。

【功效】 益气补血，托里透脓。

【适用病证】

主要症状：耳后痈肿溃破，疮口淡黯，或耳痛。

辨证要点：口淡不渴，痛如针刺，脓稀色白，舌质暗淡夹瘀紫，苔薄白，脉沉弱涩。

可能伴随的症状：疮口经久不愈形成瘘道，或夜间痛甚，或头晕目眩，或面色不荣，或大便溏泻等。

【解读方药】 方中黄芪益气偏于固表，人参益气偏于大补，白术益气偏于燥湿，甘草益气偏于解毒，穿山甲通络溃脓愈疡偏于消痈，皂角刺通络溃脓愈疡偏于溃坚，升麻辛散透达偏于解毒，白芷辛散透达偏于开窍，当归补血活血，青皮破气消滞。方药相互为用，以奏其效。

【配伍用药】 若气虚甚者，加大人参、黄芪用量，以补益中气；若血虚甚者，加大当归用量，加熟地黄，以补血养血；若流脓甚者，加薏苡仁、茯苓，以渗湿止脓；若夹瘀者，加大穿山甲用量，再加王不留行，以活血化瘀；若气郁者，加大青皮用量，再加陈皮，以行气帅血等。

痰　　证

小陷胸汤

（《伤寒杂病论》）

【导读】小陷胸汤辨治神经性耳鸣、非神经性耳鸣、耳源性眩晕、突发性耳聋，或辨治慢性鼻炎、鼻出血（血管病变、血液病变、内分泌病变、肝肾病变、肿瘤等病变），针对病变证机是痰湿内生、痰郁化热、痰热胶结、壅滞清窍；小陷胸汤治疗作用特点是清热燥湿，醒脾化痰，行气开窍。

【组成】 黄连一两（3g） 半夏洗，半升（12g） 瓜蒌实大者一枚（30g）

【用法】 用水420mL，先煮瓜蒌15min，加入其余诸药，取210mL，每日分3次温服。

【功效】 清热涤痰开结。

【适用病证】

（1）辨治神经性耳鸣、非神经性耳鸣、耳源性眩晕、突发性耳聋属于痰热浸淫证；症状以耳鸣，头沉，苔黄腻为主。

主要症状：耳鸣，或听力下降，或头晕目眩。

辨证要点：头沉头昏，舌质红，苔黄腻，脉沉或滑。

可能伴随的症状：头晕目眩，或肢体困重，或身体烦热，或恶心，或大便不爽等。

（2）辨治慢性鼻炎、鼻出血（血管病变、血液病变、内分泌病变、肝肾病变、肿瘤等病变）属于湿热肆虐证；症状以鼻塞，或鼻出血，鼻涕黄稠为主。

主要症状：鼻塞，鼻涕，或鼻出血。

辨证要点：鼻涕黄稠，舌质红，苔黄腻，脉沉或正常。

可能伴随的症状：鼻部红赤，或心烦，或头沉，或肢体困重，或小便黄赤等。

【解读方药】 方中黄连清热偏于燥湿，瓜蒌实清热偏于化痰，半夏温降燥湿化痰。方药相互为用，以奏其效。

【配伍用药】 若痰甚者，加大半夏用量，再加胆南星，以清热燥湿化痰；若热甚者，加大黄连用量，再加黄芩，以清热燥湿；若郁甚者，加大全瓜蒌用量，再加枳实，以行气解郁；若耳鸣甚者，加远志、石菖蒲，以开窍聪耳等。

【诊治案例】

1.耳源性眩晕、慢性胃炎

梁某，男，61岁。有多年耳源性眩晕、慢性胃炎病史，近由病友介绍前来诊治。刻诊：头晕目眩，天旋地转，耳鸣如蝉，劳累加重，胃脘隐痛，食凉加重，恶心呕吐，倦怠乏力，怕冷，情绪低落，不欲言语，舌质暗红夹瘀紫，苔黄腻，脉沉弱。辨为痰热气虚、气郁夹瘀证，治当清热化痰，调补脾胃，行气化瘀。给予小陷胸汤、半夏泻心汤、四逆散与失笑散合方：黄连6g，生半夏12g，全瓜蒌30g，红参10g，干姜10g，黄芩10g，柴胡12g，枳实12g，白芍12g，大枣12枚，五灵脂10g，蒲黄10g，炙甘草10g。6剂，以水800~1000mL，浸泡30min，大火烧开，小火煎煮40min，每次服用150mL；第2次煎煮15min；第3次煎煮若水少可酌情加水，煎煮15min，每日1剂，分3次服。

二诊：头晕目眩减轻，胃脘隐痛好转，仍怕冷，以前方加生附子5g，6剂。

三诊：头晕目眩较前减轻，胃脘隐痛较前好转，怕冷基本消除，以前方6剂继服。

四诊：头晕目眩较前又有减轻，胃脘隐痛较前又有好转，仍情绪低落，以前方变柴胡、枳实、白芍为各15g，6剂。

五诊：头晕目眩较前又有减轻，胃脘隐痛基本消除，以前方6剂继服。

六诊：头晕目眩基本消除，情绪低落较前明显好转，以前方6剂继服。

七诊：诸症基本消除，又以前方治疗40余剂，诸症悉除。随访1年，一切正常。

用方体会：根据头晕目眩、苔黄腻辨为痰热，再根据胃脘隐痛、食凉加重辨为寒，因倦怠乏力辨为气虚，又因舌质夹瘀紫辨为瘀，更因情绪低落辨为气郁，以此辨为痰热气虚、气郁夹瘀证。方以小陷胸汤清热燥湿化痰；以半夏泻心汤清热燥湿，益气温阳；以四逆散疏理气机；以失笑散活血化瘀。方药相互为用，以奏其效。

2.慢性鼻咽炎、慢性胃炎

夏某，男，56岁。有多年慢性鼻咽炎、慢性胃炎病史，近由病友介绍前来诊治。刻诊：鼻塞，受凉加重，鼻痒，鼻涕黄稠，咽喉不利，似有痰阻，胃脘隐痛，五心烦热，倦怠乏力，舌质暗红夹瘀紫，苔黄腻，脉沉弱。辨为痰热夹寒、阴虚夹瘀证，治当清热化痰，益阴降逆，散寒化瘀。给予小陷胸汤、麻黄汤、麦门冬汤、桔梗汤与失笑散合方：黄连6g，生半夏24g，全瓜蒌30g，红参10g，麦冬170g，粳米10g，桔梗10g，大枣12枚，麻黄10g，桂枝6g，杏仁15g，五灵脂10g，蒲黄10g，生甘草20g。6剂，以水800~1 000mL，浸泡30min，大火烧开，小火煎煮40min，每次服用150mL；第2次煎煮15min；第3次煎煮若水少可酌情加水，煎煮15min，每日1剂，分3次服。

二诊：鼻塞减轻，仍鼻涕黄稠，以前方变黄连为10g，6剂。

三诊：鼻塞较前减轻，胃脘隐痛较前好转，咽喉明显好转，鼻痒基本消除，以前方6剂继服。

四诊：鼻塞较前又有减轻，胃脘隐痛较前又有好转，大便溏泻，以前方变麦冬为120g，6剂。

五诊：鼻塞较前又有减轻，鼻涕黄稠基本消除，以前方6剂继服。

六诊：鼻塞及胃脘隐痛基本消除，又以前方治疗30余剂，诸症悉除。随访1年，一切正常。

用方体会：根据鼻塞、苔黄腻辨为痰热，再根据胃脘隐痛、五心烦热辨为阴虚，因倦怠乏力辨为气虚，又因舌质夹瘀紫辨为瘀，更因鼻塞、受凉加重辨为寒，以此辨为痰热夹寒、阴虚夹瘀证。方以小陷胸汤清热燥湿化痰；以麦门冬汤滋阴益气，利咽降逆；以麻黄汤宣鼻散寒；以桔梗汤清热利咽；以失笑散活血化瘀。

方药相互为用，以奏其效。

赤 丸

（《伤寒杂病论》）

【导读】 赤丸辨治神经性耳鸣、非神经性耳鸣、耳源性眩晕、突发性耳聋，或辨治慢性鼻炎、鼻出血（血管病变、血液病变、内分泌病变、肝肾病变、肿瘤等病变），针对病变证机是阴寒内盛、阳不化湿、湿生为痰、寒痰胶结、阻滞清窍；赤丸治疗作用特点是燥湿化痰，温阳散寒，益气渗利。

【组成】 茯苓四两（12g）　乌头炮,二两（6g）　半夏洗,四两（12g）　细辛一两（3g）

【用法】 上四味，末之，内真朱为色，炼蜜丸如麻子大，先食酒饮下三丸，日再夜一服；不知，稍增之，以知为度。

【功效】 逐寒散饮，通阳和中。

【适用病证】

（1）辨治神经性耳鸣、非神经性耳鸣、耳源性眩晕、突发性耳聋属于寒痰阻窍证；症状以耳鸣，手足不温，苔白腻为主。

主要症状：耳鸣，或听力下降。

辨证要点：头沉，手足不温，舌质淡，苔白腻，脉沉。

可能伴随的症状：头晕目眩，或怕冷，或肢体困重，或手足不温，或恶心，或大便溏泻等。

（2）辨治慢性鼻炎、鼻出血（血管病变、血液病变、内分泌病变、肝肾病变、肿瘤等病变）属于寒痰壅鼻证；症状以鼻塞，或鼻出血，苔白腻为主。

主要症状：鼻塞，鼻涕，或鼻出血。

辨证要点：鼻涕黏稠色白，舌质淡，苔白腻，脉沉或正常。

可能伴随的症状：鼻部暗淡，或心烦，或头沉，或肢体困重，或头昏不清等。

【解读方药】 方中半夏醒脾燥湿、温化寒痰，川乌温阳散寒逐痰，茯苓益气渗湿化痰，细辛辛散温通散寒。方药相互为用，以奏其效。

【配伍用药】 若痰甚者，加大半夏用量，再加天南星，以燥湿化痰；若湿甚者，加大茯苓用量，再加薏苡仁、白术，以健脾燥湿利湿；若耳鸣甚者，加大茯苓用量，再加远志、龙骨、牡蛎，以利湿宁心，潜阳开窍；若寒甚者，加大川乌用量，再加附子，以温阳散寒等。

【诊治案例】

1. 耳源性眩晕、慢性胃炎

徐某,男,51岁。有多年耳源性眩晕、慢性胃炎病史,近由病友介绍前来诊治。刻诊:头晕目眩,天旋地转,耳鸣如蝉,劳累加重,恶心呕吐,不思饮食,倦怠乏力,手足不温,怕冷,情绪低落,不欲言语,舌质暗淡夹瘀紫,苔白腻,脉沉弱。辨为寒痰气虚,气郁夹瘀证,治当温阳化痰,调补脾胃,行气化瘀。给予赤丸、理中丸、四逆散与失笑散合方:制川乌6g,生半夏12g,茯苓12g,红参10g,干姜10g,白术10g,枳实12g,白芍12g,柴胡12g,细辛3g,五灵脂10g,蒲黄10g,炙甘草10g。6剂,以水800~1000mL,浸泡30min,大火烧开,小火煎煮40min,每次服用150mL;第2次煎煮15min;第3次煎煮若水少可酌情加水,煎煮15min,每日1剂,分3次服。

二诊:头晕目眩略有减轻,仍恶心呕吐,以前方变生半夏为24g,6剂。

三诊:头晕目眩较前又有减轻,恶心呕吐基本消除,以前方6剂继服。

四诊:头晕目眩较前又有减轻,仍情绪低落,以前方变柴胡、枳实、白芍各为15g,6剂。

五诊:头晕目眩较前又有明显减轻,耳鸣基本消除,以前方6剂继服。

六诊:头晕目眩基本消除,怕冷、手足不温明显好转,以前方6剂继服。

七诊:诸症基本消除,又以前方治疗30余剂,诸症悉除。随访1年,一切正常。

用方体会:根据头晕目眩、苔白腻辨为寒痰,再根据情绪低落辨为郁,因倦怠乏力辨为气虚,又因舌质夹瘀紫辨为瘀,更因怕冷、手足不温辨为阳虚,以此辨为寒痰气虚、气郁夹瘀证。方以赤丸温化寒痰;以理中丸益气温阳散寒;以四逆散疏理气机;以失笑散活血化瘀。方药相互为用,以奏其效。

2. 慢性鼻窦炎

郑某,男,37岁。有多年慢性鼻窦炎病史,近由病友介绍前来诊治。刻诊:鼻塞,受凉加重,鼻痒,鼻涕黏稠色白,头痛头沉,五心烦热,盗汗,舌质淡红夹瘀紫,苔腻黄白夹杂,脉沉弱。辨为寒痰阴虚夹瘀证,治当温化寒痰,益阴化瘀。给予赤丸、麻黄汤、百合地黄汤与失笑散合方:制川乌6g,生半夏12g,茯苓12g,细辛3g,麻黄10g,桂枝6g,杏仁15g,百合15g,生地黄50g,五灵脂10g,蒲黄10g,炙甘草3g。6剂,以水800~1 000mL,浸泡30min,大火烧开,小火煎煮40min,每次服用150mL;第2次煎煮15min;第3次煎煮若水少可酌情加水,煎煮15min,每日1剂,分3次服。

二诊:鼻塞、鼻痒减轻,仍鼻涕黏稠色白,以前方变麻黄为15g,6剂。

三诊:鼻塞、鼻痒较前减轻,五心烦热较前好转,盗汗减少,以前方6剂继服。

四诊：鼻塞、鼻痒较前又有减轻，五心烦热较前又有好转，盗汗止，大便略溏，以前方6剂继服。

五诊：鼻塞、鼻痒基本消除，鼻涕明显减少，以前方6剂继服。

六诊：诸症基本消除，又以前方治疗40余剂，诸症悉除。随访1年，一切正常。

用方体会：根据鼻塞、苔白腻辨为寒痰，再根据五心烦热、盗汗辨为阴虚，因头痛头沉辨为痰郁，又因舌质夹瘀紫辨为瘀，更因鼻塞、受凉加重辨为寒，以此辨为寒痰阴虚夹瘀证。方以赤丸温阳燥湿化痰；以麻黄汤宣鼻散寒；以百合地黄汤清热滋阴生津；以失笑散活血化瘀。方药相互为用，以奏其效。

半夏白术天麻汤

（《医学心悟》）

【导读】 半夏白术天麻汤辨治神经性耳鸣、非神经性耳鸣、耳源性眩晕，针对病变证机是痰湿内生、风因痰生、痰风胶结、阻滞耳窍，病变证型是风痰扰耳证，症状以耳鸣、头沉、苔白腻为主；半夏白术天麻汤治疗作用特点是燥湿化痰，健脾益气，息风开窍。

【组成】 半夏一钱五分（4.5g） 天麻 茯苓 橘红各一钱（各3g） 白术三钱（9g） 甘草五分（1.5g）

【用法】 水煎服，煎时加入生姜1片，大枣2枚。用汤剂可在原方用量基础上加大1倍。

【功效】 燥湿化痰，平肝息风。

【适用病证】

主要症状：耳鸣，或听力下降。

辨证要点：头沉头昏，舌质淡，苔白腻，脉沉或滑。

可能伴随的症状：头晕目眩，或肢体困重，或手足不温，或恶心，或大便不爽等。

【解读方药】 方中半夏化痰偏于降逆燥湿，橘红化痰偏于理气和中，白术益气偏于燥湿，茯苓益气偏于利湿，甘草益气偏于生津，天麻平肝息风。方药相互为用，以奏其效。

【配伍用药】若痰甚者，加大半夏用量，再加胆南星，以燥湿化痰；若湿甚者，加大茯苓用量，再加薏苡仁，以健脾化湿；若风甚者，加大天麻用量，再加白附子，以平息风邪；若气郁者，加大陈皮用量，再加枳实，以行气降逆等。

内 风 证

牵 正 散

【导读】 牵正散辨治化脓性中耳炎面瘫、神经性耳鸣，针对病变证机是痰浊内生、风因痰生、痰风浸淫、肆虐耳窍，病变证型是风痰扰耳证，症状以耳鸣、头沉、苔腻为主；牵正散治疗作用特点是祛风息风，化痰涤痰，通络通脉。

【组成】 白附子　白僵蚕　全蝎去毒，并生用，各等分（各10g）

【用法】 将药研为细散状，每次服3g，以热酒调服，可不拘时候。

【功效】 祛风化痰，通络开窍。

【适用病证】

主要症状：耳鸣，或听力下降。

辨证要点：头沉头昏，舌质淡，苔白腻，脉沉。

可能伴随的症状：头晕目眩，或肢体困重，或头困紧，或恶心，或大便不爽等。

【解读方药】 方中白附子息风偏于通络，僵蚕息风偏于化痰，全蝎息风偏于通络。方药相互为用，以奏其效。

【配伍用药】 若痰甚者，加大僵蚕用量，再加半夏，以燥湿化痰；若风甚者，加大全蝎用量，再加白花蛇，以息风通脉；若自汗者，加白芍、桂枝，以调和营卫；若头晕目眩者，加白术、钩藤，以益气息风等。

气 郁 证

四 逆 散

（《伤寒杂病论》）

【导读】 四逆散辨治神经性耳鸣、神经性耳聋、中耳炎、耳源性眩晕、外耳湿疹，或辨治口腔扁平苔藓、口腔念珠菌病、复发性阿弗他溃疡、口腔白斑病，或辨治扁桃体炎、咽炎、喉炎、咽喉白斑病、白喉，针对病变证机是气机郁滞、经脉不畅、浊气充斥；四逆散治疗作用特点是疏肝理气，调理气机，益气补血。

【组成】 柴胡　枳实破、水渍、炙干、芍药　甘草炙、去毒，并生用，各等分（各10g）

【用法】 上四味，各十分，捣筛，白饮和，服方寸匕，日三服。

【功效】 疏理气机，调和气血。

【适用病证】

（1）辨治神经性耳鸣、神经性耳聋、中耳炎、耳源性眩晕、湿疹等属于气郁闭耳证；症状以耳鸣，或耳聋，因情绪异常加重为主。

主要症状：耳鸣，或听力下降。

辨证要点：因情绪异常加重，舌质淡红，苔薄，脉沉或弦。

可能伴随的症状：情绪低落，或不欲言语，或胸胁不适，或不思饮食等。

（2）辨治口腔扁平苔藓、口腔念珠菌病、复发性阿弗他溃疡、口腔白斑病属于气郁滞窍证；症状以口腔局部树枝状或网状白色细纹或白色斑点、斑片或斑块，或口腔肌膜糜烂成片，口苦，舌质淡红，苔薄黄，因情绪异常加重为主。

主要症状：口腔局部树枝状或网状白色细纹或白色斑点、斑片或斑块。

辨证要点：因情绪异常加重，舌质红，苔薄黄，脉沉或沉弦。

可能伴随的症状：舌乳头萎缩，或急躁易怒，或情绪低落，或口腔黏膜为散在的白灰色丘疹，或口腔溃烂，或口苦，或不思饮食，或胸胁胀满等。

（3）辨治扁桃体炎、咽炎、喉炎、咽喉白斑病、白喉属于气郁伤咽证；症状以咽喉肿痛，或咽喉不利，因情绪异常加重为主。

主要症状：咽喉不利，或咽喉堵塞，或胀痛。

辨证要点：因情绪异常加重，舌质淡红，苔薄，脉沉细或正常。

可能伴随的症状：喉核肿胀，或咽中似有痰阻，或声音嘶哑，或情绪低落，或急躁易怒等。

【解读方药】 方中用柴胡疏肝解郁，芍药益血敛肝，枳实降泄浊气，甘草益气缓急。方药相互为用，以奏其效。

【配伍用药】 若气郁甚者，加大柴胡、枳实用量，再加木香，以行气解郁；若夹瘀者，加桃仁、红花，以活血化瘀；若耳鸣甚者，加大芍药用量，再加龙骨、牡蛎，以潜阳柔肝、交通心肾；若咽喉不利者，加桔梗、薄荷，以疏利咽喉等。

【诊治案例】

1.耳源性眩晕

师某，女，56岁。有多年耳源性眩晕病史，近由病友介绍前来诊治。刻诊：头晕目眩，天旋地转，耳鸣，情绪低落，不喜言语，手足不温，怕冷，口干咽燥，喜饮热水，舌红少苔，脉沉细弱。辨为气郁夹阴阳俱虚证，治当行气解郁，滋补阴阳。给予四逆散与肾气丸合方：生地黄24g，山药12g，山茱萸12g，茯苓10g，泽泻10g，牡丹皮10g，桂枝3g，生附子3g，白芍12g，柴胡12g，枳实12g，炙甘草12g。6剂，以水800~1000mL，浸泡30min，大火烧开，小火煎煮40min，每次服用150mL；第2次煎煮15min；第3次煎煮若水少可酌情加水，煎煮15min，每日1剂，分3次服。

二诊：头晕目眩减轻，仍怕冷，以前方变桂枝、生附子各为5g，6剂。

三诊：头晕目眩较前又有减轻，手足较前温和，怕冷明显好转，以前方6剂继服。

四诊：头晕目眩较前又有减轻，情绪较前好转，仍口干咽燥，以前方变生地黄为30g，6剂。

五诊：头晕目眩基本消除，怕冷、手足不温、口干咽燥较前明显好转，以前方6剂继服。

六诊：诸症基本消除，又以前方治疗40余剂，诸症悉除。随访1年，一切正常。

用方体会：根据头晕目眩、怕冷辨为阳虚，再根据情绪低落辨为郁，因头晕目眩、舌红少苔辨为阴虚，以此辨为气郁夹阴阳俱虚证。方以四逆散疏肝理气，调理气机；以肾气丸滋补肾阴，温补肾阳。方药相互为用，以奏其效。

2.慢性肥厚型念珠菌口炎

马某，男，47岁。有多年慢性肥厚型念珠菌口炎病史，近由病友介绍前来诊治。刻诊：口腔颊部、舌背部及腭部有网状白色细纹增厚，干涩疼痛，情绪异常或劳累加重，口苦口腻，口渴欲饮热水，舌质淡红夹瘀紫，苔腻黄白夹杂，脉沉弱。辨为郁瘀夹寒热证，治当行气解郁，平调寒热。给予四逆散、半夏泻心汤与失笑散合方：柴胡12g，枳实12g，白芍12g，黄连3g，红参10g，黄芩10g，生半夏12g，干姜10g，大枣12枚，五灵脂10g，蒲黄10g，生甘草20g。6剂，以水800~1 000mL，浸泡30min，大火烧开，小火煎煮40min，每次服用150mL；第2次煎煮15min；第3次煎煮若水少可酌情加水，煎煮15min，每日1剂，分3次服。

二诊：口腔干涩疼痛略有减轻，仍口苦口腻，以前方变黄连为10g，6剂。

三诊：口腔干涩疼痛较前减轻，仍口苦口腻，以前方变黄连、黄芩各为15g，6剂。

四诊：口腔干涩疼痛较前又有减轻，口苦口腻较前好转，以前方6剂继服。

五诊：口腔干涩疼痛较前又有减轻，口苦口腻基本消除，以前方6剂继服。

六诊：口腔干涩疼痛较前又有减轻，其余诸症基本消除，又以前方治疗100余剂，诸症基本悉除，经复查口腔念珠菌消除。随访1年，一切正常。

用方体会：根据口腔干涩、因情绪异常加重辨为气郁，再根据口苦口腻辨为湿热，因口渴欲饮热水、苔黄白夹杂辨为寒热夹杂，又因舌质夹瘀紫辨为瘀，以此辨为郁瘀夹寒热证。方以四逆散疏理气机；以半夏泻心汤平调寒热，益气降逆；以失笑散活血化瘀。方药相互为用，以奏其效。

第/三/章　鼻/科/疾/病/用/方

　　中医鼻科病证主要有鼻疔、鼻疖、鼻塞、鼻窒、鼻槁、鼻鼽、鼻渊、鼻息肉、鼻衄、鼻损伤、鼻异物、杨梅鼻烂等。

　　西医鼻科疾病主要有鼻腔炎症性病变（急性鼻炎、慢性鼻炎、萎缩性鼻炎、干酪性鼻炎）、鼻窦炎症性病变（急性鼻窦炎、慢性鼻窦炎）、过敏性鼻炎（变应性鼻炎）、外鼻炎症性病变（鼻前庭炎、鼻疖、酒渣鼻）、鼻中隔病变（鼻中隔偏曲、鼻中隔血肿和脓肿、鼻中隔穿孔）、鼻源性并发症（鼻源性眶内并发症、鼻源性颅内并发症）、鼻梅毒、鼻出血、鼻真菌病、鼻前庭囊肿、鼻窦囊肿、鼻肿瘤、鼻癌病变等。

热　　证

大柴胡汤

（《伤寒杂病论》）

　　【导读】　大柴胡汤辨治慢性鼻炎、慢性鼻窦炎、鼻腔前半部（皮肤的毛囊、皮脂腺、汗腺局限性的）急性化脓性炎，鼻腔海绵窦栓塞性静脉炎、酒渣鼻，或辨治化脓性中耳乳突炎并发耳后骨膜下脓肿、外耳道结疖、中耳炎、弥漫性外耳道炎、分泌性中耳炎、化脓性中耳炎、化脓性乳突炎、神经性耳鸣、非神经性耳鸣、气压损伤性中耳炎、突发性耳聋、神经性耳聋、化脓性中耳乳突炎并发面瘫，针对病变证机是郁热内生、浊热上逆、壅滞气机、浸淫于鼻；大柴胡汤治疗作用特点是清泻郁热，降泄浊逆，益气缓急。

【组成】 柴胡半斤（24g） 黄芩三两（9g） 芍药三两（9g） 半夏洗，半升（12g） 生姜切，五两（15g） 枳实炙，四枚（4g） 大枣擘，十二枚 大黄二两（6g）

【用法】 用水840mL，煮取药液210mL，每日分3次温服。

【功效】 清疏郁热，降泄浊逆。

【适用病证】

（1）辨治慢性鼻炎、慢性鼻窦炎、鼻腔前半部（皮肤的毛囊、皮脂腺、汗腺局限性的）急性化脓性炎、鼻腔海绵窦栓塞性静脉炎、酒渣鼻属于郁热攻鼻证，症状以鼻内、鼻外结疖发热、红肿疼痛为主。

主要症状：鼻内、鼻外小疖肿，或鼻塞。

辨证要点：发热红肿疼痛，心烦急躁，舌质红，苔薄黄，脉沉或浮或正常。

可能伴随的症状：身热，或情绪低落，或鼻尖部脓头，或鼻部溃烂，或头痛，或眼结膜水肿，或眼球突出，或大便干结等。

（2）辨治化脓性中耳乳突炎并发耳后骨膜下脓肿、外耳道结疖、中耳炎、弥漫性外耳道炎、分泌性中耳炎、化脓性中耳炎、化脓性乳突炎、神经性耳鸣、非神经性耳鸣、气压损伤性中耳炎、突发性耳聋、神经性耳聋、化脓性中耳乳突炎并发面瘫属于郁热攻耳证；症状以耳痛剧烈，身热，张口咀嚼加重为主。

主要症状：耳痛剧烈，张口咀嚼时加重，或听力下降。

辨证要点：口苦，耳肿，舌质红，苔黄，脉沉。

可能伴随的症状：耳郭牵拉痛，或耳鸣，或耳道流黄水，或耳内作痒，或外耳道壁局部红肿，或耳沉闷，或隆起如椒目状，或烦躁不安，或高热，或大便干结等。

【解读方药】 方中柴胡清热偏于辛散透热，黄芩清热偏于苦寒降热，大黄泻热通下，枳实理气导滞，生姜辛温偏于宣散，半夏辛温偏于降泄，芍药益血泻胆，大枣益气和中。方药相互为用，以奏其效。

【配伍用药】 若热甚者，加大黄芩用量，再加黄连，以清热燥湿；若心烦者，加大黄芩用量，再加黄连、栀子，以清泻郁热；若情绪低落者，加枳实、木香，以行气解郁；若大便干结者，加大大黄用量，再加芒硝，以清泻热结。

【诊治案例】

1.慢性鼻窦炎，慢性扁桃体炎

詹某，女，15岁。有多年慢性鼻窦炎、慢性扁桃体炎病史，近由病友介绍前来诊治。刻诊：鼻塞，头痛，咽喉干涩不利，呼吸音粗，心烦急躁，大便干结，口苦，手足不温，怕冷，舌质淡红，苔黄白夹杂，脉沉弱。辨为郁热夹阳虚证，治当清泻郁热，利咽温阳。给予大柴胡汤、桔梗汤与四逆加人参汤合方：柴胡 24g，黄芩 10g，白芍 10g，生半夏 12g，生姜 15g，枳实 4g，大枣 12枚，大黄 6g，红参 3g，生附子 5g，干姜 5g，桔梗 10g，生甘草 20g。6 剂，以水 800~1 000mL，浸泡 30min，大火烧开，小火煎煮 40min，每次服用 150mL；第 2次煎煮 15min；第 3 次煎煮若水少可酌情加水，煎煮 15min，每日 1 剂，分 3 次服。

二诊：鼻塞、头痛减轻，头痛好转，仍大便干结，以前方变大黄为 10g，6 剂。

三诊：鼻塞、头痛较前又有减轻，大便仍不通畅，以前方变大黄为 12g，6 剂。

四诊：鼻塞较前又有减轻，头痛基本消除，大便正常，以前方 6 剂继服。

五诊：鼻塞、怕冷、手足不温基本消除，仍有轻微咽喉不利，以前方变桔梗为 20g，6 剂。

六诊：咽喉不利基本消除，又以前方治疗 50 余剂，诸症悉除。随访 1 年，一切正常。

用方体会：根据鼻塞、心烦急躁、大便干结辨为郁热内结，再根据手足不温、怕冷、脉沉弱辨为阳虚，因咽喉干涩不利辨为郁热，以此辨为郁热夹阳虚证。方以大柴胡汤清泻郁热，调理气机；以桔梗汤宣利咽喉；以四逆加人参汤温阳益气。方药相互为用，以奏其效。

2. 弥漫性外耳道炎

马某，男，38 岁。有多年弥漫性外耳道炎病史，近由病友介绍前来诊治。刻诊：耳痛，耳内流黄脓液，张口咀嚼时加重，头痛，耳鸣，听力下降，情绪急躁，大便干结，舌质红夹瘀紫，苔黄腻，脉沉略弱。辨为郁热夹瘀证，治当清泻郁热，行气解郁，平调寒热。给予大柴胡汤、栀子柏皮汤与失笑散合方加味：柴胡 24g，黄芩 10g，白芍 10g，生半夏 12g，生姜 15g，枳实 4g，大枣 12 枚，大黄 6g，栀子 15g，黄柏 6g，五灵脂 10g，蒲黄 10g，炙甘草 10g。6 剂，以水 800~1 000mL，浸泡 30min，大火烧开，小火煎煮 40min，每次服用 150mL；第 2次煎煮 15min；第 3 次煎煮若水少可酌情加水，煎煮 15min，每日 1 剂，分 3 次服。

二诊：耳痛减轻，仍耳内流黄脓液，以前方变黄芩、黄柏各为 15g，6 剂。

三诊：耳痛较前减轻，耳内流黄脓液减少，以前方 6 剂继服。

四诊：耳痛较前又有减轻，耳内流黄脓液基本消除，以前方 6 剂继服。

五诊：耳痛基本消除，大便通畅，以前方 6 剂继服。

六诊：诸症基本消除，又以前方治疗 40 余剂，诸症悉除，经复查，弥漫性外耳道炎痊愈。随访 1 年，一切正常。

用方体会：根据耳痛、情绪急躁、大便干结辨为郁热内结，再根据耳内流黄脓液辨为湿热，因耳鸣、舌质红辨为郁热上攻，又因舌质夹瘀紫辨为瘀，以此辨为郁热夹瘀证。方以大柴胡汤清泻郁热，益气缓急；以栀子柏皮汤清热燥湿；以失笑散活血化瘀。方药相互为用，以奏其效。

牛黄清心丸

（《痘疹世医心法》）

【导读】 牛黄清心丸辨治鼻腔前半部（皮肤的毛囊、皮脂腺、汗腺局限性的）急性化脓性炎、鼻腔海绵窦栓塞性静脉炎，针对病变证机是郁热内生、湿因热生、湿热胶结、浸淫鼻窍，病变证型是湿热蕴毒浸鼻证，症状以鼻内或鼻外结疖、发热、红肿疼痛为主；牛黄清心丸治疗作用特点是清泻郁热，降泄解毒，活血散结。

【组成】 黄连五钱（15g） 黄芩 栀子仁各三钱（各9g） 郁金二钱（6g） 辰砂一钱半（5g） 牛黄二分半（1g）

【用法】 将药研为细散状，以蜡调面糊为丸，每次服5g，灯心煎汤送服。

【功效】 清热解毒，开窍安神。

【适用病证】

（1）辨治鼻腔前半部（皮肤的毛囊、皮脂腺、汗腺局限性的）急性化脓性炎、鼻腔海绵窦栓塞性静脉炎属于湿热疫毒浸鼻证；症状以鼻内或鼻外结疖，发热，红肿疼痛为主。

主要症状：鼻内或鼻外小疖肿。

辨证要点：红肿热痛，口腻，舌质红，苔黄腻，脉浮或正常。

可能伴随的症状：身热，或口苦，或鼻尖部脓头，或鼻部溃烂，或头痛，或眼结膜水肿，或眼球突出等。

（2）辨治急性喉阻塞、扁桃体炎、咽炎、喉炎、白喉、急性喉阻塞属于热毒迫血伤咽证；症状以咽喉肿痛，烦躁，舌质红为主。

主要症状：咽喉灼热疼痛，肿胀。

辨证要点：烦躁，口渴，舌质红，苔黄腻，脉数或正常。

可能伴随的症状：喉中痰鸣，或声音嘶哑，或语言难出，或声如拽锯，或饮食难咽，或大便干结，或小便短少等。

【解读方药】 方中黄连、黄芩清热偏于燥湿解毒，栀子清热偏于泻火，牛黄清热偏于化痰，辰砂重镇安神开窍，郁金活血通络开窍。方药相互为用，以奏其效。

【配伍用药】 若热甚者，加大黄芩、黄连用量，再加大黄，以清泻郁热；若湿者，加薏苡仁、泽泻，以清利湿热；若脓头溃烂者，加大黄连、黄芩用量，再加石膏、知母，以清热泻火；若大便干结者，加大黄、芒硝，以清泻热结。

葛根芩连汤

（《伤寒杂病论》）

【导读】 葛根芩连汤辨治鼻前庭炎、鼻前庭湿疹、慢性鼻窦炎，针对病变证机是湿浊内生、湿郁化热、湿热浸淫鼻窍，病变证型是湿热浸鼻证，症状以鼻前孔或上唇肌肤疼痛为主；葛根芩连汤治疗作用特点是清热燥湿，辛散透达，益气和中。

【组成】 葛根半斤（24g） 甘草炙，二两（6g） 黄芩三两（9g） 黄连三两（9g）

【用法】 上四味，以水八升，先煮葛根，减二升，内诸药，煮取二升，去滓。分温再服。

【功效】 清热燥湿，辛散透达。

【适用病证】

主要症状：鼻前孔或上唇肌肤疼痛，或鼻塞。

辨证要点：灼热疼痛，舌质红，苔黄腻，脉浮或正常。

可能伴随的症状：鼻前庭及其周围皮肤红肿，或鼻皮糜烂，或鼻皮水疱，或鼻皮暗红，或鼻皮粗糙，或鼻皮皲裂，或鼻皮脱屑，或鼻毛脱落，或鼻前孔缩窄等。

【解读方药】 方中黄连、黄芩清热燥湿解毒，葛根透散郁热，甘草益气解毒。方药相互为用，以奏其效。

【配伍用药】 若热甚者，加大黄芩、黄连用量，再加栀子，以清泻郁热；若大便干结者，加大黄、芒硝，以清泻热结；若面赤者，加石膏、知母，以清热泻火；若鼻痒者，加薄荷、菊花、桑叶，以疏风止痒。

【诊治案例】

1. 慢性鼻前庭湿疹

梁某，女，36岁。有多年慢性鼻前庭湿疹病史，近由病友介绍前来诊治。刻诊：鼻前孔热痛，鼻涕黄稠，鼻皮粗糙、皲裂脱屑，头沉，心胸烦热，肢体沉重，口腻，舌质淡红，苔白腻，脉沉。辨为湿热夹寒痰证，治当清热燥湿，温化寒痰。给予葛根芩连汤、栀子柏皮汤与赤丸合方：葛根24g，黄芩10g，黄连10g，生半夏12g，制川乌6g，茯苓12g，细辛3g，栀子15g，黄柏6g，炙甘草10g。6剂，以水800~1 000mL，浸泡30min，大火烧开，小火煎煮40min，每次服用150mL；第2次煎煮15min；第3次煎煮若水少可酌情加水，煎煮15min，每日1剂，分3次服。

二诊：鼻痛减轻，仍鼻内发热，以前方变黄连、黄芩、黄柏各为15g，6剂。

三诊：鼻痛较前减轻，鼻内发热基本消除，鼻涕减少，以前方6剂继服。

四诊：鼻痛较前又有明显减轻，鼻皮粗糙、皲裂脱屑好转，仍头沉，以前方加川芎 12g，6 剂。

五诊：鼻痛基本消除，鼻涕较前明显减少，以前方 6 剂继服。

六诊：鼻涕基本消除，又以前方治疗 20 余剂，诸症悉除。随访 1 年，一切正常。

用方体会：根据鼻痛、鼻涕黄稠辨为湿热，再根据头沉、肢体沉重辨为湿，因苔白腻辨为寒痰，又因舌质淡红辨为寒热夹杂，以此辨为湿热夹寒痰证。方以葛根芩连汤清热燥湿，益气透散；以栀子柏皮汤清热燥湿解毒；以赤丸温化寒痰。方药相互为用，以奏其效。

2. 慢性鼻前庭湿疹

马某，女，66 岁。有多年慢性鼻前庭湿疹病史，近由病友介绍前来诊治。刻诊：鼻前孔热痛，鼻涕黄稠，鼻皮粗糙、皲裂脱屑，头沉，大便干结，肢体烦重，口苦，舌质暗红夹瘀紫，苔黄厚腻，脉沉。辨为湿热夹瘀痰证，治当清热燥湿，活血化痰。给予葛根芩连汤、小陷胸汤与下瘀血汤合方：葛根 24g，黄芩 10g，黄连 10g，生半夏 12g，全瓜蒌 30g，大黄 6g，桃仁 5g，土鳖虫 20g，炙甘草 10g。6 剂，以水 800~1 000mL，浸泡 30min，大火烧开，小火煎煮 40min，每次服用 150mL；第 2 次煎煮 15min；第 3 次煎煮若水少可酌情加水，煎煮 15min，每日 1 剂，分 3 次服。

二诊：鼻痛减轻，仍大便干结，以前方变大黄为 12g，6 剂。

三诊：鼻痛较前减轻，大便通畅，仍口苦，以前方变黄连、黄芩各为 15g，6 剂。

四诊：鼻痛基本消除，鼻皮粗糙、皲裂脱屑略有好转，以前方 6 剂继服。

五诊：口苦消除，鼻涕较前减少，大便略溏，以前方变大黄为 10g，6 剂。

六诊：诸症基本消除，又以前方治疗 30 余剂，诸症悉除。随访 1 年，一切正常。

用方体会：根据鼻痛、鼻涕黄稠辨为湿热，再根据头沉、肢体烦重、口苦辨为痰热，因大便干结、舌质红夹瘀紫辨为瘀热，以此辨为湿热夹瘀痰证。方以葛根芩连汤清热燥湿，益气透散；以小陷胸汤清热燥湿化痰；以下瘀血汤活血逐瘀。方药相互为用，以奏其效。

黄 芩 汤

（《圣济总录》）

【导读】 黄芩汤辨治鼻前庭炎、鼻前庭湿疹、慢性鼻炎（萎缩性、干酪性、肥厚性、过敏性、单纯性鼻炎），针对病变证机是湿浊内生、湿郁化热、湿热胶结、壅滞营卫而迫血伤阴、浸淫鼻窍，病变证型是湿热迫血淫鼻证，症状以鼻前孔或上唇肌肤疼痛、流鼻涕为主；黄芩汤治疗作用特点是清热利湿，辛散透达，凉血解毒。

【组成】 黄芩去黑心，一两（30g）　茵陈蒿一两（30g）　升麻一两（30g）　栀子仁半两（15g）　柴胡去苗，半两（15g）　龙胆草半两（15g）　犀角（水牛角代）镑，一两（30g）

【用法】 上为粗末；每服五钱匕，用水一盏半，煎至一盏，去滓，加生地黄汁一合，搅令匀，不拘时候温服。

【功效】 清热利湿，辛散解毒。

【适用病证】

主要症状：鼻前孔或上唇肌肤疼痛，或鼻塞，鼻涕。

辨证要点：灼热疼痛，舌质红，苔黄腻，脉沉或正常。

可能伴随的症状：鼻前庭及其周围皮肤红肿，或鼻皮糜烂，或鼻皮水疱，或鼻皮鲜红，或鼻皮粗糙，或鼻皮皲裂，或鼻皮脱屑，或鼻毛脱落，或鼻前孔缩窄，或小便不利等。

【解读方药】 方中黄芩、栀子清热偏于燥湿，茵陈蒿清热偏于利湿，龙胆草清热偏于泻火，升麻辛凉偏于解毒，柴胡辛凉偏于疏泄，犀角（水牛角代）凉血偏于解毒，生地黄凉血偏于生津。方药相互为用，以奏其效。

【配伍用药】 若热甚者，加大黄芩、栀子用量，再加石膏，以清泻郁热；若大便干结者，加大黄、芒硝，以清泻热结；若鼻涕多者，加大茵陈蒿、升麻用量，以利湿疏散止涕；若鼻痒者，加大柴胡、升麻用量，再加花椒，以疏散温化止痒。

犀角地黄汤

（《备急千金要方》）

【导读】 犀角地黄汤辨治鼻腔前半部皮肤（毛囊、皮脂腺、汗腺局限性）急性化脓性炎症、鼻前庭炎、鼻前庭湿疹，针对病变证机是郁热内生、浸淫血脉、肆虐鼻窍，病变证型是血热淫鼻证，症状以鼻部发热红肿疼痛、疖肿或脓头为主；犀角地黄汤治疗作用特点是清热凉血，活血散瘀。

【组成】 犀角（水牛角代）一两（30g）　生地黄八两（24g）　芍药三两（9g）　牡丹皮二两（6g）

【用法】 将药研为细散状，用水630mL，煮取药液210g，每日分3次服。

【功效】 凉血散瘀，清热解毒。

【适用病证】

主要症状：鼻前局部肿痛或脓头。

辨证要点：灼热疼痛，舌红少苔，或苔薄黄，脉浮数或正常。

可能伴随的症状：疮头紫暗，或鼻肿如瓶，或高热，或烦躁，或谵语，或大便干结等。

【解读方药】 方中水牛角凉血偏于清热，生地黄凉血偏于生津，牡丹皮凉血偏于散瘀，芍药补血敛阴。方药相互为用，以奏其效。

【配伍用药】 若血热甚者，加大水牛角、生地黄用量，再加玄参，以清泻血热；若大便干结者，加大黄、芒硝，以清泻热结；若脓头者，加黄连、黄芩，以清热燥湿；若烦躁者，加栀子、知母，以清热除烦。

附子泻心汤

（《伤寒杂病论》）

【导读】 附子泻心汤辨治鼻腔前半部皮肤（毛囊、皮脂腺、汗腺局限性）急性化脓性炎症、鼻前庭炎、鼻前庭湿疹，针对病变证机是湿浊内生、湿郁化热、湿热蕴结、郁遏阳气或损伤阳气、浸淫鼻窍，病变证型是湿热伤阳扰鼻证，症状以鼻部发热红肿疼痛、疖肿或脓头、手足不温为主；附子泻心汤治疗作用特点是清热燥湿，温通阳气。

【组成】 大黄二两（6g） 黄连一两（3g） 黄芩一两（3g） 附子炮，去皮，破，别煮取汁，一枚（5g）

【用法】 水煎服，每日分3次服。

【功效】 清热燥湿，温通阳气。

【适用病证】

主要症状：鼻前局部肿痛或脓头，或鼻塞。

辨证要点：灼热疼痛，口渴不欲多饮，舌质红，苔黄腻，脉浮数或正常。

可能伴随的症状：鼻涕，或鼻痒，或疮头紫暗，或鼻肿如瓶，或手足不温，或高热，或烦躁，或谵语，或大便干结等。

【解读方药】 方中黄连、黄芩偏于清热燥湿，大黄清热偏于泻火，附子温通阳气。方药相互为用，以奏其效。

【配伍用药】若湿热甚者，加大黄连、黄芩用量，以清热燥湿；若阳郁甚者，加大附子用量，再加桂枝，以温通阳气；若大便干结者，加大大黄用量，再加芒硝，以清泻热结；若鼻塞者，加薄荷、桑叶，以疏散透窍；若头痛者，加川芎、薄荷，以行气疏散止痛等。

【诊治案例】

1.慢性鼻前庭湿疹

孙某，男，41岁。有多年慢性鼻前庭湿疹病史，近由病友介绍前来诊治。刻诊：鼻前孔热痛，鼻涕黄稠，鼻皮粗糙、皲裂脱屑，心胸烦热，倦怠乏力，手足不温，怕冷，口淡不渴，舌质淡红，苔腻黄白夹杂，脉沉弱。辨为湿热夹阳虚证，治当清热燥湿，温补阳气。给予附子泻心汤、栀子柏皮汤与四逆加人参汤合方：附子5g，黄芩3g，黄连3g，大黄6g，栀子15g，黄柏6g，生附子5g，干姜5g，红参3g，炙甘草10g。6剂，以水800~1 000mL，浸泡30min，大火烧开，小火煎煮40min，每次服用150mL；第2次煎煮15min；第3次煎煮若水少可酌情加水，煎煮15min，每日1剂，分3次服。

二诊：鼻痛减轻，仍鼻内发热、心胸烦热，以前方变黄连、黄芩、黄柏各为15g，6剂。

三诊：鼻热痛较前减轻，手足不温、怕冷较前减轻，鼻皮粗糙、皲裂脱屑好转，以前方6剂继服。

四诊：鼻热痛较前又有减轻，仍倦怠乏力，以前方变红参为10g，6剂。

五诊：鼻热痛基本消除，怕冷、手足不温消除，以前方6剂继服。

六诊：诸症基本消除，又以前方治疗30余剂，诸症悉除。随访1年，一切正常。

用方体会：根据鼻痛、鼻涕黄稠辨为湿热，再根据倦怠乏力辨为气虚，因手足不温、怕冷辨为阳虚，又因舌质淡红、苔黄白夹杂辨为寒热夹杂，以此辨为湿热夹阳虚证。方以附子泻心汤清热燥湿，温阳散寒；以栀子柏皮汤清热燥湿解毒；以四逆加人参汤温壮阳气。方药相互为用，以奏其效。

2.慢性鼻前庭湿疹、慢性胃炎

郑某，女，61岁。有多年慢性鼻前庭湿疹、慢性胃炎病史，近由病友介绍前来诊治。刻诊：鼻前孔热痛，鼻涕黄稠，鼻皮粗糙、皲裂脱屑，心胸烦热，倦怠乏力，胃脘闷痛，食凉加重，口淡不渴，舌质淡红夹瘀紫，苔腻黄白夹杂，脉沉弱。辨为湿热气虚夹痰瘀证，治当清热燥湿，温阳益气，活血化痰。给予附子泻心汤、半夏泻心汤、小陷胸汤与失笑散合方：附子5g，黄芩10g，黄连6g，大黄6g，生半夏12g，干姜10g，红参10g，全瓜蒌30g，五灵脂10g，蒲黄10g，大枣12枚，炙甘草10g。6剂，以水800~1 000mL，浸泡30min，大火烧开，小火煎煮40min，每次服用150mL；第2次煎煮15min；第3次煎煮若水少可酌情加水，煎煮15min，每日1剂，分3次服。

二诊：鼻热痛、胃痛减轻，鼻涕减少，以前方6剂继服。

三诊：鼻热痛较前减轻，鼻涕较前又有减少，仍倦怠乏力，以前方加白术

12g，6剂。

四诊：鼻热痛较前又有减轻，鼻涕基本消除，以前方6剂继服。

五诊：鼻热痛基本消除，胃脘闷痛明显减轻，以前方6剂继服。

六诊：胃痛基本消除，又以前方治疗50余剂，诸症悉除。随访1年，一切正常。

用方体会：根据鼻痛、鼻涕黄稠辨为湿热，再根据倦怠乏力辨为气虚，因食凉加重辨为寒，又因舌质淡红夹瘀紫辨为瘀，更因苔腻辨为痰热，以此辨为湿热气虚夹痰瘀证。方以附子泻心汤清热燥湿，温阳散寒；以半夏泻心汤清热燥湿，益气温阳；以小陷胸汤清热燥湿化痰；以失笑散活血化瘀。方药相互为用，以奏其效。

附子泻心汤与犀角地黄汤合方

（《伤寒杂病论》《备急千金要方》）

【导读】附子泻心汤与犀角地黄汤合方辨治鼻腔前半部皮肤（毛囊、皮脂腺、汗腺局限性）急性化脓性炎症、鼻前庭炎、鼻前庭湿疹，或辨治结膜炎、睑腺炎、鳞屑性睑缘炎、溃疡性睑缘炎、眦角性睑缘炎、急性传染性结膜炎、流行性结膜炎、流行性角膜炎、单纯疱疹病毒性角膜炎、沙眼，针对病变证机是郁热生湿、浸淫血脉、郁遏阳气、肆虐清窍；附子泻心汤与犀角地黄汤合方治疗作用特点是清热凉血，活血散瘀，燥湿解毒，温通阳气。

【组成】附子泻心汤：大黄二两（6g）　黄连一两（3g）　黄芩一两（3g）　附子炮，去皮，破，别煮取汁，一枚（5g）　犀角地黄汤：犀角（水牛角代）一两（30g）　生地黄八两（24g）　芍药三两（9g）　牡丹皮二两（6g）

【用法】水煎服，每日分3次服。

【功效】清热温通，凉血散瘀。

【适用病证】

（1）辨治鼻腔前半部皮肤（毛囊、皮脂腺、汗腺局限性）急性化脓性炎症、鼻前庭炎、鼻前庭湿疹属于湿热迫血伤阳证；症状以发热红肿疼痛，疖肿或脓头，口淡不渴为主。

主要症状：鼻前局部肿痛或脓头，或鼻塞。

辨证要点：灼热疼痛，口淡不渴，舌红少苔，或苔黄腻，脉浮数或正常。

可能伴随的症状：疮头紫暗，或鼻肿如瓶，或手足不温，或怕冷，或高热，或烦躁，或谵语，或大便干结等。

（2）辨治结膜炎、睑腺炎、鳞屑性睑缘炎、溃疡性睑缘炎、眦角性睑缘炎、急性传染性结膜炎、流行性结膜炎、流行性角膜炎、单纯疱疹病毒性角膜炎、沙眼属于湿热迫血伤阳损目证；症状以胞睑红肿痒痛、目赤、苔黄白夹杂为主。

主要症状：眼胞睑红肿痒痛，或羞光流泪。

辨证要点：口渴，舌质红，苔薄黄，脉浮数或正常。

可能伴随的症状：头痛，或眼睑颗粒色红赤，或睫毛根部有糠皮样脱屑，或痒涩热赤，或溃烂，或发热，或怕冷，或全身肌肉不适，或黑睛骤生星翳，或胞轮红赤等。

【解读方药】 方中黄连、黄芩偏于清热燥湿，大黄清热偏于泻火，水牛角凉血偏于清热，生地黄凉血偏于生津，牡丹皮凉血偏于散瘀，附子温通阳气，芍药补血敛阴。方药相互为用，以奏其效。

【配伍用药】 若湿热甚者，加大黄连、黄芩用量，以清热燥湿；若血热甚者，加大水牛角、生地黄用量，再加玄参，以清泻血热；若大便干结者，加大大黄用量，再加芒硝，以清泻热结；若有脓头，加大黄连、黄芩用量，再加蒲公英、连翘，以清热燥湿解毒；若烦躁者，加栀子、知母，以清热除烦。

【诊治案例】

1.慢性鼻炎、鼻出血

杨某，男，33岁。有多年慢性鼻炎病史，2年来反复出现鼻出血，近由病友介绍前来诊治。刻诊：鼻塞，鼻涕黄稠，鼻痒，流鼻血，血量较多，五心烦热，盗汗，咽燥，口渴欲饮热水，舌质淡红，苔黄略腻，脉沉。辨为湿热迫血、伤阴伤阳证，治当清热燥湿，温阳凉血。给予附子泻心汤、犀角地黄汤、百合地黄汤与麻杏石甘汤合方：附子5g，黄芩3g，黄连3g，大黄6g，水牛角30g，百合15g，生地黄50g，白芍10g，牡丹皮6g，麻黄12g，杏仁10g，石膏24g，炙甘草6g。6剂，以水800~1 000mL，浸泡30min，大火烧开，小火煎煮40min，每次服用150mL；第2次煎煮15min；第3次煎煮若水少可酌情加水，煎煮15min，每日1剂，分3次服。

二诊：鼻塞、鼻痒略有减轻，未出现流鼻血，仍盗汗，以前方加牡蛎为30g，6剂。

三诊：鼻塞、鼻痒较前又有减轻，未再出现流鼻血，盗汗止，以前方6剂继服。

四诊：五心烦热、盗汗基本消除，鼻塞、鼻痒较前又有明显减轻，以前方6剂继服。

五诊：诸症基本消除，又以前方治疗30余剂，诸症悉除。随访1年，一切正常。

用方体会：根据鼻塞、鼻涕黄稠辨为湿热，再根据五心烦热、盗汗、流鼻血辨为血热，因口渴欲饮热水辨为郁热伤阳，又因咽燥辨为伤阴，以此辨为湿热迫血、伤阴伤阳证。方以附子泻心汤清热燥湿，温阳散寒；以犀角地黄汤清热凉血解毒；以百合地黄汤滋阴清热，凉血止血；以麻杏石甘汤宣利鼻窍。方药相互为用，以奏其效。

2.沙眼

孙某，男，12岁。有2年沙眼病史，近由病友介绍前来诊治。刻诊：眼睑粗糙，形似沙粒，磨涩干痒，白眼红赤，眼睑皱襞，五心烦热，盗汗，身体怕冷，口苦口腻，舌质淡红，苔黄腻，脉沉弱。辨为湿热迫血夹伤阳证，治当清热燥湿，温阳凉血。给予附子泻心汤、犀角地黄汤、小陷胸汤与四逆加人参汤合方：生附子5g，黄芩3g，黄连6g，大黄6g，水牛角30g，生地黄24g，白芍10g，牡丹皮6g，干姜5g，红参3g，生半夏12g，全瓜蒌30g，炙甘草6g。6剂，以水800~1 000mL，浸泡30min，大火烧开，小火煎煮40min，每次服用150mL；第2次煎煮15min；第3次煎煮若水少可酌情加水，煎煮15min，每日1剂，分3次服。

二诊：五心烦热略有减轻，仍眼目磨涩干痒，以前方变生地黄为30g，6剂。

三诊：眼目磨涩干痒略有减轻，仍口苦口腻，以前方变黄连、黄芩各为12g，6剂。

四诊：五心烦热、盗汗基本消除，眼目磨涩干痒较前减轻，以前方6剂继服。

五诊：眼目磨涩干痒较前又有明显减轻，仍有轻度白眼红赤，以前方变牡丹皮为24g，6剂。

六诊：眼睑粗糙、形似沙粒较前好转，其余诸症基本消除，又以前方治疗60余剂，眼睑粗糙、形似沙粒基本悉除。随访1年，一切正常。

用方体会：根据眼睑粗糙、口苦口腻辨为湿热，再根据五心烦热、白眼红赤辨为血热，因身体怕冷辨为伤阳，又因苔黄腻辨为痰热，以此辨为湿热迫血夹伤阳证。方以附子泻心汤清热燥湿，温阳散寒；以犀角地黄汤清热凉血解毒，以小陷胸汤清热燥湿化痰；以四逆加人参汤温补阳气。方药相互为用，以奏其效。

普济消毒饮

（《东垣试效方》）

【导读】 普济消毒饮辨治鼻腔前半部皮肤（毛囊、皮脂腺、汗腺局限性）急性化脓性炎症、鼻前庭炎、鼻前庭湿疹，或辨治口腔单纯性疱疹、口腔念珠菌病、复发性阿弗他溃疡、天疱疮、口腔白斑病、口腔扁平苔藓，针对病变证机是湿浊内生、湿郁化热、热郁肌肤、肆虐鼻窍，病变证型是热毒浸鼻证；普济消毒饮治疗作用特点是清热燥湿，疏散消肿，调理气机，益气缓急。

【组成】 黄芩酒炒 黄连酒炒,各五钱(各15g) 陈皮去白 甘草生用 玄参 柴胡 桔梗各二钱(各6g) 连翘 板蓝根 马勃 牛蒡子 薄荷各一钱(各3g) 僵蚕 升麻各七分(各2g)

【用法】 将药研为细散状,用热汤调服,不拘时服用,或用蜜拌为丸嚼化。

【功效】 清热解毒,疏散消肿。

【适用病证】

(1)辨治鼻腔前半部皮肤(毛囊、皮脂腺、汗腺局限性)急性化脓性炎症、鼻前庭炎、鼻前庭湿疹属于热毒浸鼻证;症状以鼻部发热红肿疼痛,疖肿或脓头,苔黄腻为主。

主要症状:鼻前局部肿痛或脓头。

辨证要点:灼热疼痛,舌质红,苔黄腻,脉浮数或正常。

可能伴随的症状:疮头紫暗,或鼻肿如瓶,或头痛,或身热,或烦躁,或谵语,或大便干结等。

(2)辨治口腔单纯性疱疹、口腔念珠菌病、复发性阿弗他溃疡、天疱疮、口腔白斑病、口腔扁平苔藓属于热毒灼腐证;症状以口腔溃烂、灼热疼痛及发热为主。

主要症状:口腔、舌面、口颊生疮,溃疡疼痛。

辨证要点:口腔灼痛,口臭,舌质红,苔薄黄,脉浮数或正常。

可能伴随的症状:心烦,或失眠,或头痛,或咽痛,或大便干结,或小便短赤等。

【解读方药】 方中黄连、黄芩清热偏于燥湿,连翘、板蓝根清热偏于消肿,马勃清热偏于利咽,牛蒡子、薄荷辛凉透达偏于利咽,柴胡、升麻辛凉透达偏于升散,玄参清热凉血,桔梗化痰偏于宣利,僵蚕化痰偏于解痉,陈皮理气散结,甘草益气和中。方药相互为用,以奏其效。

【配伍用药】 若湿热甚者,加大黄连、黄芩用量,以清热燥湿;若疮头紫暗者,加大连翘、板蓝根用量,以清热解毒;若大便干结者,加大黄、芒硝,以清泻热结;若头痛者,加大柴胡、升麻用量,以疏散止痛;若烦躁者,加栀子、石膏、知母,以清热泻火除烦。

四物消风饮

(《医钞类编》)

【导读】 四物消风饮辨治鼻前庭炎、鼻前庭湿疹,或辨治慢性唇炎、继发感染性唇炎，针对病变证机是郁热迫血、血热夹风、风热上扰、浸淫清窍，病变证型是血热夹风证；四物消风饮治疗作用特点是清热凉血，疏散风热，行气活血。

【组成】 生地黄三钱（9g）　当归二钱（6g）　荆芥一钱五分（4.5g）　防风一钱五分（4.5g）　赤芍一钱（3g）　川芎一钱（3g）　白鲜皮一钱（3g）　蝉蜕一钱（3g）　薄荷一钱（3g）　独活七分（2.1g）　柴胡七分（2.1g）

【用法】 加红枣肉二枚，水二盅，煎八分，去滓服；亦即水煎服，每日1剂。

【功效】 清热凉血，疏散活血。

【适用病证】

（1）辨治鼻前庭炎、鼻前庭湿疹，病变证型是血热夹风壅鼻证；症状以鼻部皮肤红肿、糜烂、渗液、结痂、灼痒或皲裂为主。

主要症状：鼻前孔及周围干燥、瘙痒。

辨证要点：灼痛，潮红，舌质红，苔薄黄，脉沉数或正常。

可能伴随的症状：鼻部粗糙，或鼻局部增厚，或鼻局部皲裂，或鼻毛脱落，或大便干结等。

（2）辨治慢性唇炎、继发感染性唇炎，病变证型是血热夹风灼唇证；症状以口唇红肿、痛痒，日久破裂流水，或脱屑皮为主。

主要症状：口唇红肿疼痛，或痒。

辨证要点：痛如火燎，舌质红，苔薄黄，脉细数或正常。

可能伴随的症状：嘴唇不时眴动，或口臭，或灼热疼痛，或唇肿燥裂，或口唇流血，或口唇结痂，或小便黄赤短涩等。

【解读方药】 方中生地黄凉血偏于清热，赤芍凉血偏于散瘀，当归活血偏于补血，川芎活血偏于行气，荆芥祛风偏于疏散，防风祛风偏于柔润，蝉蜕祛风偏于止痒，薄荷祛风偏于疏利，独活祛风偏于胜湿，柴胡祛风偏于疏泄，白鲜皮祛风偏于清热。方药相互为用，以奏其效。

【配伍用药】 若血热甚者，加大生地黄、赤芍用量，再加玄参，以清热凉血；若瘀血者，加大当归、川芎用量，以活血化瘀；若痒甚者，加大荆芥、防风、蝉蜕用量，以疏风止痒；若灼热者，加石膏、知母，以清泻郁热等。

辛夷清肺饮

（《外科正宗》）

【导读】 辛夷清肺饮辨治慢性鼻炎（萎缩性、干酪性、肥厚性、过敏性、单纯性鼻炎）、鼻窦炎、变应性鼻炎、血管运动性鼻炎、嗜酸性粒细胞增多性非变应性鼻炎，针对病变证机是郁热内生、损伤阴津、上逆鼻窍；辛夷清肺饮治疗作用特点是清泻郁热，滋养阴津，宣散透达。

【组成】 辛夷六分（1.8g） 黄芩 山栀 麦门冬 百合 石膏 知母各一钱（各3g） 甘草五分（1.5g） 枇杷叶去毛，三片（1.5g） 升麻三分（0.9g）

【用法】 上药用水500mL，煎至300mL，食后服。

【功效】 清热益阴，宣散止涕。

【适用病证】

主要症状：鼻痒，鼻涕，或头痛，或鼻塞。

辨证要点：口渴，鼻涕清长，舌质红，苔薄黄，脉沉细或弱。

可能伴随的症状：咳嗽，或咽痒，或手足发热，或面色红赤，或头痛，或失眠等。

【解读方药】 方中辛夷宣散偏于通窍，升麻宣散偏于透达，枇杷叶宣散偏于止涕，黄芩清热偏于燥湿，山栀子清热泻火，石膏清热偏于生津，知母清热偏于益阴，麦冬益阴偏于清热，百合益阴偏于生津，甘草清热益气缓急。方药相互为用，以奏其效。

【配伍用药】 若鼻涕多者，加黄连、黄芩，以清热燥湿止涕；若鼻痒甚者，加大辛夷、升麻用量，再加蝉蜕，以宣散止痒；若热甚者，加大石膏、知母用量，以清泻郁热；若头痛者，加大升麻用量，再加柴胡、薄荷，以疏散止痛；若阴津损伤者，加大麦冬、百合用量，以益阴养阴等。

清燥救肺汤

（《医门法律》）

【导读】 清燥救肺汤辨治萎缩性鼻炎、干燥性鼻炎，针对病变证机是郁热内生、热伤气阴、气阴不荣、郁热上扰、浸淫鼻窍，病变证型是郁热气阴两伤证，症状以鼻内干燥、或鼻咽干燥、鼻塞为主；清肺救燥汤治疗作用特点是清泻郁热，疏散透热，养血滋阴，补益中气。

【组成】 冬桑叶三钱（9g） 石膏二钱五分（7.5g） 人参七分（2g） 甘草一钱（3g） 胡麻仁炒,研,一钱（3g） 真阿胶八分（2.4g） 麦门冬去心,一钱二分（3.6g） 杏仁去皮尖,炒,七分（2g） 枇杷叶一片,刷去毛,蜜涂炙黄（3g）

【用法】 水煎服，每日分6服。用汤剂可在原方用量基础上加大1倍。

【功效】 清鼻润燥，益气养阴。

【适用病证】

主要症状：鼻内干燥，或鼻咽干燥，鼻塞。

辨证要点：口干舌燥，舌红少苔，或苔薄黄，脉浮数或正常。

可能伴随的症状：鼻窍内肌膜萎缩，或鼻内灼热疼痛，或鼻涕鼻秽，或鼻涕带黄绿色，或大便干结，或咽痛咽痒等。

【解读方药】 方中桑叶清热偏于清宣，石膏清热偏于清降，麻仁益阴偏于补血，麦冬益阴偏于清热，阿胶补血化阴，杏仁治涕偏于肃降，枇杷叶治涕偏于宣利，人参益气偏于大补，甘草益气偏于平补。方药相互为用，以奏其效。

【配伍用药】 若郁热甚者，加大石膏、桑叶用量，以清泻透散郁热；若阴伤甚者，加大麦冬用量，再加生地黄、玄参，以凉血滋阴；若气伤甚者，加大人参用量，再加山药，以补益中气；若鼻涕臭秽者，加黄连、黄芩，以清热燥湿等。

凉　膈　散

（《太平惠民和剂局方》）

【导读】 凉膈散辨治慢性鼻炎、鼻窦炎、鼻咽炎，或辨治口腔单纯性疱疹、口腔念珠菌病、复发性阿弗他溃疡、天疱疮，或辨治咽炎、喉炎、扁桃体炎、猩红热，针对病变证机是郁热内生、浊热上扰、热淫清窍；凉膈散治疗作用特点是清泻郁热，疏散透热，兼益中气。

【组成】 川大黄　朴硝　甘草爁，各二十两（各600g）　山栀子仁　薄荷去梗　黄芩各十两（各300g）　连翘二斤半（1250g）

【用法】 将药研为细散状，每次服6g，用水加入竹叶7片，蜜少许，饭后温服，小儿可服1.5g，应因年龄而调整用量；出现下利，停止服用。用汤剂可用原方量的1/50。

【功效】 清泻郁热，疏散透窍。

【适用病证】

（1）辨治慢性鼻炎、鼻窦炎、鼻咽炎属于郁热浸鼻证；症状以鼻痒或鼻咽干燥、鼻塞、大便干结为主。

主要症状：鼻痒，或鼻咽干燥，鼻塞。

辨证要点：大便干结，舌质红，苔黄或腻，脉沉数或正常。

可能伴随的症状：鼻涕黄浊，或嗅觉减退，或头昏，或头沉，或胸脘痞闷，或不思饮食等。

（2）辨治口腔单纯性疱疹、口腔念珠菌病、复发性阿弗他溃疡、天疱疮属于郁热灼口证；症状以口腔溃烂，心胸烦热，舌质红为主。

主要症状：口疮，热痛。

辨证要点：口渴，心胸烦热，舌质红，苔黄略腻，脉沉或数。

可能伴随的症状：口臭，或面赤，或不思饮食，或失眠，或大便干结，或小便短少。

（3）辨治咽炎、喉炎、扁桃体炎、咽喉白斑症、猩红热属于郁热灼咽证；症状以发热、咽喉肿痛溃烂为主。

主要症状：咽喉肿痛溃烂。

辨证要点：壮热烦渴，舌质红生珠，苔黄燥，脉沉或数。

可能伴随的症状：口臭，或面赤，或高热，或肌肤丹疹，或失眠，或大便干结，或小便短少等。

【解读方药】 方中栀子清热偏于泻三焦之火，黄芩清热偏于清上中二焦之热，连翘清热偏于清热解毒，大黄泻热偏于硬攻，芒硝泻热偏于软坚，薄荷辛凉透表，甘草益气和中。方药相互为用，以奏其效。

【配伍用药】 若郁热甚者，加大大黄、连翘用量，以清泻透散郁热；若鼻塞甚者，加大薄荷用量，再加桑叶、辛夷，以疏散透窍；若头昏甚者，加大薄荷用量，再加柴胡、冰片，以疏散透窍；若鼻涕臭秽者，再加黄连、桑叶，加大黄芩用量，以清热疏散燥湿等。

甘露消毒丹

（《医效秘传》）

【导读】 甘露消毒丹辨治慢性鼻炎、鼻窦炎、鼻咽炎，针对病变证机是湿浊内生、湿郁化热、湿热胶结、壅滞气机、肆虐鼻窍，病变证型是湿热淫鼻证，症状以鼻涕黄浊量多、嗅觉减退、头昏、苔腻为主；甘露消毒丹治疗作用特点是清热燥湿，淡利渗湿，芳香化湿，通利泄湿。

【组成】 飞滑石十五两（450g）　淡黄芩十两（300g）　绵茵陈十一两（330g）　石菖蒲六两（180g）　川贝母　木通各五两（各150g）　藿香　连翘　白蔻仁　薄荷　射干各四两（各120g）

【用法】 将药研为细散状，每次服9g，温开水调服，或以神曲糊为丸，温开水化服亦可。用汤剂可用原方量的1/50。

【功效】 利湿化浊，清热解毒。

【适用病证】

主要症状：鼻痒，鼻塞，鼻涕。

辨证要点：鼻涕黄浊量多，舌质红，苔黄腻，脉沉或正常。

可能伴随的症状：嗅觉减退，或头重，或头昏，或头沉，或胸脘痞闷，或不思饮食，或小便黄赤等。

【解读方药】 方中滑石利湿偏于通窍，茵陈蒿利湿偏于疏泄，木通利湿偏于通脉，黄芩清热偏于燥湿，连翘清热偏于散结，射干清热偏于利咽，藿香芳香化湿偏于调中，白蔻仁芳香化湿偏于醒脾，石菖蒲芳香化湿偏于开窍，薄荷辛凉透散，川贝母降逆化痰。方药相互为用，以奏其效。

【配伍用药】 若湿甚者，加大滑石、茵陈蒿用量，以利湿泻热；若热甚者，加大连翘用量，再加金银花，以清热解毒；若鼻塞甚者，加大白蔻仁、石菖蒲用量，以芳香疏散透窍；若鼻涕臭秽者，加大射干、川贝母用量，以清热燥湿化痰等。

栀子清肝饮

（《外科正宗》）

【导读】 栀子清肝饮辨治慢性鼻炎、鼻出血（血管病变、血液病变、内分泌病变、肝肾病变、肿瘤病变等），针对病变证机是郁热内生、湿因热生、热迫血脉、血因热瘀、浸淫鼻窍，症状以鼻塞或鼻出血因情绪异常加重为主；栀子清肝饮治疗作用特点是清热燥湿，透散郁热，补血活血，凉血止血。

【组成】 牛蒡子一钱（3g） 柴胡一钱（3g） 川芎一钱（3g） 白芍一钱（3g） 石膏一钱（3g） 当归一钱（3g） 山栀一钱（3g） 牡丹皮一钱（3g） 黄芩半钱（1.5g） 黄连半钱（1.5g） 甘草半钱（1.5g）

【用法】 水煎服。

【功效】 清热凉血，补血活血。

【适用病证】

主要症状：鼻塞，鼻涕，或鼻出血。

辨证要点：口苦，因情绪异常加重，舌质红，苔黄腻，脉沉或滑。

可能伴随的症状：面赤，或心烦，或口渴，或男子遗精，或女子月经不调，或急躁易怒，或大便不爽等。

【解读方药】 方中黄连清热燥湿偏于除烦，黄芩清热燥湿偏于止血，石膏泻火偏于生津，栀子泻火偏于燥湿，牛蒡子透热偏于疏利，柴胡透热偏于行气，白芍补血偏于敛阴，当归补血偏于活血，川芎活血偏于行气，牡丹皮活血偏于凉血，甘草清热益气缓急。方药相互为用，以奏其效。

【配伍用药】 若湿热甚者，加大黄连、黄芩用量，再加黄柏，以清热燥湿；若郁热甚者，加大柴胡、牛蒡子用量，以清透郁热；若出血甚者，加大牡丹皮用量，再加生地黄、玄参，以清热凉血止血；若鼻塞者，加薄荷、菊花，以疏散通窍等。

解毒天浆散

(《外科正宗》)

【导读】 解毒天浆散辨治鼻梅毒、慢性鼻炎、鼻窦炎，针对病变证机是热毒侵袭、湿因热生、湿热蕴结、灼腐脉络、浸淫鼻窍，症状以鼻塞、疼痛、脓涕、嗅觉减退为主；解毒天浆散治疗作用特点是清热解毒，渗利湿毒，疏散透达，活血消肿。

【组成】 天花粉二钱(6g) 防风一钱(3g) 防己一钱(3g) 皂角针一钱(3g) 白鲜皮一钱(3g) 连翘一钱(3g) 川芎一钱(3g) 当归一钱(3g) 风藤一钱(3g) 木瓜一钱(3g) 金银花一钱(3g) 蝉蜕一钱(3g) 薏苡仁一钱(3g) 甘草五分(1.5g) 土茯苓二两(60g)

【用法】 水二盅，煎八分，临服入酒一杯，量病上下服。

【功效】 清热解毒，疏散渗利。

【适用病证】

主要症状：鼻塞，疼痛，脓涕，嗅觉减退。

辨证要点：外鼻结节或糜烂，舌质红，苔黄腻，脉沉或滑。

可能伴随的症状：面赤，或塌鼻，或鼻中隔穿孔，或鼻黏膜萎缩，或鼻黏膜充血，或外鼻覆有干痂，或外鼻流渗出物等。

【解读方药】 方中天花粉清热偏于化痰，连翘清热偏于散结，金银花清热偏于消疮，白鲜皮利湿偏于解毒，薏苡仁利湿偏于益气，防己利湿偏于行散，木瓜利湿偏于和胃，土茯苓利湿偏于消肿，防风行散偏于柔润，蝉蜕行散偏于开窍，皂角针通络溃坚消肿，川芎活血偏于行气，当归活血偏于补血，风藤活血偏于解毒，甘草益气和中缓急。方药相互为用，以奏其效。

【配伍用药】 若鼻塞甚者，加大川芎、防风用量，再加白芷，以芳香开窍；若疼痛甚者，加大金银花、连翘用量，以清热解毒止痛；若脓涕甚者，加大天花粉、薏苡仁用量，再加黄连、黄芩，以清热燥湿解毒；若溃烂者，加大白鲜皮、土茯苓用量，以渗湿消疮等。

泻 心 汤

(《伤寒杂病论》)

【导读】 泻心汤辨治鼻梅毒、慢性鼻炎、鼻窦炎、鼻腔湿疹，针对病变证机是湿热蕴结，灼腐鼻窍；病变证型是湿热蕴结证；症状以鼻塞、疼痛、脓涕、嗅觉减退、流黄脓水为主；泻心汤治疗作用特点是清热燥湿，泻热解毒。

【组成】 大黄二两（6g）　黄连　黄芩各一两（各3g）

【用法】 用水210mL，煮取药液70mL，每日分5次服。

【功效】 清泻积热。

【适用病证】

主要症状：鼻塞，疼痛，脓涕，嗅觉减退。

辨证要点：外鼻结节或糜烂，外鼻流黄脓水，舌质红，苔黄腻，脉沉或数。

可能伴随的症状：面赤，或口苦口腻，或塌鼻，或鼻中隔穿孔，或鼻黏膜萎缩，或鼻黏膜充血，或外鼻覆有干痂等。

【解读方药】 方中黄连、黄芩清热燥湿解毒，大黄泻热燥湿解毒。方药相互为用，以奏其效。

【配伍用药】 若鼻塞甚者，加薄荷、桑叶、白芷，以芳香开窍；若疼痛甚者，加赤芍、甘草，以清热凉血，缓急止痛；若流黄脓水甚者，加大黄连、黄芩用量，再加薏苡仁，以清热利湿解毒；若溃烂者，加皂角刺、黄芪、白及，以通络益气生肌等。

【诊治案例】 鼻黏膜溃疡

詹某，女，31岁。有多年鼻黏膜溃疡病史，近由病友介绍前来诊治。刻诊：鼻塞，遇凉加重，鼻涕黄稠，鼻痒，流鼻血，血色鲜红，咳嗽，手足不温，倦怠乏力，自汗，口苦口腻，舌质淡红，苔腻黄白，脉沉弱。辨为湿热迫血夹阳虚证，治当清热燥湿，宣利鼻窍，益气温阳。给予泻心汤、百合地黄汤、理中丸与麻杏石甘汤合方：黄芩3g，黄连3g，大黄6g，百合15g，生地黄50g，红参10g，白术10g，干姜10g，麻黄12g，杏仁10g，石膏24g，炙甘草10g。6剂，以水800~1 000mL，浸泡30min，大火烧开，小火煎煮40min，每次服用150mL；第2次煎煮15min；第3次煎煮若水少可酌情加水，煎煮15min，每日1剂，分3次服。

二诊：鼻塞、鼻痒略有减轻，鼻血减少，仍自汗，以前方加牡蛎为30g，6剂。

三诊：鼻塞、鼻痒较前又有减轻，鼻血止，自汗减少，大便略溏，以前方变生地黄为30g，6剂。

四诊：鼻塞、鼻痒较前又有减轻，仍手足不温，以前方加生附子3g，6剂。

五诊：鼻塞、鼻痒较前又有减轻，手足较前温和，仍口苦口腻，以前方变黄连、黄芩各为 10g，6 剂。

六诊：诸症基本消除，又以前方治疗 30 余剂，诸症悉除，经复查，鼻黏膜恢复正常。随访 1 年，一切正常。

用方体会：根据鼻塞、鼻涕黄稠辨为湿热郁窍，再根据鼻塞、遇寒加重辨为热夹寒，因手足不温、脉沉弱辨为阳虚，又因流鼻血、血色鲜红辨为热迫血，以此辨为湿热迫血夹阳虚证。方以泻心汤清热燥湿止血；以百合地黄汤滋阴清热，凉血止血；以理中丸温补阳气；以麻杏石甘汤宣利鼻窍。方药相互为用，以奏其效。

泻心汤与杞菊地黄丸合方

（《伤寒杂病论》《医级》）

【导读】 泻心汤与杞菊地黄丸合方辨治鼻梅毒、慢性鼻炎、鼻窦炎、鼻黏膜溃疡，或辨治单纯疱疹病毒性角膜炎、结膜炎、视神经炎、视神经萎缩、青光眼、白内障、角膜角化症、眼底动脉硬化，针对病变证机是湿热蕴结、阴津损伤，清窍既被湿热灼腐又不得阴津所养；泻心汤与杞菊地黄丸合方治疗作用特点是清泻积热，燥湿解毒，滋补阴津，渗利湿浊。

【组成】 泻心汤：大黄二两（6g）　黄连　黄芩各一两（各3g）　杞菊地黄丸：熟地黄八钱（24g）　山药四钱（12g）　山茱萸四钱（12g）　泽泻三钱（9g）　茯苓去皮，三钱（9g）　牡丹皮三钱（9g）　枸杞子　菊花各三钱（各9g）

【用法】 水煎服。

【功效】 清泻积热，滋补阴津。

【适用病证】

（1）辨治鼻梅毒、慢性鼻炎、鼻窦炎、鼻黏膜溃疡、鼻出血属于湿热阴虚证；症状以鼻塞，疼痛，脓涕，嗅觉减退，咽干口燥为主。

主要症状：鼻塞，疼痛，脓涕，嗅觉减退。

辨证要点：外鼻结节或糜烂，口干咽燥，舌红少苔，或苔黄腻，脉沉细或数。

可能伴随的症状：面赤，或面色无华，或头晕目眩，或耳鸣，或腰酸，或外鼻流渗出物，或塌鼻，或鼻中隔穿孔，或鼻黏膜萎缩，或鼻黏膜充血，或外鼻覆有干痂等。

（2）辨治单纯疱疹病毒性角膜炎、结膜炎、视神经炎、视神经萎缩、青光眼、白内障、角膜角化症、眼底动脉硬化等属于湿热阴虚证；症状以眼黑睛星翳，手足心热，口苦或口腻，目痛为主。

主要症状：黑睛星翳，胞轮微红，眼部干涩，或目痛。

辨证要点：口苦，舌红少苔，脉细弱或正常。

可能伴随的症状：眼周空痛，或频频眨目，或羞明流泪，或视物模糊，或大便不爽，或头痛，或眼眵多，或暗处或入夜视物模糊不清，或白睛干燥少泽起皱，或眦部白睛夹银白色三角斑，或黑睛混浊，或知觉减退，或凝脂翳，或软腐溃陷，或似蟹睛等。

【解读方药】 方中黄连、黄芩清热燥湿解毒，大黄泻热燥湿解毒，熟地黄滋阴偏于补血，枸杞子滋阴偏于益精，山药补气化阴，山茱萸益肾固精，茯苓渗利偏于益气，泽泻渗利偏于清热，牡丹皮清热偏于凉血，菊花清热偏于辛凉明目。方药相互为用，以奏其效。

【配伍用药】 若鼻塞甚者，加薄荷、桑叶、白芷，以芳香开窍；若疼痛甚者，加赤芍、甘草，以清热凉血，缓急止痛；若流黄脓水甚者，加大黄连、黄芩用量，再加薏苡仁，以清热利湿解毒；若溃烂者，加皂角刺、黄芪、白及，以通络益气生肌；若阴虚甚者，加大枸杞子用量，再加玉竹、石斛，以滋补阴津；若血热者，加生地黄、玄参，以清热凉血等。

【诊治案例】

1. 鼻出血

马某，男，62 岁。有多年鼻出血病史，1 年来鼻出血加重，近由病友介绍前来诊治。刻诊：鼻出血，血色鲜红，鼻灼热，手足烦热，盗汗，大便干结，口苦口腻，舌质红，苔黄腻，脉沉弱。辨为湿热阴虚证，治当清热燥湿，滋补阴津。给予泻心汤与杞菊地黄丸合方加味：黄芩 3g，黄连 3g，大黄 6g，熟地黄 24g，山药 12g，山茱萸 12g，泽泻 10g，茯苓 10g，牡丹皮 10g，枸杞子 10g，菊花 10g，生地黄 30g。6 剂，以水 800~1 000mL，浸泡 30min，大火烧开，小火煎煮 40min，每次服用 150mL；第 2 次煎煮 15min；第 3 次煎煮若水少可酌情加水，煎煮 15min，每日 1 剂，分 3 次服。

二诊：鼻出血减少，仍口苦口腻，以前方变黄连、黄芩各为 12g，6 剂。

三诊：鼻出血较前又有减少，口苦口腻基本消除，以前方 6 剂继服。

四诊：鼻未出血，鼻灼热减轻，以前方 6 剂继服。

五诊：鼻未出血，鼻灼热基本消除，大便略溏，以前方变大黄为 3g，6 剂。

六诊：诸症基本消除，又以前方治疗 20 余剂，诸症悉除。随访 1 年，一切正常。

用方体会：根据鼻出血、苔黄腻辨为湿热，再根据手足烦热、盗汗辨为阴虚，因大便干结、口苦辨为郁热内结，又因鼻出血、脉沉弱辨为热夹虚，以此辨为湿热阴虚证。方以泻心汤清热燥湿止血；以杞菊地黄丸滋阴清热；加生地黄清热滋阴，凉血止血。方药相互为用，以奏其效。

2.慢性单纯疱疹病毒性角膜炎

杨某，男，32岁。在8个月前经检查诊断为慢性单纯疱疹病毒性角膜炎，至今反复不愈，近由病友介绍前来诊治。刻诊：眼痛，白睛红赤，时时灼热，眼睛干涩，手足烦热，盗汗，大便干结，口苦口腻，舌红少苔，脉沉细弱。辨为湿热阴虚证，治当清热燥湿，滋补阴津。给予泻心汤与杞菊地黄丸合方加味：黄芩3g，黄连3g，大黄6g，熟地黄24g，山药12g，山萸肉12g，泽泻10g，茯苓10g，牡丹皮10g，枸杞子10g，菊花10g，生地黄30g。6剂，以水800~1000mL，浸泡30min，大火烧开，小火煎煮40min，每次服用150mL；第2次煎煮15min；第3次煎煮若水少可酌情加水，煎煮15min，每日1剂，分3次服。

二诊：眼睛红赤减轻，仍大便干结，以前方变大黄为10g，6剂。

三诊：眼痛明显减轻，仍口苦口腻，以前方变黄连、黄芩各为10g，6剂。

四诊：眼痛基本消除，大便通畅、口苦口腻明显减轻，以前方6剂继服。

五诊：眼睛干涩基本消除，手足烦热、盗汗止，大便略溏，以前方变大黄为6g，6剂。

六诊：眼睛时时灼热消除，以前方6剂继服。

七诊：诸症基本消除，又以前方治疗20余剂，诸症悉除。随访1年，一切正常。

用方体会：根据眼痛、口苦口腻辨为湿热，再根据手足烦热、盗汗辨为阴虚，因大便干结、口苦辨为湿热内结，又因眼睛干涩、脉沉细弱辨为阴虚伤津，以此辨为湿热阴虚证。方以泻心汤清热燥湿凉血；以杞菊地黄丸滋阴清热，明目除湿；加生地黄清热滋阴，凉血生津。方药相互为用，以奏其效。

寒热夹杂证

厚朴麻黄汤

（《伤寒杂病论》）

【导读】厚朴麻黄汤辨治鼻梅毒、慢性鼻炎、鼻窦炎、鼻中隔弯曲、鼻中隔肥大、鼻黏膜溃疡，针对病变证机是风寒侵袭、郁热内蕴、痰湿阻滞、浊气壅滞、鼻窍不利，症状以鼻塞、鼻痒、嗅觉减退、口渴不欲多饮为主；厚朴麻黄汤治疗作用特点是疏散风寒，清泻郁热，宣降气机，收敛温通。

【组成】厚朴五两（15g）　麻黄四两（12g）　石膏如鸡子大（48g）　杏仁半升

（12g）　半夏半升（12g）　干姜二两（6g）　细辛二两（6g）　小麦一升（24g）　五味子半升（12g）

【用法】　上九味，以水一斗二升，先煮小麦熟，去滓。内诸药，煮取三升，温服一升，日三服。

【功效】　温阳化饮，泻热降逆。

【适用病证】

主要症状：鼻塞，疼痛，鼻涕黄白夹杂，嗅觉减退。

辨证要点：口渴欲饮热水，舌质淡红，苔腻黄白夹杂，脉沉或正常。

可能伴随的症状：外鼻结节或糜烂，或面赤，或面色无华，或外鼻流渗出物，或塌鼻，或鼻中隔穿孔，或鼻黏膜萎缩，或鼻黏膜充血，或外鼻覆有干痂等。

【解读方药】　方中用厚朴下气降逆，化痰化湿，麻黄散寒偏于宣通鼻窍，杏仁散寒偏于降逆止涕，半夏散寒偏于燥湿，石膏清泻郁热，干姜辛热偏于温中，细辛辛热偏于通阳，五味子益气偏于敛阴，小麦益气偏于调补。方药相互作用，以奏温通降逆，宣发散寒，兼清郁热之效。

【配伍用药】　若鼻塞甚者，加川芎、白芷，以温通开窍；若鼻涕多者，加大麻黄、杏仁用量，以宣发化痰；若嗅觉减退者，加大干姜、细辛用量，以温宣通窍；若郁热甚者，加大石膏用量，再加知母，以清泻郁热；若气虚者，加大小麦用量，再加人参，以补益中气；若鼻出血者，加生地黄、艾叶，以清温止血等。

【诊治案例】　鼻窦炎、慢性支气管炎

詹某，女，28岁。有多年鼻窦炎、慢性支气管炎病史，近由病友介绍前来诊治。刻诊：鼻塞，咳嗽，鼻涕、咯痰早上多清稀色白，下午多黏稠色黄，头痛，鼻塞、咳嗽因凉加重，胸闷，手足烦热，盗汗，口渴，舌红少苔，脉沉弱。辨为寒郁夹热伤阴证，治当疏散风寒，清宣郁热，滋阴生津。给予厚朴麻黄汤与百合地黄汤合方加味：厚朴15g，麻黄12g，石膏48g，杏仁12g，生半夏12g，干姜6g，细辛6g，小麦24g，五味子12g，百合15g，生地黄50g，炙甘草10g。6剂，以水800~1000mL，浸泡30min，大火烧开，小火煎煮40min，每次服用150mL；第2次煎煮15min；第3次煎煮若水少可酌情加水，煎煮15min，每日1剂，分3次服。

二诊：鼻塞、咳嗽减轻，仍痰多、鼻涕多，以前方变细辛、干姜为各10g，6剂。

三诊：鼻塞、咳嗽较前又有减轻，咯痰、鼻涕较前减少，以前方6剂继服。

四诊：鼻塞、咳嗽较前又有减轻，头痛止，仍脉弱，以前方加红参10g，6剂。

五诊：鼻塞、咳嗽较前又有明显减轻，手足烦热、盗汗基本消除，以前方6剂继服。

六诊：鼻塞基本消除，鼻涕、咯痰又有明显减少，以前方6g。

七诊：诸症基本消除，又以前方治疗50余剂，诸症悉除。随访1年，一

197

切正常。

用方体会：根据鼻塞，咳嗽，鼻涕、咯痰色白辨为寒，再根据鼻塞、咳嗽、鼻涕、咯痰色黄辨为寒夹热，因手足烦热、盗汗辨为阴虚，又因脉沉弱辨为虚，以此辨为寒郁夹热伤阴证。方以厚朴麻黄汤宣发散寒，调理气机，兼清郁热；以百合地黄汤清热滋阴，凉血生津，加炙甘草益气和中。方药相互为用，以奏其效。

虚　　证

百合固金汤

（《慎斋遗书》）

【导读】　百合固金汤辨治萎缩性鼻炎、干燥性鼻炎、干酪性鼻炎，或辨治扁桃体炎、咽炎、喉炎、咽喉白斑病，针对病变证机是阴虚于内、热因虚生、迫及血中、灼津为痰、肆虐清窍；百合固金汤治疗作用特点是滋补阴津，养血补血，清热凉血，宣利气机。

【组成】　百合一钱半（4.5g）　熟地　生地　当归身各三钱（各9g）　白芍　甘草各一钱（各3g）　桔梗　玄参各八分（各2.4g）　贝母　麦冬各一钱半（各4.5g）

【用法】　水煎服，每日分6服。

【功效】　补血益阴，宣降化涕。

【适用病证】

（1）辨治萎缩性鼻炎、干燥性鼻炎、干酪性鼻炎属于阴虚内热证；症状以鼻内干燥或鼻咽干燥、鼻塞为主。

主要症状：鼻内干燥，或鼻咽干燥，鼻塞。

辨证要点：五心烦热，舌红少苔，脉细数或正常。

可能伴随的症状：鼻窍内肌膜萎缩，或头晕目眩，或盗汗，或鼻内灼热疼痛，或鼻涕鼻秽，或鼻涕带黄绿色，或大便干结，或咽痛咽痒等。

（2）辨治扁桃体炎、咽炎、喉炎、咽喉白斑病属于阴虚血热伤咽证；症状以咽喉燥痛，或咽喉不利，舌红少苔为主。

主要症状：咽喉干燥，或灼热，或干痛。

辨证要点：口渴，舌红少苔，脉细数或正常。

可能伴随的症状：喉核红肿，或咽痛因吞咽加重，或声音嘶哑，或潮热，或盗汗，或五心烦热等。

【解读方药】 方中百合滋阴偏于润肺，麦冬滋阴偏于清肺，生地黄清热凉血偏于滋阴，玄参清热凉血偏于解毒，当归补血偏于活血，熟地黄补血偏于滋阴，白芍补血偏于敛阴，贝母清肺偏于降肺，桔梗清肺偏于宣肺，甘草益气和中。方药相互为用，以奏其效。

【配伍用药】 若阴虚甚者，加大百合、麦冬用量，以滋补阴津；若血热甚者，加大生地黄、玄参用量，以凉血滋阴；若血虚甚者，加大当归、熟地黄用量，以补益阴血；若盗汗者，加牡蛎、五味子，以敛阴止汗等。

玉 女 煎

（《景岳全书》）

【导读】 玉女煎辨治慢性鼻炎、鼻出血（血管病变、血液病变、内分泌病变、肝肾病变、肿瘤病变等），针对病变证机是阴虚于内、热扰于上、虚实夹杂、浸淫鼻窍，症状以鼻塞或鼻出血、口舌干燥为主；玉女煎治疗作用特点是滋阴生津，清泻郁热，兼以活血。

【组成】 熟地黄三至五钱（9~15g） 石膏三至五钱（9~15g） 麦冬二钱（6g） 知母 牛膝各一钱半（各5g）

【用法】 水煎服，温服或冷服均可。

【功效】 滋阴清热。

【适用病证】

主要症状：鼻塞，鼻涕，或鼻出血。

辨证要点：口渴，舌红少苔，或苔薄黄，脉沉细或正常。

可能伴随的症状：面赤，或盗汗，或潮热，或男子遗精，或女子月经不调，或心烦急躁，或大便干结等。

【解读方药】 方中石膏清热偏于泻火，知母清热偏于养阴，熟地黄性温偏于滋阴补血，麦冬性寒偏于滋阴清热，牛膝补益肝肾、活血下行。方药相互为用，以奏其效。

【配伍用药】 若阴虚甚者，加大麦冬用量，再加生地黄、玄参、玉竹，以滋补阴津；若热甚者，加大石膏、知母用量，再加栀子，以清热泻火；若出血甚者，加大石膏用量，再加生地黄、玄参，以清热凉血止血；若盗汗者，加龙骨、牡蛎，以潜阳敛阴止汗；若烦躁不安者，加黄连、黄芩，以清热除烦等。

大补元煎

（《外科正宗》）

【导读】大补元煎辨治慢性鼻炎、鼻出血(血管病变、血液病变、内分泌病变、肝肾病变、肿瘤病变等），针对病变证机是中气虚弱、阴血不足、肾精亏损、鼻窍失荣，病变证型是气血虚弱、阴血不固证，症状以鼻塞或鼻出血、因活动或劳累加重为主；大补元煎治疗作用特点是健脾益气，补血养血，滋补肾精，温补肾阳。

【组成】 人参少则用一至二钱（3~6g），多则用一至二两（30~60g）　山药炒，二钱（6g）　熟地少则用二至三钱（6~9g），多则用二至三两（60~90g）　杜仲二钱（6g）　当归二至三钱（6~9g）　山茱萸一钱（3g）　枸杞2~3钱（6~9g）　炙甘草1~2钱（3~6g）

【用法】 水煎服，每日分早中晚3次服。

【功效】 益气补血，滋阴和阳。

【适用病证】

主要症状：鼻塞，鼻涕，或鼻出血。

辨证要点：因活动或劳累加重，舌质淡，苔薄白，脉虚弱。

可能伴随的症状：面色不荣，或心悸，或头晕目眩，或腰酸，或男子阳痿，或耳鸣，或女子月经不调等。

【解读方药】 方中人参益气偏于大补，山药益气偏于平补，甘草益气偏于缓补，熟地黄补血偏于滋阴，当归补血偏于活血，杜仲补阳偏于强筋骨，山茱萸补阳偏于固精，枸杞子滋阴生精。方药相互为用，以奏其效。

【配伍用药】 若气虚甚者，加大人参、山药用量，再加白术，以健脾益气；若血虚甚者，加大当归、熟地黄用量，再加阿胶，以补血养血；若阴虚甚者，加大枸杞子用量，再加女贞子，以滋补阴津；若阳虚甚者，加大杜仲用量，再加鹿角，以温补阳气；若出血甚者，加大山茱萸用量，再加棕榈，以固精止血等。

寒　　证

小青龙汤

（《伤寒杂病论》）

【导读】 小青龙汤辨治慢性鼻炎（萎缩性、干酪性、肥厚性、过敏性、单纯性鼻炎）、鼻窦炎、鼻中隔弯曲、鼻咽癌、鼻腔肿瘤，针对病变证机是寒气内生、阳不化湿、寒湿淫鼻，病变证型是寒湿浸鼻证，症状以鼻痒、鼻涕、鼻塞为主；小青龙汤治疗作用特点是宣发鼻窍，温阳散寒，降泄湿浊，益气敛阴。

【组成】 麻黄去节，三两（9g） 芍药三两（9g） 细辛三两（9g） 干姜三两（9g） 甘草炙，三两（9g） 桂枝去皮，三两（9g） 五味子半升（12g） 半夏洗，半升（12g）

【用法】 水煎服；每日分2次服。

【功效】 宣发鼻窍，温化寒湿。

【适用病证】

主要症状：鼻痒，或鼻塞，或鼻涕。

辨证要点：口淡不渴，舌质淡，苔薄白，脉浮紧或正常。

可能伴随的症状：咳嗽，或胸痛，或喷嚏，或头痛，或头沉，或手足不温等。

【解读方药】 方中麻黄辛温偏于宣散，桂枝辛温偏于温通，细辛辛温偏于温化，干姜辛温偏于温中，半夏苦温降肺止逆，芍药收敛偏于酸寒补血，五味子收敛偏于酸甘益气，炙甘草益气和中。方药相互为用，以奏其效。

【配伍用药】 若鼻塞甚者，加大麻黄、桂枝用量，再加川芎，以宣发开窍；若鼻涕甚者，加大半夏用量，再加茯苓，以燥湿利湿；若痒甚者，加大麻黄、细辛用量，再加荆芥，以疏散止痒；若手足不温者，加大干姜用量，再加附子，以温通阳气等。

【诊治案例】 鼻窦炎、支气管哮喘

李某，女，51岁。有多年鼻窦炎、支气管哮喘病史，近由病友介绍前来诊治。刻诊：鼻塞，哮喘，鼻涕、咯痰清稀量多色白，头痛，受凉加重，手足冰凉，怕冷，倦怠乏力，舌质淡，苔白腻，脉沉弱。辨为寒郁阳虚证，治当宣散寒郁，温阳益气。给予小青龙汤与茯苓四逆汤合方：麻黄10g，桂枝10g，干姜10g，生半夏12g，白芍10g，细辛10g，五味子12g，生附子5g，茯苓12g，红参3g，炙甘草10g。6剂，以水800~1000mL，浸泡30min，大火烧开，小火煎煮40min，每次服用150mL；

第 2 次煎煮 15min；第 3 次煎煮若水少可酌情加水，煎煮 15min，每日 1 剂，分 3 次服。

二诊：鼻塞、哮喘减轻，仍痰多、鼻涕多，以前方加皂角粉 3g，6 剂。

三诊：鼻塞、哮喘较前又有减轻，仍咯痰多、鼻涕多，以前方变皂角粉为 5g，6 剂。

四诊：鼻塞、哮喘较前又有减轻，仍倦怠乏力，以前方变红参为 10g，6 剂。

五诊：鼻塞、哮喘基本消除，手足冰凉、怕冷明显好转，以前方 6 剂继服。

六诊：鼻塞、哮喘未再发作，倦怠乏力明显好转，以前方 6 剂继服。

七诊：诸症基本趋于缓解，又以前方治疗 80 余剂，诸症悉除。随访 1 年，一切正常。

用方体会：根据鼻塞、哮喘和鼻涕、咯痰清稀色白辨为寒，再根据手足冰凉、怕冷辨为阳虚，因倦怠乏力、脉沉弱辨为虚，以此辨为寒郁阳虚证。方以小青龙汤温化寒湿，宣降气机；以茯苓四逆汤温阳散寒，益气利湿。方药相互为用，以奏其效。

通　窍　汤

(《古今医鉴》)

【导读】　通窍汤辨治慢性鼻炎（萎缩性、干酪性、肥厚性、过敏性、单纯性鼻炎）、鼻窦炎，针对病变证机是风寒侵袭、肆虐营卫、寒郁夹热、浸淫鼻窍，病变证型是风寒犯鼻证，症状以鼻痒、鼻涕、鼻塞、怕风为主；通窍汤治疗作用特点是疏散风寒，宣发鼻窍，益气化湿，兼透郁热。

【组成】　防风　羌活　藁本　升麻　干葛　川芎　苍术各一钱（各 3g）　麻黄　白芷各半钱（各 1.5g）　川椒　细辛　甘草各三分（各 0.9g）

【用法】　水煎服，每日分 2 次服。上药加生姜 3 片，葱白 1 根，水煎，热服。

【功效】　疏散风寒，宣发鼻窍。

【适用病证】

主要症状：鼻痒，喷嚏，或鼻塞，或鼻涕。

辨证要点：遇风加重，舌质淡，苔薄白或黄白夹杂，脉浮紧或正常。

可能伴随的症状：发热，或身体困重，或头痛，或头沉，或手足不温等。

【解读方药】　方中麻黄辛温偏于宣发，防风辛温偏于柔润，羌活辛温偏于通透，藁本辛温偏于疏达，细辛辛温偏于温通，白芷辛温偏于开窍，升麻辛凉偏于透发，干葛辛凉偏于升散，川芎活血行气，苍术醒脾燥湿，川椒温通芳香开窍，甘草益气和中。方药相互为用，以奏其效。

【配伍用药】 若鼻塞甚者，加大麻黄、细辛、白芷用量，以宣发开窍；若鼻涕甚者，加大藁本、苍术用量，以芳香化湿；若痒甚者，加大川椒、甘草用量，以缓急止痒；若头痛者，加大川芎、白芷用量，以温通行气止痛等。

川芎茶调散

（《古今医鉴》）

【导读】 川芎茶调散辨治慢性鼻炎（萎缩性、干酪性、肥厚性、过敏性、单纯性鼻炎）、鼻窦炎，针对病变证机是风寒侵袭、肆虐营卫、瘀滞经脉、浸淫鼻窍，病变证型是风寒浸鼻证，症状以鼻痒、鼻涕、鼻塞、头痛为主；川芎茶调散治疗作用特点是疏散风寒，透达鼻窍，活血行气，益气和中。

【组成】 川芎　荆芥去梗，各四两（各120g）　白芷　羌活　甘草爁，各二两（各60g）　细辛一两（30g）　防风去芦，一两半（45g）　薄荷不见火，八两（240g）

【用法】 将药研为细散状，每次服6g，饭后用清茶调服。用汤剂可用原方量的1/10。

【功效】 疏风止痛。

【适用病证】

主要症状：鼻痒，头痛，或鼻塞，或鼻涕。

辨证要点：遇风加重，舌质淡，苔薄白，脉浮紧或正常。

可能伴随的症状：发热，或身体酸重，或头紧，或头沉，或手足不温等。

【解读方药】 方中荆芥辛温疏散偏于疏散，防风辛温疏散偏于润散，羌活辛温疏散偏于通经，细辛辛温疏散偏于止痛，白芷辛温疏散偏于开窍，川芎理血行气止痛，薄荷、茶叶辛凉透散，甘草益气和中。方药相互为用，以奏其效。

【配伍用药】 若鼻塞甚者，加大川芎、细辛、白芷用量，以宣发行气开窍；若鼻涕甚者，加大荆芥、防风用量，以疏散止涕；若痒甚者，加大荆芥、防风、甘草用量，再加白芍，以疏散缓急止痒；若头痛者，加大川芎、白芷、羌活用量，以温通行气止痛等。

温肺止流丹

（《辨证录》）

【导读】 温肺止流丹辨治慢性鼻炎（萎缩性、干酪性、肥厚性、过敏性、单纯性鼻炎）、鼻窦炎、变应性鼻炎、血管运动性鼻炎、嗜酸性粒细胞增多性非变应性鼻炎，针对病变证机是肺气虚弱、风寒侵袭、浸淫鼻窍，病变证型是肺虚夹风寒浸鼻证，症状以鼻痒、鼻涕、鼻塞、倦怠乏力为主；温肺止流丹治疗作用特点是补益肺气，疏散风寒，宣通气机。

【组成】 诃子一钱（3g） 甘草一钱（3g） 桔梗三钱（9g） 石首鱼脑骨五钱，过存性为末（15g） 荆芥五分（1.5g） 细辛五分（1.5g） 人参五分（1.5g）

【用法】 水煎服。

【功效】 辛散温通，益气固涩。

【适用病证】

主要症状：鼻痒，鼻涕，或头痛，或鼻塞。

辨证要点：鼻涕多，舌质淡，苔薄白，脉沉弱。

可能伴随的症状：倦怠乏力，或头晕目眩，或手足不温，或面色不荣，或怕冷等。

【解读方药】 方中荆芥辛温疏散偏于疏散，细辛辛温疏散偏于止痛，石首鱼脑骨固涩偏于益肾补肺，诃子固涩偏于益气，桔梗宣利气机，人参益气偏于大补，甘草益气偏于平补。方药相互为用，以奏其效。

【配伍用药】 若鼻塞甚者，加大荆芥、细辛用量，再加川芎，以行气活血开窍；若鼻涕甚者，加大石首鱼脑骨、诃子用量，再加五味子，以固涩敛阴止涕；若咳嗽者，加大桔梗用量，再加麻黄、杏仁，以宣降止咳；若气虚者，加大人参、甘草用量，再加白术，以健脾益气等。

真 武 汤

（《伤寒杂病论》）

【导读】 真武汤辨治慢性鼻炎（萎缩性、干酪性、肥厚性、过敏性、单纯性鼻炎）、鼻窦炎、变应性鼻炎、血管运动性鼻炎、嗜酸性粒细胞增多性非变应性鼻炎，针对病变证机是肾阳虚弱、阳不化水、水气上泛、浸淫鼻窍；真武汤治疗作用特点是温壮阳气，健脾制水，酸敛益阴。

【组成】 茯苓三两（9g） 芍药三两（9g） 生姜切，三两（9g） 白术二两（6g） 附

子炮，去皮，破八片，一枚（5g）

【用法】 用水 560mL，煮取药液 210mL，每日分 3 次温服。

【功效】 温阳健脾止涕。

【适用病证】

主要症状：鼻痒，鼻涕，或头痛，或鼻塞。

辨证要点：手足不温，鼻涕清长，舌质淡，苔薄白，脉沉弱。

可能伴随的症状：打喷嚏，或倦怠乏力，或怕冷，或面色不荣，或腰酸，或耳鸣，或小便清长等。

【解读方药】 方中附子温阳偏于壮阳温化，生姜温阳偏于行散温化；白术健脾益气偏于燥湿，茯苓健脾益气偏于利湿；生姜治水偏于散水，茯苓治水偏于利水，芍药补血敛阴缓急。方药相互为用，以奏其效。

【配伍用药】 若鼻涕多者，加大白术、茯苓用量，再加苍术、薏苡仁，以健脾渗湿止涕；若打喷嚏多者，加大附子、生姜用量，再加干姜、白芷，以温阳止嚏；若气虚者，加大白术用量，再加人参，以补益中气；若头痛者，加大生姜用量，再加川芎、白芷，以温阳行气止痛；若大便溏泻者，加大白术、茯苓用量，再加乌梅，以健脾固涩止泻等。

【诊治案例】 **血管运动性鼻炎**

马某，女，34 岁。有多年血管运动性鼻炎病史，近由病友介绍前来诊治。刻诊：鼻塞，喷嚏，鼻涕量多色白，夜间加重，小便清长 3~4 次/夜间，手足不温，怕冷，头昏头沉，倦怠乏力，大便干结，肛门发热，舌质淡，苔白腻，脉沉弱。辨为阳虚夹热结证，治当温阳散寒，宣通清窍，清泻郁热。给予真武汤、麻黄汤、桂枝人参汤与大黄甘草汤合方：制附子 5g，生姜 10g，白芍 10g，茯苓 10g，麻黄 10g，杏仁 15g，桂枝 12g，干姜 10g，红参 10g，白术 10g，大黄 12g，炙甘草 10g。6 剂，以水 800~1 000mL，浸泡 30min，大火烧开，小火煎煮 40min，每次服用 150mL；第 2 次煎煮 15min；第 3 次煎煮若水少可酌情加水，煎煮 15min，每日 1 剂，分 3 次服。

二诊：鼻塞、打喷嚏减轻，仍怕冷，以前方变制附子为生附子 5g，6 剂。

三诊：鼻塞、打喷嚏较前又有减轻，夜间小便 2 次，大便略溏，以前方变大黄为 9g，6 剂。

四诊：鼻塞消除，夜间小便 1 次，以前方变麻黄为 15g，6 剂。

五诊：诸症基本消除，又以前方治疗 20 余剂，诸症悉除。随访 1 年，一切正常。

用方体会：根据鼻塞、打喷嚏、鼻涕色白辨为寒，再根据夜间小便多辨为阳虚不固，因倦怠乏力、脉沉弱辨为虚，又因大便干结、肛门灼热辨为热结，以此辨为阳虚夹热结证。方以真武汤温阳固摄，气化水湿；以麻黄汤宣利鼻窍；以桂枝人参汤温补阳气；以大黄甘草汤清泻热结。方药相互为用，以奏其效。

大青龙汤

（《伤寒杂病论》）

【导读】 大青龙汤辨治慢性鼻炎（萎缩性、干酪性、肥厚性、过敏性、单纯性鼻炎）、鼻窦炎、变应性鼻炎、血管运动性鼻炎、嗜酸细胞增多性非变态反应性鼻炎，针对病变证机是郁热内生、风寒外袭、寒热夹杂、浸淫鼻窍，病变证型是寒热壅闭证；大青龙汤治疗作用特点是疏散风寒，清泻郁热，益气和中。

【组成】 麻黄去节，六两（18g） 桂枝去皮，二两（6g） 甘草炙，二两（6g） 杏仁去皮尖，四十枚（7g） 生姜切，三两（9g） 大枣擘，十枚（10枚） 石膏碎，如鸡子大（45g）

【用法】 用水 630mL，先煎麻黄 10min，再加入其余药煎 20min，可每日分 3 次温服。

【功效】 清泻郁热，疏散风寒。

【适用病证】

主要症状：鼻塞，鼻涕，鼻痒。

辨证要点：口渴不欲多饮，舌质淡红，苔黄白夹杂，脉浮或正常。

可能伴随的症状：头痛，或头沉，或头昏，或头鸣，或咽痛，或咽喉不利等。

【解读方药】 方中麻黄散寒偏于宣散，桂枝散寒偏于温通，生姜散寒偏于温降，杏仁苦温降泄浊逆，石膏辛寒清泻郁热，大枣益气偏于益血，炙甘草益气偏于生津。方药相互为用，以奏其效。

【配伍用药】若风寒甚者，加大桂枝、生姜用量，以疏散风寒；若郁热甚者，加大石膏用量，再加知母，以清泻郁热；若气虚者，加大大枣、甘草用量，再加人参，以补益中气；若头痛者，加大桂枝、生姜用量，再加川芎、白芷，以温阳行气止痛；若鼻痒者，加大桂枝、生姜用量，再加荆芥、防风，以疏散止痒等。

【诊治案例】 嗜酸细胞增多性非变态反应性鼻炎

许某，男，37 岁。有多年嗜酸细胞增多性非变态反应性鼻炎病史，近由病友介绍前来诊治。刻诊：鼻塞，鼻痒，打喷嚏，鼻涕早上量多清稀色白，下午量少色黄，心烦急躁，倦怠乏力，口苦，口渴欲饮热水，舌质淡红，苔薄黄，脉沉弱。辨为寒热夹虚郁证，治当温通散寒打宣发清窍，益气调气。给予大青龙汤、紫参汤与小柴胡汤合方：麻黄 18g，桂枝 6g，杏仁 10g，生姜 10g，大枣 12 枚，石膏 45g，柴胡 24g，黄芩 10g，红参 10g，生半夏 12g，紫参 24g，炙甘草 10g。

6 剂，以水 800~1 000mL，浸泡 30min，大火烧开，小火煎煮 40min，每次服用 150mL；第 2 次煎煮 15min；第 3 次煎煮若水少可酌情加水，煎煮 15min，每日 1 剂，分 3 次服。

二诊：鼻塞、鼻痒减轻，仍心烦急躁，以前方变石膏为 50g，6 剂。

三诊：鼻塞、鼻痒较前又有减轻，心烦好转，以前方 6 剂继服。

四诊：鼻塞、鼻痒较前又有减轻，仍口苦，以前方变黄芩为 15g，6 剂。

五诊：鼻塞、鼻痒较前又有明显减轻，鼻涕基本消除，以前方 6 剂继服。

六诊：诸症基本趋于缓解，又以前方治疗 40 余剂，诸症悉除。随访 1 年，一切正常。

用方体会：根据鼻塞、打喷嚏、鼻涕色白辨为寒，再根据下午鼻涕色黄辨为寒夹热，因倦怠乏力、脉沉弱辨为虚，又因心烦、口苦辨为郁热内结，以此辨为寒热夹虚郁证。方以大青龙汤宣发散寒，兼清郁热；以紫参汤清解郁热；以小柴胡汤清热调气，益气和中。方药相互为用，以奏其效。

瘀 血 证

桃红四物汤

（《玉机微义》转引《医垒元戎》，方名始见《医宗金鉴》）

【导读】 桃红四物汤辨治鼻外伤、慢性鼻炎（萎缩性、干酪性、肥厚性、过敏性、单纯性鼻炎）、鼻窦炎、变应性鼻炎、血管运动性鼻炎、嗜酸性粒细胞增多性非变应性鼻炎，针对病变证机是瘀血阻滞、凝结脉络、伤及鼻窍，病变证型是瘀血阻滞证，症状以外鼻挫伤、鼻部瘀紫肿胀，或衄血，或有鼻骨折，面色不荣为主；桃红四物汤治疗作用特点是活血化瘀，补血养血，行气通脉。

【组成】 熟地黄二钱或用干地黄（6g）　川芎一钱（3g）　白芍炒，二钱（6g）当归二钱（6g）　桃仁（6g）　红花（6g）

【用法】 水煎服，每日服 3 次。用汤剂可在原方用量基础上加大 1 倍。

【功效】 活血通络，养血行气。

【适用病证】

主要症状：外鼻挫伤，鼻部肿胀，或衄血。

辨证要点：痛如针刺，面色不荣，舌质淡红，苔黄白夹杂，脉沉涩或正常。

可能伴随的症状：鼻塞，或额部胀痛，或鼻梁损伤，或鼻中隔膨隆紫暗，或脓肿，或呈跳痛等

【解读方药】 方中川芎活血偏于行气；桃仁活血偏于滋润；红花活血偏于调经；熟地黄补血偏于滋阴，属于静补；当归补血偏于活血，属于动补；白芍补血偏于敛补缓急。方药相互为用，以奏其效。

【配伍用药】 若瘀甚者，加大桃仁、红花用量，以活血化瘀；若血虚甚者，加大当归、熟地黄用量，以滋补阴血；若气郁者，加大川芎用量，再加柴胡，以行气理气；若疼痛甚者，加大川芎用量，再加乳香、没药，以活血行气止痛；若出血者，加棕榈、侧柏叶，以收敛固涩止血等。

活血止痛汤

（《伤科大成》）

【导读】 活血止痛汤辨治鼻外伤、变应性鼻炎、血管运动性鼻炎、嗜酸性粒细胞增多性非变应性鼻炎，针对病变证机是瘀血阻滞、脉络不通、伤及鼻窍，病变证型是瘀伤筋脉证，症状以外鼻挫伤、鼻部瘀紫肿胀或衄血或有鼻骨折、疼痛剧烈如针刺为主；活血止痛汤治疗作用特点是活血化瘀，消肿止痛，或补血养血。

【组成】 当归二钱（6g） 川芎六分（1.8g） 乳香一钱（3g） 苏木二钱（6g） 红花五分（15g） 没药一钱（3g） 地鳖虫三钱（9g） 紫荆藤三钱（9g） 三七一钱（3g） 赤芍炒，一钱（3g） 陈皮一钱（3g） 落得打二钱（6g）

【用法】 水酒各半煎。

【功效】 活血化瘀，行气止痛。

【适用病证】

主要症状：外鼻挫伤，鼻部肿胀，或衄血。

辨证要点：疼痛剧烈如针刺，舌质淡，苔薄白，脉沉涩。

可能伴随的症状：鼻塞，或额部胀痛，或鼻梁损伤，或鼻中隔膨隆紫暗，或脓肿，或呈跳痛，或鼻梁歪斜，或鼻梁塌陷等。

【解读方药】 方中当归活血偏于补血，川芎活血偏于行气，乳香活血偏于消肿，苏木活血偏于通络，红花活血偏于通经，没药活血偏于止痛，地鳖虫活血偏于通脉，紫荆藤活血偏于解毒，三七活血偏于行散，赤芍活血偏于凉血，落得打活血偏于清热，陈皮行气解郁。方药相互为用，以奏其效。

【配伍用药】 若疼痛甚者，加大乳香、没药用量，以活血止痛；若肿胀甚者，加大陈皮、川芎用量，以行气除胀；若气郁者，加大陈皮用量，再加木香，以行

气解郁；若脓肿者，加大地鳖虫用量，再加王不留行、桔梗，以活血排脓；若出血者，加棕榈、侧柏叶、茜草，以收敛固涩止血等。

第 / 四 / 章　　口 / 腔 / 疾 / 病 / 用 / 方

　　中医口腔病证主要有口腔病证（口紧、口困、口胀、口木、口疮、口糜、口癣）、牙龈病证（牙痛、牙痛、牙咬痛、牙宣）、舌头病证（舌痛、舌痒、舌冷、舌痛、舌疮、舌疖、舌肿瘤）等。

　　西医认识口腔疾病主要有牙体牙髓病变（龋病、四环素牙、楔状缺损、牙本质过敏症、牙隐裂、牙髓病和根尖周病）、牙周病变（牙龈病、牙周炎）、口腔黏膜病变（口腔单纯性疱疹、口腔念珠菌病、复发性阿弗他溃疡、天疱疮、口腔白斑病、口腔扁平苔藓、性传播疾病的口腔病症）、口腔颌面部感染病变（下颌牙冠周炎、颌面部间隙感染、颌骨骨髓炎、婴幼儿化脓性淋巴结炎、颜面部疖痈、口腔颌面部损伤）、颞下颌关节病变（颞下颌关节紊乱病、颞下颌关节脱位、颞下颌关节强直、颞下颌关节炎、颞下颌关节肿瘤）、唾液腺病变（唾液腺炎、口腔干燥综合征、唾液腺黏液囊肿、唾液腺肿瘤）、口腔颌面部肿瘤（口腔颌面部囊肿、良性肿瘤和瘤样病变、口腔颌面部恶性肿瘤）、颌面部神经病变（三叉神经痛、舌咽神经痛、面神经麻痹）等。

寒　证

乌　头　汤

（《伤寒杂病论》）

【导读】　乌头汤辨治颞下颌关节病（颞下颌关节紊乱病、颞下颌关节脱位、颞下颌关节强直、颞下颌关节炎、颞下颌关节肿瘤），针对病变证机是阳气不足、寒袭筋脉、气血不荣、筋骨失荣，病变证型是寒夹气血虚证，症状以颞下颌关节局部酸胀或疼痛、关节弹响和下颌运动不利、受凉加重为主；乌头汤治疗作用特点是温阳散寒，益气固护，补血养血。

【组成】　麻黄三两（9g）　芍药三两（9g）　黄芪三两（9g）　甘草炙，三两（9g）川乌咬咀，以蜜二升，煎取一升，即出乌头，五枚（10g）

【用法】　将药研为细散状，用水210mL，煮取药液70mL，加入蜜中煎煮，每次服35mL，视病情决定服药次数。

【功效】　益气散寒，通利关节。

【适用病证】

主要症状：张口不利，颞下颌关节局部酸胀或疼痛、关节弹响和下颌运动不利。

辨证要点：手足不温，舌质淡，苔薄白，脉沉弱。

可能伴随的症状：颞关节酸胀或疼痛因咀嚼及张口加重，或怕冷，或张口下颌偏斜，或颞部疼痛，或头晕目眩，或耳鸣等。

【解读方药】　方中麻黄散寒温通偏于辛温透散，川乌散寒温通偏于温热逐寒，黄芪益气偏于固表，甘草益气偏于缓急，芍药补血缓急止痛。方药相互为用，以奏其效。

【配伍用药】　若寒甚者，加大川乌用量，再加附子、干姜，以温阳散寒；若血虚甚者，加大芍药用量，再加当归、阿胶，以补血养血；若气虚甚者，加大黄芪用量，再加人参，以补益中气；若耳鸣者，加龙骨、牡蛎，以潜阳止鸣等。

【诊治案例】　颞下颌关节强直、慢性胃炎

徐某，男，53岁。有2年多颞下颌关节强直病史，近由病友介绍前来诊治。刻诊：张口不利，言语不畅，颞颌酸胀疼痛，受凉加重，手足不温，胃痛胃胀，食凉加重，口苦，口渴欲饮热水，舌质暗红夹瘀紫，苔黄略腻，脉沉弱。辨为寒热夹瘀虚证，治当温阳散寒，清热利窍，益气化瘀。给予乌头汤、半夏泻心汤与失笑散合方：麻黄10g，制川乌10g，白芍10g，黄芪10g，干姜10g，大枣12枚，黄连3g，黄芩10g，红参10g，生半夏12g，五灵脂10g，蒲黄10g，炙甘草10g。6剂，以水800~1000mL，浸泡30min，大火烧开，小火煎煮40min，每次服用150mL；第2次煎煮15min；第3次煎煮若水少可酌情加水，煎煮15min，每日1剂，分3次服。

二诊：张口不利略有减轻，仍口苦明显，以前方变黄连为10g，6剂。

三诊：张口不利较前又略有减轻，口苦好转，以前方6剂继服。

四诊：张口不利较前又有减轻，仍胃痛，以前方变白芍为24g，6剂。

五诊：张口不利较前又有明显减轻，胃痛基本消除，以前方6剂继服。

六诊：张口不利较前又有明显减轻，颞颌酸胀疼痛较前明显好转，以前方6剂继服。

七诊：诸症基本消除，又以前方治疗50余剂，诸症悉除。随访1年，一切正常。

用方体会：根据张口不利、受凉加重辨为寒，再根据胃痛、食凉加重辨为胃寒，因倦怠乏力、脉沉弱辨为虚，又因舌质夹瘀紫辨为瘀，以此辨为寒热夹瘀虚证。方以乌头汤温阳散寒，益气缓急；以半夏泻心汤清热温阳，益气和中；以失笑散活血化瘀。方药相互为用，以奏其效。

赤　丸

（《伤寒杂病论》）

【导读】赤丸辨治颞下颌关节病（颞下颌关节紊乱综合征、颞下颌关节脱位、颞下颌关节强直、颞下颌关节炎、颞下颌关节肿瘤），针对病变证机是湿郁生痰、寒因痰生、寒痰蕴结、肆虐筋骨，病变证型是筋骨寒痰证，症状以颞下颌关节局部酸胀或疼痛、关节弹响和下颌运动不利、舌淡苔白腻为主；赤丸治疗作用特点是温阳散寒，燥湿化痰，益气利湿。

【方药】茯苓四两（12g）　乌头炮，二两（6g）　半夏洗，四两（12g）　细辛一两（3g）

【用法】上四味，末之，内真朱为色，炼蜜丸如麻子大，先食酒饮下三丸，日再夜一服；不知，稍增之，以知为度。

【功效】逐寒散饮，通阳和中。

【适用病证】

主要症状：颞下颌关节局部酸胀或疼痛、关节弹响和下颌运动不利。

辨证要点：口腻不渴，舌质淡，苔白腻，脉滑或沉。

可能伴随的症状：颞关节酸胀或疼痛因咀嚼及张口加重，或手足不温，或怕冷，或张口受限，或张口下颌偏斜，或颞部疼痛，或头沉，或面肿等。

【解读方药】 方中乌头温阳逐寒，半夏醒脾燥湿化饮，茯苓健脾益气、渗湿利饮，细辛温阳化饮、散寒止痛，朱砂宁心安神，酒温通血脉，蜂蜜甘缓益气。方药相互为用，以奏其效。

【配伍用药】 若寒甚者，加大川乌用量，再加干姜、生姜，以温阳散寒；若痰甚者，加大半夏用量，再加茯苓、皂荚，以温阳醒脾，燥湿化痰；若口腻甚者，加大茯苓用量，再加白术，以健脾燥湿利湿；若头痛者，加川芎、麻黄，以行气通阳止痛等。

【诊治案例】 颞下颌关节紊乱综合征

徐某，男，53岁。有多年颞下颌关节紊乱综合征病史，近由病友介绍前来诊治。刻诊：张口不利夹响声，张口时下颌歪斜，颞颌酸胀疼痛，受凉加重，头痛，头沉，头困，手足不温，口淡不渴，舌质暗淡夹瘀紫，苔白厚腻，脉沉弱。辨为寒痰瘀夹虚证，治当温阳散寒，燥湿化痰，益气化瘀。给予赤丸、桂枝人参汤、芍药甘草汤与失笑散合方：制川乌6g，茯苓12g，生半夏12g，细辛3g，桂枝12g，干姜10g，红参10g，白术10g，白芍24g，五灵脂10g，蒲黄10g，炙甘草24g。6剂，以水800~1 000mL，浸泡30min，大火烧开，小火煎煮40min，每次服用150mL；第2次煎煮15min；第3次煎煮若水少可酌情加水，煎煮15min，每日1剂，分3次服。

二诊：张口不利略有减轻，仍头痛，以前方变白芍为30g，6剂。

三诊：张口不利较前又略有减轻，头痛好转，以前方6剂继服。

四诊：张口不利较前又有减轻，仍颞颌酸胀疼痛，以前方变甘草为30g，6剂。

五诊：张口不利较前又有减轻，颞颌酸胀疼痛较前好转，以前方6剂继服。

六诊：张口不利较前又有减轻，颞颌酸胀疼痛较前明显好转，以前方6剂继服。

七诊：张口不利基本消除，颞颌酸胀疼痛较前又有好转，以前方6剂继服。

八诊：颞颌酸胀疼痛基本消除，又以前方治疗60余剂，诸症悉除。随访1年，一切正常。

用方体会：根据张口不利、受凉加重辨为寒，再根据头沉、苔厚腻辨为痰，因脉沉弱辨为虚，又因舌质暗淡夹瘀紫辨为瘀，以此辨为寒痰瘀夹虚证。方以赤丸温化寒痰；以桂枝人参汤温阳散寒，益气通脉；以芍药甘草汤益气补血，缓急止痛；以失笑散活血化瘀。方药相互为用，以奏其效。

热　　证

小承气汤

（《伤寒杂病论》）

【导读】　小承气汤辨治智齿冠周炎、牙周炎、真菌感染性口炎，针对病变证机是郁热内结、壅滞血脉、浸淫牙龈，病变证型是郁热内结证，症状以牙龈红肿疼痛或有溢脓、张口困难或面部肿胀为主；小承气汤治疗作用特点是清泻郁热，通泄内结，调理气机。

【组成】　大黄酒洗，四两（12g）　厚朴炙，去皮，二两（6g）　枳实大者，炙，三枚（5g）

【用法】　用水 280mL，煮取药液 80mL，每日分 2 次温服，视病情而决定服药次数。

【功效】　清泻热结，调理气机。

【适用病证】

主要症状：牙龈红肿疼痛，或牙龈溢脓。

辨证要点：口渴，舌质红，苔黄，脉浮或数或沉或正常。

可能伴随的症状：恶寒发热，或张口困难，或咀嚼时痛，或腹胀，或大便干结等。

【解读方药】　方中用大黄泻热通下，枳实苦寒偏于清热，厚朴苦温偏于温通。方药相互作用，以泻热行气通便为主。

【配伍用药】　若热甚者，加石膏、知母、黄连，以清热泻火；若牙龈肿痛者，加赤芍、牡丹皮、玄参，以清热散结消肿；若腹胀者，加大枳实用量，再加木香，以行气除胀；若大便干结者，加大大黄用量，再加土瓜根，以清泻热结。

【诊治案例】　真菌感染性口炎

马某，男，7岁。有 3 年多真菌感染性口炎病史，近由病友介绍前来诊治。刻诊：口腔口角溃烂，干热灼痛，口苦口腻，大便干结，手足不温，怕冷，口渴欲饮热水，舌质暗红夹瘀紫，苔黄腻，脉沉。辨为热瘀夹寒证，治当清热温阳，活血化瘀。给予小承气汤、桃核承气汤与附子泻心汤合方：大黄 12g，厚朴 6g，枳实 5g，桃仁 10g，桂枝 6g，芒硝（烊化）6g，附子 5g，黄连 6g，黄芩 6g，炙甘草 6g。6 剂，以水 800~1 000mL，浸泡 30min，大火烧开，小火煎煮 40min，每次服用 150mL；第 2 次煎煮 15min；第 3 次煎煮若水少可酌情加水，煎煮 15min，每日 1 剂，分 3 次服。

二诊：口腔口角溃烂略有减轻，仍干热灼痛，以前方变黄连、黄芩各为12g，6 剂。

三诊：口腔口角溃烂较前又略有减轻，干热灼痛好转，以前方 6 剂继服。

四诊：口腔溃烂基本消除，仍手足不温，以前方变附子、桂枝各为 9g，6 剂。

五诊：口角溃烂较前又有明显好转，手足温和，怕冷消除，大便略溏泻，以前方去芒硝，6 剂。

六诊：口角溃烂未再复发，又以前方治疗 20 余剂，诸症悉除。随访 1 年，一切正常。

用方体会：根据口腔口角溃烂、大便干结辨为热结，再根据手足不温、怕冷辨为寒，因口渴欲饮热水辨为郁热伤阳，又因舌质暗红夹瘀紫辨为瘀，以此辨为瘀热夹寒证。方以小承气汤清泻热结；以桃核承气汤泻热逐瘀；以附子泻心汤清热燥湿，温阳通脉。方药相互为用，以奏其效。

双解通圣散

（《外科证治全书》）

【导读】 双解通圣散辨治慢性唇炎、继发感染性唇炎，针对病变证机是郁热内扰、暗伤气血、灼损脉络、浸淫于唇，病变证型是郁热浸淫证，症状以口唇红肿和痛痒、日久破裂流水或脱屑皮为主；双解通圣散治疗作用特点是清泻郁热，疏散透达，调补气血。

【组成】防风一钱（3g） 荆芥一钱（3g） 连翘去心，一钱（3g） 当归一钱（3g） 赤芍一钱（3g） 白术炒，一钱（3g） 栀子生，一钱（3g） 黄芩二钱（6g） 桔梗二钱（6g） 滑石三钱（9g） 生甘草一钱（3g） 石膏三钱（9g）

【用法】 水煎，温服。

【功效】 清泻郁热，调补疏散。

【适用病证】

主要症状：口唇红肿疼痛，或痒。

辨证要点：口渴，舌质红，苔薄黄，脉浮或数或正常。

可能伴随的症状：嘴唇不时瞤动，或口臭，或灼热疼痛，或头痛，或大便干结等。

【解读方药】 方中用连翘清热解毒、散结消肿，栀子清泻郁热内结，黄芩清热燥湿解毒，石膏清泻郁热、生津止渴，桔梗清热宣利气机，滑石利湿清热，赤芍清热凉血、散结消肿，当归补血活血消肿，白术健脾益气，防风、荆芥疏散透达，生甘草清热益气和中。方药相互作用，以清泻郁热，调补疏散为主。

【配伍用药】 若热甚者，加大石膏、栀子用量，再加知母、黄连，以清热泻火；若红肿痛者，加大赤芍用量，再加牡丹皮、生地黄，以清热凉血，散结消肿；若口臭者，加大黄芩用量，再加黄连，以清热燥湿解毒；若大便干结者，加大黄、芒硝，以清泻热结。

清瘟败毒饮

（《疫疹一得》）

【导读】 清瘟败毒饮辨治牙髓炎、根尖周围炎、龋齿、牙质过敏，或辨治咽喉梅毒、急性喉阻塞、扁桃体炎、咽炎、喉炎、白喉、急性喉阻塞，针对病变证机是郁热内生、热迫血脉、灼损络脉；清瘟败毒饮治疗作用特点是清热解毒，泻火凉血，化瘀消肿。

【组成】 生石膏大剂六两至八两（180~240g）；中剂二两至四两（60~120g）；小剂八钱至一两二钱（30~36g） 小生地大剂六钱至一两（18~30g）；中剂三钱至五钱（9~15g）；小剂二钱至四钱（6~12g） 乌犀角（水牛角代）大剂六钱至八钱（18~24g）；中剂三钱至五钱（9~15g）；小剂二钱至四钱（6~12g） 真川连大剂四钱至六钱（12~18g）；中剂二钱至四钱（6~12g）；小剂一钱至钱半（3~5g） 栀子 桔梗 黄芩 知母 赤芍 玄参 连翘 甘草 丹皮 鲜竹叶各四钱（各12g）

【用法】 先煎石膏10min，后下其余诸药；水牛角可磨汁冲服。

【功效】 清热解毒，泻火凉血。

【适用病证】

（1）辨治牙髓炎、根尖周围炎、龋齿、牙质过敏属于郁热灼腐证；症状以牙龈灼热疼痛为主。

主要症状：牙龈肿痛，或牙痒。

辨证要点：灼热疼痛，舌质红，苔黄，脉浮或浮数。

可能伴随的症状：热则痛甚，或得凉缓解，或身体发热，或手足烦热，或大便干结等。

（2）辨治咽喉梅毒、急性喉阻塞、扁桃体炎、咽炎、喉炎、白喉、急性喉阻塞属于毒热迫血证；症状以咽喉灼热肿痛，高热，舌质红为主。

主要症状：咽喉灼热疼痛，肿胀。

辨证要点：高热，口渴，舌质红绛，苔黄，脉数或正常。

可能伴随的症状：声音嘶哑，或语言难出，或喉中痰鸣，或满喉红肿，或声如拽锯，或饮食难咽，或大便干结，或心烦，或小便短少等。

【解读方药】 方中用石膏、知母清热泻火偏于生津益阴，黄连、黄芩、栀子清热解毒偏于燥湿，连翘清热散结偏于解毒，竹叶清热偏于利水，水牛角清热偏于清热，玄参清热偏于生津，生地黄清热偏于补血，牡丹皮、赤芍清热偏于散瘀，桔梗宣利气机，甘草益气和中。方药相互为用，以清热解毒，泻火凉血为主效。

【配伍用药】 若咽痛甚者，加大桔梗、玄参用量，以清热利咽止痛；若肿痛甚者，加大栀子、黄连用量，以清热解毒止痛；若口渴甚者，加大石膏、生地黄用量，以清热凉血、生津止渴；若瘀热甚者，加大赤芍、牡丹皮用量，以凉血散瘀消肿；若大便干结者，加大黄、芒硝，以清泻热结等。

牛黄清心丸

（《痘疹世得心法》）

【导读】 牛黄清心丸辨治牙周脓肿、牙周脓肿并发颌骨骨髓炎、牙髓炎、根尖周围炎、根尖脓肿、龋齿、牙质过敏，针对病变证机是郁热生湿、湿热生瘀、血脉瘀滞，病变证型是湿热瘀毒灼腐证，症状以牙周溃脓、疼痛剧烈为主；牛黄清心丸治疗作用特点是清热燥湿，溃脓解毒，活血消肿。

【组成】 黄连五钱（15g）　黄芩　栀子仁各三钱（各9g）　郁金二钱（6g）　辰砂一钱半（5g）　牛黄二分半（1g）

【用法】 将药研为细散状，以蜡调面糊为丸，每次服5g，灯心煎汤送服。

【功效】 清热解毒，活血消肿。

【适用病证】

主要症状：牙周溃脓，疼痛剧烈。

辨证要点：灼热红肿疼痛，舌质红，苔黄略腻，脉浮或浮数。

可能伴随的症状：腮颊肿胀，或牙龈袋溢脓，或牙齿松动，或心胸烦热，或咽痛等。

【解读方药】 方中黄连、黄芩清热偏于燥湿解毒，栀子仁清热偏于泻火，牛黄清热偏于化痰，辰砂重镇安神，郁金活血化瘀开窍。方药相互为用，以奏其效。

【配伍用药】 若湿热甚者，加大黄连、黄芩用量，以清热燥湿；若疼痛甚者，加白芍、甘草，以缓急止痛；若瘀甚者，加大郁金用量，再加延胡索，以活血化瘀；若口苦者，加大黄连、黄芩、栀子仁用量，以清热燥湿等。

六 神 丸

（《雷允上诵芬堂方》）

【导读】 六神丸辨治口腔单纯性疱疹、口腔念珠菌病，复发性阿弗他溃疡、天疱疮、口腔白斑病、口腔扁平苔藓，或辨治咽喉梅毒、急性喉阻塞、扁桃体炎、咽炎、喉炎、白喉、急性喉阻塞，针对病变证机是郁热内生、阳气不通、郁闭清窍；六神丸治疗作用特点是清热解毒，温通阳气，开窍化浊。

【组成】 珍珠粉　犀牛黄　麝香（各4.5g）　雄黄　蟾酥　冰片（各3g）

【用法】 丸如芥子大，每服2~3丸，每日分2~3次服。以温开水送服六神丸。

【功效】 清热解毒，开窍消肿。

【适用病证】

（1）辨治口腔单纯性疱疹、口腔念珠菌病、复发性阿弗他溃疡、天疱疮、口腔白斑病、口腔扁平苔藓属于郁热浸窍证；症状以口腔溃烂，灼热疼痛为主。

主要症状：口腔、舌面、口颊生疮，溃疡疼痛。

辨证要点：口渴，灼热疼痛，舌质淡红，苔薄黄白夹杂，脉沉。

可能伴随的症状：口水多，或心烦急躁，或手足不温，或手足烦热，或不能饮食等。

（2）辨治咽喉梅毒、急性喉阻塞、扁桃体炎、咽炎、喉炎、白喉、急性喉阻塞属于毒热灼窍证；症状以咽喉灼热肿痛、舌质红、苔黄为主。

主要症状：咽喉灼热肿痛，或腐烂。

辨证要点：吞咽不利，口渴，舌质红，苔黄腻，脉沉数或正常。

可能伴随的症状：头痛，或声音嘶哑，或语言难出，或饮食难咽，或大便干结，或烦躁不安等。

【解读方药】 方中犀牛黄清热开窍偏于豁痰解毒，冰片清热开窍偏于消肿散结，珍珠粉清热开窍偏于解毒生肌，蟾酥温化痰浊偏于溃痈消肿，雄黄温化痰浊偏于燥湿解毒，麝香温化痰浊偏于开窍活血。方药相互为用，以奏其效。

【配伍用药】 若热甚者，加大犀牛黄用量，再加水牛角，以清热化痰解毒；若闭阻甚者，加大麝香、冰片用量，以清热解毒开窍；若肿痛甚者，加大蟾酥、珍珠用量，以化痰开窍；若痰结者，加桔梗、薄荷、牛蒡子，以利咽化痰；若烦躁不安者，加大珍珠用量，再加朱砂，以清热重镇安神等。

白虎加桂枝汤

（《伤寒杂病论》）

【导读】 白虎加桂枝汤辨治颞下颌关节病（颞下颌关节紊乱病、颞下颌关节脱位、颞下颌关节强直、颞下颌关节炎、颞下颌关节肿瘤）、牙龈炎、口腔炎，针对病变证机是郁热内生、热灼口舌、浸淫筋骨，病变证型是郁热伤阳证，症状以颞下颌关节局部酸胀或疼痛，或口腔灼热，或口腔疼痛、舌红苔黄为主；白虎加桂枝汤治疗作用特点是清泻郁热，温通阳气，益气生津。

【组成】 知母六两（18g） 石膏碎，一斤（48g） 甘草炙，二两（6g） 粳米六合（18g） 桂枝去皮，三两（9g）

【用法】 上锉，每五钱，水一盏半，煎至八分，去滓。温服，汗出愈。

【功效】 清泻郁热，温通阳气。

【适用病证】

主要症状：颞下颌关节局部酸胀疼痛、关节弹响和下颌运动不利，或口腔灼热，或口腔疼痛。

辨证要点：口渴，舌质红，苔薄黄，脉数或正常。

可能伴随的症状：颞关节酸胀或疼痛因咀嚼及张口加重，或身热，或面赤，或张口受限，或张口下颌偏斜，或颞部疼痛，或头晕目眩，或面肿，或大便干结等。

【解读方药】 方中知母清热偏于养阴，石膏清热偏于泻火，粳米益气偏于平补，甘草益气偏于缓补，桂枝辛温通经利筋和骨。方药相互为用，以奏其效。

【配伍用药】 若热甚者，加黄连、栀子，以清泻郁热；若头痛甚者，加大桂枝、甘草用量，再加白芍，以通经缓急止痛；若口渴甚者，加天花粉、麦冬、葛根，以升津生津止渴；若面肿者，加赤芍、牡丹皮，以凉血消肿等。

【诊治案例】 颞下颌关节炎

马某，男，54岁。有多年颞下颌关节炎病史，病情反复发作，近由病友介绍前来诊治。刻诊：张口不利，影响语言交流，面颊红肿灼热疼痛，按压疼痛加剧，手足不温，怕冷，口苦口腻，舌质红，苔腻黄白夹杂，脉沉弱。辨为热瘀痰夹寒证，治当清热温通，活血化瘀。给予白虎加桂枝汤、乌头汤与小陷胸汤合方：石膏45g，知母20g，桂枝10g，粳米20g，制川乌10g，麻黄10g，白芍10g，黄芪10g，黄连3g，生半夏12g，全瓜蒌30g，炙甘草6g。6剂，以水800~1 000mL，浸泡30min，大火烧开，小火煎煮40min，每次服用150mL；第2次煎煮15min；第3次煎煮若水少可酌情加水，煎煮15min，每日1剂，分3次服。

二诊：手足不温好转，仍口苦口腻，以前方变黄连为10g，6剂。

三诊：面颊红肿灼热疼痛减轻，仍张口不利，以前方变白芍、甘草各为

20g，6剂。

四诊：面颊红肿灼热疼痛较前减轻，张口不利略有好转，以前方6剂继服。

五诊：面颊红肿灼热疼痛基本消除，手足温和，怕冷基本消除，以前方6剂继服。

六诊：张口不利明显好转，又以前方治疗40余剂，诸症悉除。随访1年，一切正常。

用方体会：根据面颊红肿灼热疼痛、舌质红辨为郁热，再根据手足不温、怕冷辨为寒，因口苦口腻辨为痰热，又因苔黄白夹杂辨为寒热夹杂，以此辨为热瘀痰夹寒证。方以白虎加桂枝汤清泻郁热通阳；以乌头汤温阳益气，宣通缓急；以小陷胸汤清热燥湿化痰。方药相互为用，以奏其效。

小陷胸汤

（《伤寒杂病论》）

【导读】小陷胸汤辨治颞下颌关节病（颞下颌关节紊乱病、颞下颌关节脱位、颞下颌关节强直、颞下颌关节炎、颞下颌关节肿瘤），针对病变证机是湿郁生痰、热因痰生、痰热蕴结、浸淫筋骨，病变证型是筋骨痰热证，症状以颞下颌关节局部酸胀或疼痛、关节弹响和下颌运动不利、舌红苔黄腻为主；小陷胸汤治疗作用特点是清泻郁热，温通筋骨，益气生津。

【组成】黄连一两（3g）　半夏洗，半升（12g）　瓜蒌实大者一枚（30g）

【用法】用水420mL，先煮瓜蒌15min，加入其余诸药，取210mL，每日分3次温服。

【功效】清热涤痰开结。

【适用病证】

主要症状：颞下颌关节局部酸胀或疼痛、关节弹响和下颌运动不利。

辨证要点：口苦口腻，舌质红，苔黄腻，脉滑或滑数。

可能伴随的症状：颞关节酸胀或疼痛因咀嚼及张口加重，或身热，或面赤，或张口受限，或张口下颌偏斜，或颞部疼痛，或头沉，或面肿等。

【解读方药】方中黄连清热偏于燥湿，瓜蒌实清热偏于化痰，半夏温降燥湿化痰。方药相互为用，以奏其效。

【配伍用药】若热甚者，加大黄连用量，再加黄芩、栀子，以清热燥湿；若痰甚者，加大半夏用量，再加茯苓、薏苡仁，以燥湿利湿化痰；若口腻甚者，加大黄连用量，再加黄芩、薏苡仁，以清热燥湿利湿；若疼痛者，加白芍、赤芍、甘草，以缓急止痛等。

【诊治案例】 颞下颌关节炎

李某，男，36岁。2年前经检查诊断为颞下颌关节炎，服用中西药但病情反复发作，近由病友介绍前来诊治。刻诊：张口不利，影响语言交流，面颊肿胀刺痛，按压疼痛加剧，手足心热，盗汗，口苦口腻，舌质暗红夹瘀紫，苔腻黄白夹杂，脉沉涩。辨为痰热阴虚夹寒证，治当清热化痰，滋阴生津，活血化瘀。给予小陷胸汤、百合地黄汤、芍药甘草附子汤与桂枝茯苓丸合方：黄连3g，全瓜蒌30g，生半夏12g，百合15g，生地黄50g，桂枝12g，白芍24g，桃仁12g，牡丹皮12g，茯苓12g，附子5g，炙甘草24g。6剂，以水800~1 000mL，浸泡30min，大火烧开，小火煎煮40min，每次服用150mL；第2次煎煮15min；第3次煎煮若水少可酌情加水，煎煮15min，每日1剂，分3次服。

二诊：面颊肿胀刺痛略有减轻，仍口苦口腻，以前方变黄连为10g，6剂。

三诊：面颊肿胀刺痛较前减轻，手足心热、盗汗好转，以前方6剂继服。

四诊：面颊肿胀刺痛较前又有减轻，口苦口腻基本消除，以前方6剂继服。

五诊：面颊肿胀刺痛较前又有明显减轻，张口不利好转，盗汗止，以前方6剂继服。

六诊：诸症基本消除，又以前方治疗30余剂，诸症悉除。随访1年，一切正常。

用方体会：根据面颊肿胀刺痛、舌质夹瘀紫辨为瘀热，再根据手足心热、盗汗辨为阴虚，因口苦口腻辨为痰热，又因苔腻黄白夹杂辨为寒热夹杂，以此辨为痰热瘀夹寒证。方以小陷胸汤清热燥湿化痰；以百合地黄汤滋阴生津；以芍药甘草附子汤益气补血，温通缓急；以桂枝茯苓丸活血化瘀止痛。方药相互为用，以奏其效。

寒热夹杂证

乌 梅 丸

（《伤寒杂病论》）

【导读】 乌梅丸辨治口腔单纯性疱疹、口腔念珠菌病、复发性阿弗他溃疡、天疱疮、口腔白斑病、口腔扁平苔藓，针对病变证机是郁热内生、阻遏阳气、化生阴寒，寒热夹杂，气血不足，病变证型是寒热夹虚证，症状以口腔溃烂且遇凉遇热加重为主；乌梅丸治疗作用特点是清泻郁热，温阳散寒，益气补血。

【组成】 乌梅三百枚（500g） 黄连十六两（48g） 细辛六两（18g） 干姜十两（30g） 当归四两（12g） 黄柏六两（18g） 桂枝去皮，六两（18g） 人参六两（18g） 附子炮，去皮，六两（18g） 蜀椒出汗，四两（12g）

【用法】 将药研为细散状，以苦酒（醋）浸渍乌梅一夜，蒸熟捣成泥状，以蜜为丸，饭前服用10g，每日分3次服；亦可视病情增加用量，应禁食生冷、油腻等。用汤剂可用原方量的1/10，其中乌梅量减少1/2，其余药量加大1倍。

【功效】 清热散寒，补益气血。

【适用病证】

主要症状：口腔、舌面、口颊生疮，溃疡疼痛。

辨证要点：口渴不欲多饮，舌质淡红，苔薄黄白夹杂，脉沉或沉弱。

可能伴随的症状：不思饮食，或心烦，或手足不温，或口苦口腻，或口疮周围淡红，或自汗，或口流涎水等。

【解读方药】 方中乌梅酸敛益阴生津，黄连、黄柏清热燥湿解毒，人参补益偏于补气，当归补益偏于补血活血，附子温热偏于壮阳，干姜温热偏于温中，细辛温热偏于温散，桂枝温热偏于通经，蜀椒温热偏于缓急。方药相互为用，以奏其效。

【配伍用药】 若热甚者，加大黄连、黄柏用量，再加栀子，以清泻郁热；若疼痛甚者，加大桂枝、黄连用量，再加白芍、甘草，以清热温通，缓急止痛；若气虚者，加大人参用量，再加白术，以健脾益气；若血虚者，加大当归用量，再加白芍，以补血养血；若口水多者，加附子、黄连，以温阳燥湿等。

【诊治案例】 口腔白斑病

许某，男，56岁。有多年口腔溃疡病史，在2年前经检查又诊断为口腔白斑病，服用中西药但未能有效控制症状，近由病友介绍前来诊治。刻诊：口腔颊部及舌边有多处白斑，大的如黄豆状，小的如米粒状，溃烂疼痛，口苦口腻，手足不温，怕冷，倦怠乏力，舌质暗淡夹瘀紫，苔腻黄白夹杂，脉沉弱。辨为寒热夹痰瘀证，治当清热化痰，温阳化瘀。给予乌梅丸、黄连粉方、小半夏汤与失笑散合方：乌梅25g，黄连24g，细辛4g，干姜6g，当归3g，黄柏4g，桂枝4g，红参4g，附子4g，花椒3g，生半夏24g，生姜24g，五灵脂10g，蒲黄10g。6剂，以水800~1000mL，浸泡30min，大火烧开，小火煎煮40min，每次服用150mL；第2次煎煮15min；第3次煎煮若水少可酌情加水，煎煮15min，每日1剂，分3次服。

二诊：疼痛略有减轻，仍口苦口腻，以前方变黄柏为10g，6剂。

三诊：疼痛较前减轻，仍倦怠乏力，以前方变红参为10g，6剂。

四诊：疼痛基本消除，如米粒样白斑好转，溃烂面减小，以前方6剂继服。

五诊：如米粒白斑较前又有减小，仍口苦口腻，以前方变黄柏为24g，6剂。

六诊：如黄豆大白斑减小，如米粒样白斑基本消除，以前方6剂继服。

七诊：诸症较前好转，又以前方治疗80余剂，诸症悉除。随访1年，一切正常。

用方体会：根据口腔白斑、口苦辨为湿热，再根据口腔白斑、怕冷辨为寒湿，因倦怠乏力辨为虚，又因苔腻黄白夹杂辨为寒热夹杂，以此辨为寒热夹痰瘀证。方以乌梅丸清热燥湿，温阳散寒，益气补血；以黄连粉方清热燥湿解毒；以小半夏汤温化痰湿；以失笑散活血化瘀。方药相互为用，以奏其效。

虚 证

黄芪建中汤

（《伤寒杂病论》）

【导读】黄芪建中汤辨治口腔扁平苔藓、口腔念珠菌病、复发性阿弗他溃疡、口腔白斑病、贝赫切特综合征，针对病变证机是气虚于内、化阳不足、寒从内生、阴血不足，病变证型是气血虚夹寒证，症状以口腔局部树枝状或网状白色细纹或白色斑点、斑片或斑块，或口腔肌膜糜烂成片，手足不温，舌质淡，苔薄白为主；黄芪建中汤治疗作用特点是补益中气，温化阳气，补血养血。

【组成】桂枝去皮，三两（9g） 甘草炙，二两（6g） 芍药六两（18g） 生姜切，三两（9g） 大枣擘，十二枚 胶饴一升（70mL） 黄芪一两半（4.5g）

【用法】用水420mL，煮取药液210mL，加入饴糖微火消溶。每次温服70mL，每日分3次服。呕吐明显者，慎用。若气短，胸满者，加生姜；若腹满者，去枣，加茯苓5g；治疗肺虚损不足上逆者，可加补气药及半夏9g。

【功效】补中益气，温养气血。

【适用病证】

主要症状：口腔局部树枝状或网状白色细纹或白色斑点、斑片或斑块，或口腔溃烂。

辨证要点：口淡不渴，因活动或劳累加重，舌质淡，苔薄白，脉沉弱。

可能伴随的症状：舌乳头萎缩，或自汗，或倦怠乏力，或口腔黏膜为散在的白灰色丘疹，或不思饮食，或头晕目眩等。

【解读方药】 方中黄芪益气偏于固表，胶饴、大枣益气偏于补血，甘草益气偏于生津，芍药补血缓急，桂枝辛温偏于温通，生姜辛温偏于温胃。方药相互为用，以奏其效。

【配伍用药】 若气虚甚者，加大黄芪用量，再加人参、白术，以健脾益气；若阳不足者，加大桂枝用量，再加干姜、生附子，以温阳散寒；若血虚者，加大白芍用量，再加当归，以补血养血；若疼痛甚者，加大白芍、甘草用量，以缓急止痛；若不思饮食者，加山楂，神曲，以消食和胃等。

【诊治案例】 贝赫切特综合征

詹某，男，65 岁。有多年贝赫切特综合征病史，在 2 年前经检查又诊断为口腔白斑病，服用中西药但未能有效控制症状，近由病友介绍前来诊治。刻诊：口腔颊部及舌边有多处白斑，溃烂疼痛，眼角溃烂，劳累加重，口苦口腻，手足不温，怕冷，倦怠乏力，舌质淡红，苔薄白，脉沉弱。辨为寒热虚夹痰证，治当益气温阳，清热化痰。给予黄芪建中汤、半夏泻心汤与四逆汤合方：桂枝 10g，白芍 20g，生姜 10g，大枣 12 枚，黄芪 5g，黄连 3g，黄芩 10g，红参 10g，生附子 5g，干姜 5g，生半夏 12g，炙甘草 10g。6 剂，以水 800~1 000mL，浸泡 30min，大火烧开，小火煎煮 40min，每次服用 150mL；第 2 次煎煮 15min；第 3 次煎煮若水少可酌情加水，煎煮 15min，每日 1 剂，分 3 次服。

二诊：疼痛略有减轻，仍口苦口腻，以前方变黄连为 10g，6 剂。

三诊：疼痛较前减轻，眼角溃烂好转，仍倦怠乏力，以前方变黄芪为 15g，6 剂。

四诊：疼痛较前又有减轻，口苦口腻消除，溃烂面较前减小，以前方 6 剂继服。

五诊：口腔白斑较前又有减小，眼角溃烂明显好转，仍倦怠乏力，以前方变黄芪为 20g，红参为 12g，6 剂。

六诊：口腔白斑较前又有减小，手足温和，怕冷消除，以前方 6 剂继服。

七诊：诸症较前均有好转，又以前方治疗 100 余剂，诸症悉除。随访 1 年，一切正常。

用方体会：根据溃烂疼痛、因劳累加重辨为气虚，再根据口腔白斑、怕冷辨为寒湿，因口腔白斑、口苦辨为夹热，以此辨为寒热虚夹痰证。方以黄芪建中汤（因药房无胶饴）变方温阳益气，调理营卫；半夏泻心汤平调寒热，益气降逆；以四逆汤温阳散寒。方药相互为用，以奏其效。

百合地黄汤

（《伤寒杂病论》）

【导读】 百合地黄汤辨治口腔念珠菌病、复发性阿弗他溃疡、口腔白斑病、口腔扁平苔藓，针对病变证机是阴津不足、血热内生、虚热肆虐、浸淫口舌，病变证型是阴虚血热证，症状以口腔肌膜糜烂成片、口气臭秽、舌红少苔为主；百合地黄汤治疗作用特点是滋阴养阴，清热凉血，补血化阴。

【组成】 百合擘，七枚（14g） 生地黄汁一升（80mL）

【用法】 上先以水洗百合，渍一宿，当白沫出，去其水，更以泉水二升，煎取一升，去滓。内地黄汁，取其一升五合，分温再服。中病，勿更服，大便当如漆。

【功效】 滋阴清热，凉血补血。

【适用病证】

主要症状：口腔肌膜糜烂成片，或疼痛。

辨证要点：口渴，灼热干燥，舌红少苔，脉沉细。

可能伴随的症状：咽干唇燥，或口气臭秽，或心烦急躁，或盗汗，或手足烦热，或大便干结等。

【解读方药】方中百合滋补阴津，生地黄凉血补血。方药相互为用，以奏其效。

【配伍用药】 若阴虚甚者，加大百合用量，再加麦冬、天冬，以滋补阴津；若血热甚者，加大生地黄用量，再加玄参，以清热凉血；若盗汗者，加五味子、牡蛎，以收敛止汗；若五心烦热者，加大生地黄用量，再加地骨皮、牡丹皮，以清热凉血除烦等。

【诊治案例】 贝赫切特综合征

徐某，女，43岁。有多年贝赫切特综合征病史，近由病友介绍前来诊治。刻诊：口腔、眼角及前阴多处溃烂痛如针刺，五心烦热，盗汗，倦怠乏力，咽喉不利似有痰阻，口苦口腻，舌暗红夹瘀紫少苔，脉沉细弱。辨为阴虚夹痰瘀证，治当益气温阳，清热化痰，活血化瘀。给予百合地黄汤、麦门冬汤、失笑散与黄连粉方合方：百合15g，生地黄50g，麦冬170g，大枣12枚，生半夏24g，红参10g，粳米10g，黄连24g，五灵脂10g，蒲黄10g，炙甘草10g。6剂，以水800~1 000mL，浸泡30min，大火烧开，小火煎煮40min，每次服用150mL；第2次煎煮15min；第3次煎煮若水少可酌情加水，煎煮15min，每日1剂，分3次服。

二诊：五心烦热、盗汗明显减轻，大便溏泻，以前方变麦冬为100g，6剂。

三诊：五心烦热、盗汗基本消除，大便仍溏泻，以前方变麦冬为60g，6剂。

四诊：眼角及口腔溃烂明显减轻，阴部溃烂基本消除，以前方6剂继服。

五诊：眼角、口腔溃烂较前又有明显减轻，以前方6剂继服。

六诊：眼角、口腔溃烂较前又有明显减轻，仍咽喉不利，以前方加桔梗24g，6剂。

七诊：眼角、口腔溃烂基本趋于缓解，又以前方治疗120余剂，诸症悉除。随访1年，一切正常。

用方体会：根据溃烂疼痛、五心烦热辨为阴虚，再根据溃烂疼痛、倦怠乏力辨为气虚，因口苦口腻辨为夹湿热，又因咽喉不利似有痰阻辨为痰，更因疼痛如针刺、舌质夹瘀紫辨为瘀，以此辨为阴虚夹痰瘀证。方以百合地黄汤滋阴生津；以麦门冬汤益气养阴，降逆化痰；以黄连粉方清热燥湿；以失笑散活血化瘀止痛。方药相互为用，以奏其效。

百合知母汤

（《伤寒杂病论》）

【导读】 百合知母汤辨治智齿冠周炎、口腔溃疡、口周炎、舌头炎，针对病变证机是阴津亏津、郁热内生、灼腐脉络，病变证型是津亏郁热证，症状以牙龈红肿疼痛或有溢脓、张口困难、舌红少苔为主；百合知母汤治疗作用特点是滋阴生津，清泻郁热。

【方药】百合擘，七枚（14g）　知母切，三两（9g）

【用法】上先以水洗百合，渍一宿，当白沫出，去其水，更以泉水二升，煎取一升，去滓。别以泉水二升煎知母，取一升，去滓。后合和，煎取一升五合，分温再服。

【功效】滋阴清热。

【适用病证】

主要症状：牙龈红肿疼痛，或有溢脓，或口周红肿痛痒。

辨证要点：口渴，舌红少苔，脉细数或正常。

可能伴随的症状：潮热，或张口困难，或咀嚼时痛，或五心烦热，或盗汗等。

【解读方药】 方中百合滋补阴津，知母清泻郁热。方药相互为用，以奏其效。

【配伍用药】 若口渴甚者，加大百合用量，再加麦冬、玉竹，以滋补阴津；若血热甚者，加生地黄、玄参、水牛角，以清热凉血；若五心烦热者，加牡丹皮、地骨皮、生地黄，以清热除烦；若大便干结者，加麻仁、郁李仁、生地黄，以清热生津通便等。

【诊治案例】 舌头炎

许某，女，24 岁。有多年舌头炎病史，近由病友介绍前来诊治。刻诊：舌头红肿热痛，五心烦热，盗汗，口苦口腻，舌质红，苔黄略腻，脉沉弱。辨为阴虚夹湿热证，治当滋阴清热燥湿。给予百合知母汤、甘草汤与黄连粉方合方：百合 30g，知母 20g，黄连 24g，生甘草 20g。6 剂，以水 800~1000mL，浸泡 30min，大火烧开，小火煎煮 40min，每次服用 150mL；第 2 次煎煮 15min；第 3 次煎煮若水少可酌情加水，煎煮 15min，每日 1 剂，分 3 次服。

二诊：舌头红肿热痛减轻，盗汗止，以前方 6 剂继服。

三诊：舌头红肿热痛明显减轻，仍口苦，以前方变黄连为 30g，6 剂。

四诊：舌头红肿热痛明显减轻，以前方 6 剂继服。

五诊：诸症基本消除，又以前方治疗 20 余剂，诸症悉除。随访 1 年，一切正常。

用方体会：根据舌头红肿热痛、五心烦热辨为阴虚，再根据口苦口腻辨为湿热，因脉沉弱辨为虚，以此辨为阴虚夹湿热证。方以百合知母汤清热滋阴生津；黄连粉方清热燥湿解毒；以甘草汤清热益气，缓急止痛。方药相互为用，以奏其效。

百合地黄汤与附子泻心汤合方

(《伤寒杂病论》)

【导读】 百合地黄汤与附子泻心汤合方辨治口腔念珠菌病、复发性阿弗他溃疡、口腔白斑病、口腔扁平苔藓、舌头炎、口周炎，针对病变证机是阴津不足、血热内生、湿热肆虐、阳气不温、肆虐口舌，病变证型是阴虚湿热证，症状以口腔肌膜糜烂成片、口苦口腻、舌红少苔为主；百合地黄汤与附子泻心汤治疗作用特点是滋阴养阴，清热凉血，清热燥湿，温通阳气。

【组成】百合地黄汤：百合擘，七枚（14g） 生地黄汁一升（80mL） 附子泻心汤：大黄二两（6g） 黄连一两（3g） 黄芩一两（3g） 附子炮，去皮，破，别煮取汁，一枚（5g）

【用法】 水煎服。

【功效】 滋阴通阳，清热凉血。

【适用病证】

主要症状：口腔肌膜糜烂成片，口气臭秽。

辨证要点：口苦口腻，灼热干燥，舌红少苔，或舌质淡红，苔黄腻，脉沉细。

可能伴随的症状：咽干唇燥，或心烦急躁，或自汗，或盗汗，或手足烦热，或手足不温，或大便干结等。

【解读方药】 方中百合滋补阴津，生地黄凉血补血，黄连、黄芩偏于清热燥湿，大黄清热偏于泻火，附子温通阳气。方药相互为用，以奏其效。

【配伍用药】 若阴虚甚者，加大百合用量，再加麦冬、天冬，以滋补阴津；若血热甚者，加大生地黄用量，再加玄参，以清热凉血；若盗汗者，加五味子、牡蛎，以收敛止汗；若五心烦热者，加大生地黄用量，再加地骨皮、牡丹皮，以清热凉血除烦；若湿热甚者，加大黄连、黄芩用量，以清热燥湿；若手足不温者，加大附子用量，再加干姜，以温通阳气等。

【诊治案例】 口周炎

夏某，女，32岁。有多年口周炎病史，反复发作不愈，近由病友介绍前来诊治。刻诊：口唇四周红肿热痛，干燥皲裂，口渴欲饮热水，手足不温，舌质红，苔黄厚腻，脉沉。辨为阴虚湿热伤阳证，治当滋阴通阳，清热燥湿。给予百合地黄汤、黄连粉方、甘草汤与附子泻心汤合方：百合15g，生地黄50g，附子5g，大黄6g，黄芩3g，黄连24g，生甘草15g。6剂，以水800~1 000mL，浸泡30min，大火烧开，小火煎煮40min，每次服用150mL；第2次煎煮15min；第3次煎煮若水少可酌情加水，煎煮15min，每日1剂，分3次服。

二诊：口唇四周红肿热痛减轻，仍口周干燥皲裂，以前方加玄参30g，牡丹皮24g，6剂。

三诊：口唇四周红肿热痛较前又有减轻，口周干燥皲裂好转，以前方6剂继服。

四诊：口唇四周红肿热痛较前又有减轻，大便略溏，以前方变生地黄为40g，6剂。

五诊：口唇四周红肿热痛较前又有减轻，干燥皲裂基本消除，又以前方治疗40余剂，诸症悉除。随访1年，一切正常。

用方体会：根据口唇四周红肿热痛、干燥皲裂辨为阴虚，再根据苔黄厚腻辨为湿热，因手足不温辨为伤阳，以此辨为阴虚湿热伤阳证。方以百合地黄汤清热凉血，滋阴生津；黄连粉方清热燥湿解毒；以附子泻心汤温阳清热燥湿；以甘草汤清热益气，缓急止痛。方药相互为用，以奏其效。

半夏泻心汤

（《伤寒杂病论》）

【导读】 半夏泻心汤辨治口腔念珠菌病、复发性阿弗他溃疡、口腔白斑病、口腔扁平苔藓，针对病变证机是湿热蕴结、阳气不足、中气虚弱、口舌失荣，病变证型是寒热夹虚证，症状以口腔肌膜糜烂成片、口苦、舌质红、苔黄略腻为主；半夏泻心汤治疗作用特点是清热燥湿，温化阳气，健脾益气。

【组成】半夏洗，半升（12g）　黄芩三两（9g）　人参三两（9g）　干姜三两（9g）　甘草三两（9g）　黄连一两（3g）　大枣擘，十二枚

【用法】上七味，以水一斗，煮取六升，去滓，再煎取三升。温服一升，日三服（现代用法：水煎服）。

【功效】寒热平调，消痞散结。

【适用病证】

主要症状：口腔肌膜糜烂成片，口气臭秽。

辨证要点：口苦，舌质红，苔黄略腻，脉沉弱。

可能伴随的症状：咽干唇燥，或口腻，或不思饮食，或腹胀，或大便不爽等。

【解读方药】方中黄连、黄芩清热燥湿，人参益气偏于大补，大枣益气偏于平补，甘草益气偏于缓补，半夏辛温偏于降逆燥湿，干姜辛温偏于温中散寒。方药相互为用，以奏其效。

【配伍用药】若湿热甚者，加大黄连用量，再加栀子，以清热燥湿；若阳不足者，加大干姜用量，再加生附子，以温阳散寒；若气虚者，加大人参、大枣用量，以健脾益气；若疼痛甚者，加大甘草用量，再加白芍，以缓急止痛等。

【诊治案例】口腔带状疱疹、慢性胃炎

马某，女，41岁。有多年口腔疱疹、慢性胃炎病史，近由病友介绍前来诊治。刻诊：口腔两颊溃烂灼热疼痛，胃脘痞满，时时隐痛，食凉加重，口渴欲饮热水，五心烦热，盗汗，舌质红，苔黄厚腻，脉沉弱。辨为寒热夹阴虚证，治当清热温阳，滋补阴津。给予半夏泻心汤、桂枝人参汤与百合地黄汤合方：生半夏12g，红参10g，黄芩10g，黄连3g，干姜10g，桂枝12g，白术10g，百合15g，生地黄50g，炙甘草10g。6剂，以水800~1 000mL，浸泡30min，大火烧开，小火煎煮40min，每次服用150mL；第2次煎煮15min；第3次煎煮若水少可酌情加水，煎煮15min，每日1剂，分3次服。

二诊：胃痛基本消除，仍口腔溃烂、灼热疼痛，以前方变黄连、黄芩各为12g，6剂。

三诊：胃脘痞满好转，口腔溃烂、灼热疼痛减轻，以前方6剂继服。

四诊：五心烦热、盗汗止，口腔溃烂灼热疼痛较前又有减轻，以前方6剂继服。

五诊：口腔溃烂、灼热疼痛较前又有减轻，以前方变黄连、黄芩各为15g，6剂。

六诊：口腔溃烂、灼热疼痛较前又有明显减轻，又以前方治疗30余剂，诸症悉除。随访1年，一切正常。

用方体会：根据口腔溃烂灼热疼痛、舌质红辨为热，再根据苔黄厚腻辨为湿

热，因食凉加重辨为寒，又因五心烦热、盗汗辨为阴虚，以此辨为寒热夹阴虚证。方以半夏泻心汤清热温阳，益气降逆；以百合地黄汤清热凉血，滋阴生津；桂枝人参汤温阳散寒，健脾益气。方药相互为用，以奏其效。

半夏泻心汤、苦参汤与狼牙汤合方

（《伤寒杂病论》）

【导读】 半夏泻心汤、苦参汤与狼牙汤合方辨治口腔扁平苔藓、口腔念珠菌病、复发性阿弗他溃疡、口腔白斑病，针对病变证机是湿浊内生、湿化为热、湿热阻遏、阳气不温、中气虚弱、浸淫口舌，病变证型是湿热夹虚寒证，症状以口腔局部树枝状或网状白色细纹或白色斑点、斑片或斑块，或口腔肌膜糜烂成片，口苦，手足不温，舌质淡红，苔黄略腻为主；半夏泻心汤、苦参汤与狼牙汤合方治疗作用特点是清热燥湿，温化阳气，健脾益气。

【组成】 半夏泻心汤：半夏洗，半升（12g）　黄芩三两（9g）　人参三两（9g）　干姜三两（9g）　甘草三两（9g）　黄连一两（3g）　大枣擘，十二枚　苦参汤：苦参12g　狼牙汤：狼牙12g

【用法】 水煎服。

【功效】 清热燥湿，益气散寒。

【适用病证】

主要症状：口腔局部树枝状或网状白色细纹或白色斑点、斑片或斑块，或疼痛。

辨证要点：口苦，手足不温，舌质淡红，苔黄略腻，脉沉弱。

可能伴随的症状：舌乳头萎缩，或口腔黏膜为散在的白灰色丘疹，或口腻，或不思饮食，或腹胀，或大便不爽等。

【解读方药】 方中黄连、黄芩、苦参、狼牙清热燥湿，人参益气偏于大补，大枣益气偏于平补，甘草益气偏于缓补，半夏辛温偏于降逆燥湿，干姜辛温偏于温中散寒。方药相互为用，以奏其效。

【配伍用药】 若湿热甚者，加大黄连、苦参用量，以清热燥湿；若阳不足者，加大干姜用量，再加生附子，以温阳散寒；若气虚者，加大人参、大枣用量，再加白术，以健脾益气；若不思饮食者，加山楂、神曲，以消食和胃等。

【诊治案例】 口腔白斑病、口腔疱疹

郑某，男，39岁。2年前经检查发现口腔白斑病，经中西药治疗但未能有效控制症状，近由病友介绍前来诊治。刻诊：口腔颊部及舌边有多处白斑，多处溃烂成片状，灼热疼痛，口苦口腻，手足不温，怕冷，倦怠乏力，舌红少苔，脉沉细弱。辨为湿热阴虚夹寒证，治当清热燥湿，滋补阴津，温通阳气。给予半夏泻心汤、狼牙汤、百合地黄汤、四逆汤与苦参汤合方：黄连 3g，黄芩 10g，生半夏 12g，干姜 10g，生附子 5g，红参 10g，大枣 12 枚，狼牙 12g，苦参 12g，百合 15g，生地黄 50g，炙甘草 10g。6 剂，以水 800~1000mL，浸泡 30min，大火烧开，小火煎煮 40min，每次服用 150mL；第 2 次煎煮 15min；第 3 次煎煮若水少可酌情加水，煎煮 15min，每日 1 剂，分 3 次服。

二诊：疼痛略有减轻，仍灼热，以前方变黄连、黄芩各为 15g，6 剂。

三诊：疼痛较前减轻，仍有灼热，以前方变狼牙、苦参各为 24g，6 剂。

四诊：灼热疼痛较前明显减轻，口腔白斑较前好转，以前方 6 剂继服。

五诊：口腔溃烂、灼热基本消除，口腔白斑较前又有减小，手足不温好转，大便略溏，以前方变生地黄为 24g，6 剂。

六诊：口腔白斑较前减小，大便正常，以前方 6 剂继服。

七诊：诸症较前均有好转，又以前方治疗 100 余剂，诸症悉除，经复查口腔白斑基本消除。随访 1 年，一切正常。

用方体会：根据口腔白斑、口苦辨为湿热，再根据口腔白斑、怕冷辨为寒湿，因倦怠乏力辨为虚，又因舌红少苔辨为阴虚，以此辨为湿热阴虚夹寒证。方以半夏泻心汤平调寒热，益气通阳；以狼牙汤、苦参汤清热燥湿解毒；以百合地黄汤清热滋阴，凉血生津。方药相互为用，以奏其效。

半夏泻心汤与失笑散合方

（《伤寒杂病论》《太平惠民和剂局方》）

【导读】 半夏泻心汤与失笑散合方辨治口腔扁平苔藓、口腔念珠菌病、复发性阿弗他溃疡、口腔白斑病、口腔炎、牙龈炎、口周炎，针对病变证机是湿浊为热、湿热伤气、血行不利、瘀血内生，病变证型是湿热虚夹瘀证，症状以口腔局部树枝状或网状白色细纹或白色斑点、斑片或斑块，或口腔肌膜糜烂成片，舌质淡红夹瘀紫，苔黄略腻，脉涩为主；半夏泻心汤与失笑散合方治疗作用特点是清热燥湿，温化阳气，健脾益气，活血化瘀。

【组成】半夏泻心汤：半夏洗,半升（12g） 黄芩三两（9g） 人参三两（9g） 干姜三两（9g） 甘草三两（9g） 黄连一两（3g） 大枣擘,十二枚 失笑散：五灵脂酒研，淘去沙土 蒲黄炒香，各等分（各 10g）

【用法】 水煎服。

【功效】 清热燥湿，益气散寒，活血化瘀。

【适用病证】

主要症状：口腔局部树枝状或网状白色细纹或白色斑点，或灼热，或疼痛。

辨证要点：口苦，舌质暗淡红夹瘀紫，苔黄略腻，脉沉弱涩。

可能伴随的症状：舌乳头萎缩，或口腔紫斑片或斑块瘀紫，或疼痛如针刺，或夜间加重，或口腔黏膜有散在的白灰色丘疹，或口腻，或不思饮食，或腹痛，或大便不爽等。

【解读方药】 方中黄连、黄芩清热燥湿，人参益气偏于大补，大枣益气偏于平补，甘草益气偏于缓补，半夏辛温偏于降逆燥湿，干姜辛温偏于温中散寒，五灵脂、蒲黄活血化瘀。方药相互为用，以奏其效。

【配伍用药】 若湿热甚者，加大黄连、苦参用量，以清热燥湿；若阳不足者，加大干姜用量，再加生附子，以温阳散寒；若气虚者，加大人参、大枣用量，再加白术，以健脾益气；若不思饮食者，加山楂、神曲，以消食和胃；若瘀血甚者，加桃仁、红花，以活血化瘀等。

【诊治案例】 口腔扁平苔藓、复发性口腔溃疡

马某，女，32岁。有多年口腔扁平苔藓、口腔复发性溃疡病史，近由病友介绍前来诊治。刻诊：口腔两侧有白色网纹状丘疹，多处溃烂，灼热疼痛，食辛辣热咸酸加剧，口苦口腻，口痒，手足不温，倦怠乏力，舌质暗红夹瘀紫，少苔，脉沉弱。辨为寒热瘀血夹阴虚证，治当清热温阳，活血化瘀，滋补阴津。给予半夏泻心汤、百合地黄汤、黄连粉方、四逆汤与失笑散合方：黄连15g，黄芩10g，生半夏12g，干姜10g，生附子5g，红参10g，大枣12枚，五灵脂10g，蒲黄10g，百合15g，生地黄50g，炙甘草10g。6剂，以水800~1 000mL，浸泡30min，大火烧开，小火煎煮40min，每次服用150mL；第2次煎煮15min；第3次煎煮若水少可酌情加水，煎煮15min，每日1剂，分3次服。

二诊：溃烂灼热疼痛略有减轻，仍口痒，以前方加桂枝6g，6剂。

三诊：溃烂灼热疼痛较前减轻，口痒好转，以前方6剂继服。

四诊：口腔两侧白色网纹状丘疹好转，手足温和，以前方6剂继服。

五诊：口腔两侧有白色网纹状丘疹较前好转，口腔溃烂灼热疼痛明显减轻，以前方6剂继服。

六诊：溃烂灼热疼痛基本消除，以前方6剂继服。

七诊：口腔两侧有白色网纹状丘疹较前又有好转，大便略溏，以前方变生地黄为30g，6剂。

八诊：诸症基本趋于缓解，又以前方治疗120余剂，诸症悉除，经复查口腔

扁平苔藓基本痊愈。随访 1 年，一切正常。

用方体会：根据口腔苔藓、口苦辨为湿热，再根据口腔溃烂、手足不温辨为寒，因倦怠乏力辨为虚，又因舌红少苔辨为阴虚，更因舌质夹瘀紫辨为瘀，以此辨为寒热瘀血夹阴虚证。方以半夏泻心汤平调寒热，益气通阳；以百合地黄汤清热滋阴，凉血生津；以四逆汤温壮阳气；以黄连粉方清热燥湿解毒；以失笑散活血化瘀。方药相互为用，以奏其效。

茵陈蒿汤与四逆散合方

（《伤寒杂病论》）

【导读】 四逆散与茵陈蒿汤合方辨治口腔扁平苔藓、口腔念珠菌病、复发性阿弗他溃疡、口腔白斑病，针对病变证机是气机郁滞、郁而化热、热郁生湿、湿热蕴结、气经不通，病变证型是湿热气郁证，症状以口腔局部树枝状或网状白色细纹或白色斑点、斑片或斑块，或口腔肌膜糜烂成片，口苦，舌质淡红，苔黄略腻，因情绪异常加重为主；四逆散与茵陈蒿汤合方治疗作用特点是清利湿热，疏肝理气，益气敛阴。

【组成】 四逆散：柴胡　枳实　芍药　甘草各等分（各12g）　　茵陈蒿汤：茵陈蒿六两（18g）　栀子擘，十四枚（14g）　　大黄去皮，二两（6g）

【用法】 水煎服。

【功效】 清热燥湿，疏肝理气。

【适用病证】

主要症状：口腔局部树枝状或网状白色细纹或白色斑点、斑片或斑块。

辨证要点：口腻，因情绪异常加重，舌质红，苔黄腻，脉沉或沉弦。

可能伴随的症状：舌乳头萎缩，或口腔黏膜有散在的白灰色丘疹，或口腔溃烂，或口苦，或不思饮食，或胸胁胀满，或大便干结等。

【解读方药】 方中茵陈蒿疏泄利湿清热，大黄泻热偏于导热泻大便，栀子泻热偏于泻热利小便，柴胡疏肝解郁，芍药益血敛肝，枳实降泄浊气，甘草益气缓急。方药相互为用，以奏其效。

【配伍用药】 若湿热甚者，加大茵陈蒿用量，再加薏苡仁，以清利湿热；若气郁甚者，加大柴胡、枳实用量，再加木香，以行气解郁；若口腔溃烂者，加黄连、黄芩，以清热燥湿；若大便干结者，加大大黄用量，再加芒硝，以泻热通下等。

【诊治案例】 口腔扁平苔藓、慢性胆囊炎

谢某，女，36岁。有多年口腔扁平苔藓、慢性胆囊炎病史，近由病友介绍前来诊治。刻诊：口腔两侧有白色网纹状丘疹，多处溃烂疼痛，口苦口腻，口痒，情绪低落，不喜言语，胁肋胀痛，大便干结，舌质暗红夹瘀紫，少苔，脉沉细。辨为湿热郁瘀夹阴虚证，治当清热燥湿，行气化瘀，滋补阴津。给予茵陈蒿汤、四逆散、百合地黄汤与失笑散合方：茵陈蒿20g，大黄6g，栀子15g，柴胡12g，枳实12g，白芍12g，百合15g，生地黄50g，五灵脂10g，蒲黄10g，炙甘草10g。6剂，以水800~1 000mL，浸泡30min，大火烧开，小火煎煮40min，每次服用150mL；第2次煎煮15min；第3次煎煮若水少可酌情加水，煎煮15min，每日1剂，分3次服。

二诊：溃烂疼痛略有减轻，仍大便干结，以前方变大黄为9g，6剂。

三诊：溃烂疼痛较前减轻，仍胁肋胀痛，以前方变白芍为24g，加木香24g，6剂。

四诊：溃烂疼痛基本消除，情绪略有好转，以前方6剂继服。

五诊：口腔两侧白色网纹状丘疹好转，胁肋胀痛基本消除，仍口苦，以前方加黄连10g，6剂。

六诊：口腔两侧白色网纹状丘疹较前又有好转，大便略溏，以前方变大黄为6g，6剂。

七诊：口腔两侧白色网纹状丘疹较前又有好转，大便正常，以前方6剂继服。

八诊：诸症基本趋于缓解，又以前方治疗100余剂，诸症悉除，经复查口腔扁平苔藓基本痊愈。随访1年，一切正常。

用方体会：根据口腔苔藓、口苦辨为湿热，再根据胁肋胀痛、大便干结辨为湿热蕴结，因情绪低落辨为郁，又因舌质红夹瘀紫辨为瘀，更因舌红少苔辨为阴虚，以此辨为湿热郁瘀夹阴虚证。方以茵陈蒿汤清泻湿热；以四逆散疏理气机；以百合地黄汤清热滋阴，凉血生津；以失笑散活血化瘀。方药相互为用，以奏其效。

桂枝人参汤与五苓散合方

（《伤寒杂病论》）

【导读】 桂枝人参汤与五苓散合方辨治口腔扁平苔藓、口腔念珠菌病、复发性阿弗他溃疡、口腔白斑病，针对病变证机是脾胃虚弱、阴寒内生、湿因寒生、寒湿肆虐、浸淫于口，病变证型是阳虚寒湿证，症状以口腔局部树枝状或网状白色细纹或白色斑点、斑片或斑块，或口腔肌膜糜烂成片，口淡不渴，舌质淡，苔白腻为主；桂枝人参汤与五苓散合方治疗作用特点是健脾益气，温阳散寒，利水渗湿。

【组成】 桂枝人参汤：桂枝别切，四两（12g）　甘草炙，四两（12g）　白术三两（9g）　人参三两（9g）　干姜三两（9g）　五苓散：猪苓去皮，十八铢（2.3g）　泽泻一两六铢（3.8g）　白术十八铢（2.3g）　茯苓十八铢（2.3g）　桂枝去皮，半两（1.5g）

【用法】 水煎服。

【功效】 温中益气，渗利水湿。

【适用病证】

主要症状：口腔局部树枝状或网状白色细纹或白色斑点、斑片或斑块，或疼痛。

辨证要点：口淡不渴，舌质淡，苔白略腻，脉沉弱或沉缓。

可能伴随的症状：舌乳头萎缩，或倦怠乏力，或脘腹痞满，或口腔黏膜为散在的白灰色丘疹，或口腔溃烂，或不思饮食，或大便溏泻等。

【解读方药】 方中人参、甘草益气偏于生津，白术益气偏于燥湿，茯苓益气偏于渗湿，干姜辛温偏于温阳散寒，桂枝辛温偏于温通解肌，猪苓、泽泻利湿清热。方药相互为用，以奏其效。

【配伍用药】 若气虚甚者，加大人参、白术用量，再加山药，以补益中气；若寒甚者，加大桂枝、干姜用量，再加附子，以温阳散寒；若湿甚者，加大茯苓、白术用量，再加薏苡仁，以健脾益气燥湿利湿；若不思饮食者，加大白术用量，再加生山楂，以健脾消食和胃；若大便溏泻者，加大白术用量，再加山药，以健脾固涩止泻等。

【诊治案例】 口腔溃疡、慢性胃炎

刘某，男，40岁。有多年口腔溃疡、慢性胃炎病史，近由病友介绍前来诊治。刻诊：口腔多处溃烂疼痛，口淡不渴，口涎多，情绪低落，心烦急躁，胃脘胀痛，大便溏泻，倦怠乏力，手足不温，舌质红，苔滑腻黄白夹杂，脉沉弱。辨为阳虚湿郁夹热证，治当温阳益气，渗利湿浊，行气解郁。给予桂枝人参汤、五苓散、四逆散与黄连粉方合方：桂枝12g，红参10g，白术10g，干姜10g，柴胡12g，枳实12g，白芍12g，猪苓5g，泽泻12g，茯苓5g，黄连10g，炙甘草12g。6剂，以水800~1 000mL，浸泡30min，大火烧开，小火煎煮40min，每次服用150mL；第2次煎煮15min；第3次煎煮若水少可酌情加水，煎煮15min，每日1剂，分3次服。

二诊：口腔溃烂疼痛减轻，仍大便溏泻，以前方变茯苓为12g，6剂。

三诊：口腔溃烂疼痛较前减轻，仍手足不温，以前方加生附子5g，6剂。

四诊：口腔溃烂疼痛较前又有减轻，情绪略有好转，以前方6剂继服。

五诊：口腔溃烂疼痛基本消除，胃脘胀痛基本消除，以前方6剂继服。

六诊：情绪明显好转，大便正常，以前方 6 剂继服。

七诊：诸症基本消除，又以前方治疗 40 余剂，诸症悉除。随访 1 年，一切正常。

用方体会：根据口腔溃烂、口淡不渴辨为阳虚，再根据胃脘胀痛、大便溏泻辨为脾虚，因情绪低落辨为郁，又因舌质红、苔黄白夹杂辨为寒热夹杂，更因口涎水辨为湿浊，以此辨为阳虚湿郁夹热证。方以桂枝人参汤温阳益气；以五苓散渗利湿浊；以四逆散疏理气机；以黄连粉方兼清郁热。方药相互为用，以奏其效。

益 胃 汤

（《温病条辨》）

【导读】 益胃汤辨治口腔念珠菌病、复发性阿弗他溃疡、口腔白斑病、口腔扁平苔藓，针对病变证机是阴津亏损、血热内生、浸淫口舌，病变证型是阴虚夹血热证，症状以口腔肌膜糜烂成片、口舌干燥、舌红少苔为主；益胃汤治疗作用特点是滋阴养阴，清热凉血，益气化阴。

【组成】 沙参三钱（9g） 麦冬五钱（15g） 冰糖一钱（3g） 细生地五钱（15g） 玉竹炒香，一钱五分（5g）

【用法】 水煎服，每日分 3 次服。

【功效】 养阴益胃。

【适用病证】

主要症状：口腔肌膜糜烂成片，口腔干燥。

辨证要点：口渴，口臭，灼热疼痛，舌红少苔，脉沉细。

可能伴随的症状：咽干唇燥，或肌肤枯燥，或心烦急躁，或盗汗，或手足烦热，或大便干结等。

【解读方药】 方中沙参益阴偏于生津，麦冬益阴偏于清热，冰糖益阴偏于益气，玉竹益阴偏于养阴，生地黄清热凉血。方药相互为用，以奏其效。

【配伍用药】 若阴虚甚者，加大麦冬、沙参用量，以滋补阴津；若血热甚者，加大生地黄用量，再加玄参，以清热凉血；若盗汗者，加五味子、牡蛎，以收敛止汗；若五心烦热者，加大生地黄用量，再加地骨皮、牡丹皮，以清热凉血除烦；若大便干结者，加大生地黄用量，再加麻仁，以滋阴润燥通便等。

六味地黄丸

（《小儿药证直诀》）

【导读】 六味地黄丸辨治口腔单纯性疱疹、口腔念珠菌病、复发性阿弗他溃疡、天疱疮、口腔白斑病、口腔扁平苔藓，针对病变证机是阴虚于内、热因虚生、迫及血脉或湿因热生、阴虚血热，病变证型是阴虚内热浸淫证，症状以口腔溃烂、舌红少苔为主；六味地黄丸治疗作用特点是滋补阴血，清退郁热，益气利湿。

【组成】 熟地黄八钱（24g） 山药四钱（12g） 山茱萸四钱（12g） 泽泻三钱（9g） 茯苓去皮，三钱（9g） 牡丹皮三钱（9g）

【用法】 将药研为细散状，以蜜为丸，饭前温水送服9g。亦可作汤剂。

【功效】 滋补（肝）肾阴。

【适用病证】

主要症状：口腔、舌面、口颊生疮，溃疡疼痛，或口腔肌膜糜烂成片。

辨证要点：口渴，舌红少苔，脉沉细弱或数。

可能伴随的症状：心烦，或手足心热，或盗汗；或口疮周围鲜红，或大便干结，或小便短少等。

【解读方药】 方中熟地黄滋阴补血，山药补气化阴，山茱萸益肾固精，牡丹皮凉血益阴，茯苓渗利偏于益气，泽泻渗利偏于清热。方药相互为用，以奏其效。

【配伍用药】 若阴虚甚者，加大熟地黄用量，再加麦冬、玉竹，以滋补阴血；若血热甚者，加大牡丹皮用量，再加生地黄、玄参，以清热凉血；若湿甚者，加大茯苓、泽泻用量，以渗利湿浊；若郁热者，加黄连、黄芩、栀子，以清泻郁热；若盗汗者，加五味子、牡蛎，以敛阴止汗等。

六味地黄丸与失笑散合方

（《小儿药证直诀》《太平惠民和剂局方》）

【导读】 六味地黄丸与失笑散合方辨治口腔单纯性疱疹、口腔念珠菌病、复发性阿弗他溃疡、天疱疮、口腔白斑病、口腔扁平苔藓，针对病变证机是阴虚于内、热因虚生、血行不利、变生为瘀，病变证型是阴虚夹瘀证，症状以口腔溃烂、疼痛如针刺、舌红少苔为主；六味地黄丸与失笑散合方治疗作用特点是滋补阴血，清退郁热，益气利湿、活血化瘀。

【组成】 六味地黄丸：熟地黄八钱（24g） 山药四钱（12g） 山茱萸四钱（12g） 泽泻三钱（9g） 茯苓去皮，三钱（9g） 牡丹皮三钱（9g） 失笑散：五

灵脂酒研，淘去沙土　蒲黄炒香，各等分（各10g）

【用法】　水煎服。

【功效】　滋补阴血，活血化瘀。

【适用病证】

主要症状：口腔肌膜糜烂成片，或溃烂疼痛，或口腔局部树枝状或网状白色细纹或白色斑点、斑片或斑块。

辨证要点：口渴，舌质暗红夹瘀紫，少苔，脉沉细涩。

可能伴随的症状：心烦，或疼痛如针刺，或疼痛夜间加重，或手足心热，或盗汗；或口疮周围鲜红，或大便干结，或小便短少等。

【解读方药】　方中熟地黄滋阴补血，山药补气化阴，山茱萸益肾固精，牡丹皮凉血益阴，茯苓渗利偏于益气，泽泻渗利偏于清热，五灵脂、蒲黄活血化瘀。方药相互为用，以奏其效。

【配伍用药】　若阴虚甚者，加大熟地黄用量，再加麦冬、玉竹，以滋补阴血；若血热甚者，加大牡丹皮用量，再加生地黄、玄参，以清热凉血；若湿甚者，加大茯苓、泽泻用量，以渗利湿浊；若郁热者，加黄连、黄芩、栀子，以清泻郁热；若盗汗者，加五味子、牡蛎，以敛阴止汗等。

温 经 汤

（《伤寒杂病论》）

【导读】　温经汤辨治颞下颌关节病（颞下颌关节紊乱病、颞下颌关节脱位、颞下颌关节强直、颞下颌关节炎、颞下颌关节肿瘤），或辨治唾液腺病变（唾液腺炎、口腔干燥综合征、唾液腺黏液囊肿、唾液腺肿瘤），针对病变证机是阴血不足、血行不利、阳气不温、虚寒瘀夹杂、浸伤肌筋肌或骨节；温经汤治疗作用特点是补血养血，温阳散寒，活血化瘀，补益中气，兼清郁热。

【组成】　吴茱萸三两（9g）　当归二两（6g）　川芎二两（6g）　芍药二两（6g）　人参二两（6g）　桂枝二两（6g）　阿胶二两（6g）　生姜二两（6g）　牡丹皮去心，二两（6g）　甘草二两（6g）　半夏半升（12g）　麦门冬去心，一升（24g）

【用法】　上十二味，以水一斗，煮取三升，分温三服。亦主妇人少腹寒，久不受胎；兼取崩中去血，或月水来过多，及至期不来。

【功效】　温经散寒，养血祛瘀。

【适用病证】

（1）辨治颞下颌关节病（颞下颌关节紊乱病、颞下颌关节脱位、颞下颌关节强直、颞下颌关节炎、颞下颌关节肿瘤）属于虚寒瘀证；症状以颞下颌关节局部酸胀或疼痛、关节弹响和下颌运动不利、口淡不渴为主。

主要症状：颞下颌关节局部酸胀或疼痛、关节弹响和下颌运动不利。

辨证要点：手足不温，面色不荣，舌质暗淡夹瘀紫，苔薄，脉沉弱或沉涩。

可能伴随的症状：颞关节酸胀或疼痛因咀嚼及张口加重，或张口受限，或张口下颌偏斜，或颞部疼痛，或头晕目眩，或耳鸣等。

（2）辨治唾液腺病变（唾液腺炎、口腔干燥综合征、唾液腺黏液囊肿、唾液腺肿瘤）属于虚瘀寒夹热证；症状以口腔黏腻，或口腔干燥，或口腔内外肿块，舌质淡红夹瘀紫为主。

主要症状：口腔黏腻，或口腔干燥，或口腔肿大，或口腔内外肿块，或疼痛。

辨证要点：口渴不欲饮水，舌质暗夹瘀紫，苔白或腻，脉沉涩或沉弱。

可能伴随的症状：手足不温，或唾液少，或牙龈肿痛，或口腔疼痛，或大便不爽，或肿块疼痛夜间加重等。

【解读方药】 方中吴茱萸温阳偏于疏肝降泄，桂枝温阳偏于温经通脉，川芎理血行气，当归补血偏于活血，阿胶补血偏于化阴，芍药补血偏于敛阴，半夏辛温偏于降泄，生姜辛温偏于宣散，麦冬寒凉偏于滋阴，牡丹皮寒凉偏于散瘀，人参益气偏于大补，甘草益气偏于平补。方药相互为用，以奏其效。

【配伍用药】 若寒甚者，加大吴茱萸、桂枝用量，再加附子，以温阳散寒；若血虚甚者，加大当归、阿胶、白芍用量，以补血养血；若血瘀甚者，加大当归、川芎用量，再加桃仁，以活血化瘀；若夹血热甚者，加大牡丹皮用量，再加赤芍、生地黄，以清热凉血；若气虚明显者，加大人参、甘草用量，再加白术，以健脾益气等。

【诊治案例】

1. 颞下颌关节炎

许某，女，42岁。有多年颞下颌关节炎病史，近由病友介绍前来诊治。刻诊：张口不利，影响说话，面肌蠕动，面颊痛如针刺，受凉加重，手足不温，怕冷，面色不荣，舌质淡，苔黄白夹杂，脉沉弱。辨为寒瘀虚夹风证，治当温通经脉，补血活血，益气息风。给予温经汤与藜芦甘草汤合方：吴茱萸10g，桂枝6g，当归6g，白芍6g，川芎6g，阿胶珠6g，麦冬24g，牡丹皮6g，生半夏12g，红参6g，生姜10g，藜芦1.5g，炙甘草6g。6剂，以水800~1 000mL，浸泡30min，大火烧开，小火煎煮40min，每次服用150mL；第2次煎煮15min；第3次煎煮若水少可酌情加水，煎煮15min，每日1剂，分3次服。

二诊：面颊痛如针刺减轻，仍怕冷，以前方加生附子5g，6剂。

三诊：面颊痛如针刺较前又有减轻，仍面肌蠕动，以前方变白芍、甘草各为

20g，6 剂。

四诊：面颊痛如针刺基本消除，面肌蠕动减轻，以前方 6 剂继服。

五诊：张口不利好转，手足较前温和，怕冷基本消除，以前方 6 剂继服。

六诊：张口不利较前又有好转，面肌蠕动基本消除，以前方 6 剂继服。

七诊：诸症较前均有好转，又以前方治疗 40 余剂，诸症悉除。随访 1 年，一切正常。

用方体会：根据面颊痛如针刺、舌质淡辨为寒瘀，再根据手足不温、怕冷辨为阳虚，因面色不荣辨为虚，又因苔黄白夹杂辨为寒夹热，更因面肌蠕动辨为风，以此辨为寒瘀虚夹风证。方以温经汤温经散寒，活血化瘀，补血养血，兼清郁热；以藜芦甘草汤息风止动。方药相互为用，以奏其效。

2.口腔干燥综合征

马某，女，56 岁。有多年口腔干燥综合征病史，近由病友介绍前来诊治。刻诊：口腔干燥，舌头活动不灵活，口唇干裂，口角皲裂，手心烦热，怕冷，倦怠乏力，头晕目眩，口苦，舌质淡红夹瘀紫，苔黄腻，脉沉弱。辨为寒瘀虚夹痰热证，治当温阳散寒，活血化瘀，补血养血，清热化痰。给予温经汤与小陷胸汤合方：吴茱萸 10g，桂枝 6g，当归 6g，白芍 6g，川芎 6g，阿胶珠 6g，麦冬 24g，牡丹皮 6g，生半夏 12g，红参 6g，生姜 10g，黄连 3g，全瓜蒌 30g，炙甘草 6g。6 剂，以水 800~1 000mL，浸泡 30min，大火烧开，小火煎煮 40min，每次服用 150mL；第 2 次煎煮 15min；第 3 次煎煮若水少可酌情加水，煎煮 15min，每日 1 剂，分 3 次服。

二诊：口腔干燥轻微减轻，仍怕冷，以前方加生附子 3g，6 剂。

三诊：口腔干燥较前又有轻微减轻，怕冷好转，仍倦怠乏力，以前方变红参为 10g，6 剂。

四诊：口腔干燥较前又有轻微减轻，怕冷基本消除，以前方 6 剂继服。

五诊：口腔干燥消除，手足烦热、倦怠乏力基本消除，以前方 6 剂继服。

六诊：诸症较前均趋于缓解，又以前方治疗 100 余剂，诸症悉除。随访 1 年，一切正常。

用方体会：根据口腔干燥、怕冷辨为寒，再根据怕冷、倦怠乏力辨为阳虚，因头晕目眩、脉沉弱辨为血虚，又因口苦、苔黄腻辨为痰热，以此辨为寒瘀虚夹痰热证。方以温经汤温阳散寒，活血化瘀，补血养血；以小陷胸汤清热燥湿化痰。方药相互为用，以奏其效。

水 气 证

五 苓 散

（《伤寒杂病论》）

【导读】 五苓散辨治唾液腺病变（唾液腺炎、口腔干燥综合征、唾液腺黏液囊肿、唾液腺肿瘤），或辨治鼻腔前半部（皮肤的毛囊、皮脂腺、汗腺局限性的）急性化脓性炎症、鼻腔海绵窦栓塞性静脉炎、慢性鼻炎、慢性鼻窦炎、鼻中隔弯曲、酒渣鼻，针对病变证机是气不化水、水湿内停、郁遏阳气、水气浸淫、病变证型是水气阻遏证；五苓散治疗作用特点是健脾利水，渗利湿浊，温阳化气。

【组成】 猪苓去皮，十八铢（2.3g）　泽泻一两六铢（3.8g）　白术十八铢（2.3g）　茯苓十八铢（2.3g）　桂枝去皮，半两（1.5g）

【用法】 将药研为细散状，每次服 6~9g，温开水送服，每日分 3 次服。用汤剂可在原方用量基础上加大 5 倍。

【功效】 利水渗湿，温阳化气。

【适用病证】

（1）辨治唾液腺病变（唾液腺炎、口腔干燥综合征、唾液腺黏液囊肿、唾液腺肿瘤）、口腔溃疡属于水气阻滞证；症状以口腔黏腻，或口腔干燥，或口腔肿大，或口腔内外肿块，渴不欲饮为主。

主要症状：口腔黏腻，或口腔干燥，或口腔肿大，或口腔内外肿块。

辨证要点：口渴不欲饮水，舌质淡红，苔腻黄白夹杂，脉沉。

可能伴随的症状：口干舌燥欲水则吐，或唾液少，或牙龈肿痛，或口腔燥痛，或大便不爽，或口腔肿胀等。

（2）辨治鼻腔前半部（皮肤的毛囊、皮脂腺、汗腺局限性的）急性化脓性炎、鼻腔海绵窦栓塞性静脉炎、慢性鼻炎、慢性鼻窦炎、鼻中隔弯曲、酒渣鼻等属于水气淫窍证；症状以鼻塞不通、鼻涕如流水为主。

主要症状：鼻内、鼻外小疖肿，或鼻塞不通。

辨证要点：鼻涕多，舌质淡红，苔薄黄，脉浮或沉。

可能伴随的症状：发热，或头痛，或头昏，或头沉，或鼻尖部脓头，或鼻部溃烂，或鼻痒，或眼结膜水肿，或眼球突出等。

【解读方药】 方中茯苓利湿偏于健脾；猪苓、泽泻利湿偏于清热；白术健脾偏于燥湿，茯苓健脾偏于渗湿；桂枝辛温通阳，化气化湿。方药相互为用，以奏其效。

【配伍用药】 若湿盛甚者，加大茯苓、猪苓、泽泻用量，以渗利水湿；若脾虚甚者，加大白术、茯苓用量，以健脾利湿；若阳郁甚者，加大桂枝用量，再加防风，以温通阳气；若口腔肿痛者，加赤芍、牡丹皮、川芎，以消肿止痛；若气虚者，加大白术用量，再加人参，以补益中气等。

【诊治案例】

1. 口腔溃疡、慢性胃炎

李某，男，33岁。有多年口腔溃疡病史，近由病友介绍前来诊治。刻诊：口腔两颊及舌头多处溃烂疼痛，影响进食，张口即流口涎，食凉胃痛，手足不温，怕冷，倦怠乏力，舌质淡，苔腻黄白夹杂，脉沉弱。辨为水气阳虚夹热证，治当温化水气，健脾益气，兼清郁热。给予五苓散、桂枝人参汤与黄连粉方合方：猪苓6g，泽泻12g，白术10g，茯苓6g，桂枝12g，红参10g，干姜10g，黄连12g，炙甘草12g。6剂，以水800~1 000mL，浸泡30min，大火烧开，小火煎煮40min，每次服用150mL；第2次煎煮15min；第3次煎煮若水少可酌情加水，煎煮15min，每日1剂，分3次服。

二诊：口腔流涎水减少，仍怕冷，以前方加生附子5g，6剂。

三诊：口腔溃疡基本消除，胃痛消除，仍流口水，以前方变白术为15g，6剂。

四诊：口腔溃疡消除，口涎多止，以前方6剂继服。

五诊：诸症基本消除，又以前方治疗20余剂，诸症悉除。随访1年，一切正常。

用方体会：根据口腔溃烂、舌质淡辨为寒，再根据口涎多、舌质淡辨为水气内停，因倦怠乏力辨为虚，又因苔腻黄白夹杂辨为寒夹湿热，以此辨为水气阳虚夹热证。方以五苓散渗利水气，健脾制水，兼清郁热；以桂枝人参汤温阳散寒，益气和中；以黄连粉方清热燥湿。方药相互为用，以奏其效。

2. 慢性鼻炎

马某，女，26岁。有多年慢性鼻炎病史，近由病友介绍前来诊治。刻诊：鼻塞，鼻痒，鼻涕多如水，受凉加重，怕冷，舌质淡，苔白腻，脉沉弱。辨为水气寒郁夹虚证，治当渗利水气，宣发鼻窍。给予五苓散与麻黄汤合方加味：猪苓6g，泽泻12g，白术10g，茯苓6g，桂枝12g，麻黄10g，杏仁15g，红参10g，炙甘草6g。6剂，以水800~1 000mL，浸泡30min，大火烧开，小火煎煮40min，每次服用150mL；第2次煎煮15min；第3次煎煮若水少可酌情加水，煎煮15min，每日1剂，分3次服。

二诊：鼻涕减少，仍怕冷，以前方加生附子5g，6剂。

三诊：鼻涕较前又有减轻，鼻塞好转，以前方变红参为10g，6剂。

四诊：鼻塞消除，鼻涕明显减少，以前方 6 剂继服。

五诊：诸症基本消除，又以前方治疗 20 余剂，诸症悉除。随访 1 年，一切正常。

用方体会：根据鼻塞、鼻涕多辨为水气内盛，再根据鼻塞、受凉加重辨为寒郁鼻窍，因脉沉弱辨为虚，以此辨为水气寒郁夹虚证。方以五苓散渗利水气；以麻黄汤宣发鼻窍，加红参补益中气、固护清窍。方药相互为用，以奏其效。

第/五/章 咽/喉/疾/病/用/方

热　　证

桔　梗　汤

（《伤寒杂病论》）

【导读】　桔梗汤辨治扁桃体炎、咽炎、喉炎、咽喉白斑症、慢性鼻咽炎，针对病变证机是郁热内结或痰热浸扰、浸淫咽窍、耗伤阴津，病变证型是郁热夹痰证，症状以咽喉肿痛或咽喉不利、舌质红为主；桔梗汤治疗作用特点是清宣热郁热，疏利咽喉，益气生津。

【组成】　桔梗一两（3g）　甘草二两（6g）

【用法】　用水 210mL，煮取药液 70mL，每日分 2 次温服。

【功效】　清宣郁热，利咽解毒。

【适用病证】

主要症状：咽喉干燥，或灼热，或疼痛。

辨证要点：口渴，舌质红，苔黄，脉浮或正常。

可能伴随的症状：喉核红肿，或咽痛因吞咽加重，或咳嗽，或头痛，或口咽肿痛等。

【解读方药】　方中用桔梗宣肺利咽、清热排脓，生甘草清热解毒。方药相互为用，以奏其效。

244

【配伍用药】 若咽痛甚者，加大桔梗、甘草用量，再加射干、薄荷，以利咽止痛；若红肿甚者，加大甘草用量，再加赤芍、牡丹皮、玄参，以消肿止痛；若口渴甚者，加大甘草用量，再加天花粉、玉竹，以生津止渴；若头痛者，加赤芍、牡丹皮、川芎，以消肿止痛；若气虚者，加大甘草用量，再加人参，以补益中气等。

【诊治案例】 慢性鼻咽炎

马某，男，24岁。有多年慢性鼻咽炎病史，近由病友介绍前来诊治。刻诊：咽痛，咽痒，痰少色黄，鼻塞，鼻痒，鼻涕清稀，受凉加重，倦怠乏力，舌质淡，苔黄白夹杂，脉沉。辨为寒热夹虚证，治当清利咽喉、温宣鼻窍、补益中气。给予桔梗汤与麻黄汤合方加味：桔梗10g，生甘草20g，麻黄10g，桂枝6g，杏仁15g，薄荷15g，牛蒡子15g，红参6g，炙甘草6g。6剂，以水800~1 000mL，浸泡30min，大火烧开，小火煎煮40min，每次服用150mL；第2次煎煮15min；第3次煎煮若水少可酌情加水，煎煮15min，每日1剂，分3次服。

二诊：咽痒减轻，鼻涕减少，以前方6剂继服。

三诊：咽痛、咽痒基本趋于缓解，鼻塞、鼻痒好转，鼻涕较前减少，仍倦怠乏力，以前方变红参为10g，6剂。

四诊：鼻塞、鼻痒基本趋于缓解，以前方6剂继服。

五诊：诸症基本消除，又以前方治疗15剂，诸症悉除。随访1年，一切正常。

用方体会：根据咽痛、痰少色黄辨为郁热，再根据鼻塞、鼻涕清稀辨为寒，因倦怠乏力辨为虚，又因苔黄白夹杂辨为寒热夹杂，以此辨为寒热夹虚证。方以桔梗汤清热宣利咽喉；以麻黄汤宣利鼻窍，加薄荷、牛蒡子清热利咽，疏利咽喉；红参、炙甘草补益中气。方药相互为用，以奏其效。

清咽利膈汤

（《白喉全生集》）

【导读】 清咽利膈汤辨治扁桃体炎、咽炎、喉炎、白喉、急性喉阻塞，针对病变证机是郁热内结、壅滞气机、阻塞咽窍或夹湿浊，病变证型是郁热蕴结证，症状以咽喉肿痛或咽喉不利、舌质红为主；清咽利膈汤治疗作用特点是清热解毒，泻火散结，通利咽喉，调理气机。

【组成】 金银花三钱（9g） 牛蒡子三钱（9g） 芒硝三钱（9g） 大黄六钱，酒炒（18g） 黄连八分（2.4g） 枳实一钱五分（4.5g） 连翘一钱五分（4.5g） 栀子一钱五分（4.5g） 薄荷一钱五分（4.5g） 僵蚕姜汁炒，二钱（6g） 厚朴一钱（3g） 生

石膏三钱（9g）　　人中黄二钱（6g）

【用法】　水煎温服。

【功效】　清泻郁热，利咽解毒。

【适用病证】

主要症状：咽喉干涩燥痛，或灼热。

辨证要点：口渴口臭，舌质红，苔黄，脉浮或正常。

可能伴随的症状：满喉红肿，或牙关紧闭，或语言不利，或饮食难咽，或目赤，或心烦，或小便短少，或大便干结等。

【解读方药】　方中用金银花、连翘清热解毒利咽，黄连、栀子清热燥湿解毒，薄荷、牛蒡子宣利咽喉止痛，大黄、芒硝清泻热结，枳实、厚朴调理气机，僵蚕解痉利咽，生石膏、人中黄清热泻火且生津利咽。方药相互为用，以奏其效。

【配伍用药】　若咽痛甚者，加大牛蒡子、薄荷用量，再加射干、玄参，以清热利咽止痛；若红肿甚者，加大金银花、连翘用量，再加蒲公英，以清热消肿止痛；若口渴甚者，加大石膏用量，再加天花粉、知母，以清热生津止渴；若咽喉肿痛甚者，加大黄连、栀子用量，再加赤芍、牡丹皮，以清热燥湿，消肿止痛；若大便干结者，加大大黄、芒硝用量，以清泻热结等。

紫　金　锭

（又名玉枢丹，《片玉心书》）

【导读】　紫金锭辨治咽喉梅毒、急性喉阻塞、扁桃体炎、咽炎、喉炎、白喉、急性喉阻塞，针对病变证机是毒热内结、阻塞咽喉、痰气壅窍，病变证型是毒热痰壅窍证，症状以咽喉灼热肿痛腐烂及舌质红、苔黄腻为主；紫金锭治疗作用特点是清热解毒，芳香开窍，利咽化痰，消肿止痛。

【组成】　山慈菇三两（90g）　　红大戟一两半（45g）　　千金子霜一两（30g）　　五倍子三两（90g）　　麝香三钱（9g）　　雄黄一两（30g）　　朱砂一两（30g）

【用法】　将药研为细散状，以糯米糊作锭子，成人每次服1.5g，每日分2次服；外用以醋磨，调敷患处。用汤剂可用原方量的1/10。

【功效】　化痰开窍，利咽解毒，消肿止痛。

【适用病证】

主要症状：咽喉灼热疼痛，吞咽不利，或腐烂。

辨证要点：口渴，舌质红，苔黄腻，脉沉数或正常。

可能伴随的症状：头痛，或声音嘶哑，或语言难出，或声如拽锯，或饮食难咽，或大便干结，或心烦，或烦躁不安等。

【解读方药】 方中用麝香温化开窍；朱砂解毒安神；雄黄温化浊痰；山慈菇逐痰偏于散结，红大戟逐痰偏于消肿，千金子逐痰偏于破血，雄黄逐痰偏于温化解毒；五倍子收敛固涩。方药相互为用，以化痰开窍，利咽解毒，消肿止痛为主。

【配伍用药】 若痰甚者，加大红大戟、千金子霜用量，以清热化痰；若热甚者，加大山慈菇、朱砂用量，以清热解毒；若咽喉不利甚者，加大麝香用量，再加冰片，以芳香开窍；若咽痛甚者，加桔梗、薄荷、牛蒡子，以利咽消肿止痛；若烦躁不安者，加大朱砂用量，再加龙骨、牡蛎用量，以清热除烦安神等。

解肌透疹汤

（《喉痧症治概要》）

【导读】 解肌透疹汤辨治咽炎、喉炎、扁桃体炎、咽喉白斑症、猩红热，针对病变证机是郁热蕴结、阻结咽喉、灼伤脉络，病变证型是郁热伤咽证，症状以咽喉肿痛、吞咽不利、舌质红为主；解肌透疹汤治疗作用特点是清透郁热，宣利咽喉，调理气机。

【组成】 荆芥穗一钱半（4.5g） 净蝉衣八分（2.4g） 嫩射干一钱（3g） 生甘草半钱（1.5g） 粉葛根二钱（6g） 熟牛蒡二钱（6g） 轻马勃八分（2.4g） 苦桔梗一钱（3g） 前胡一钱半（4.5g） 连翘壳二钱（6g） 炙僵蚕三钱（9g） 淡豆豉三钱（9g） 鲜竹茹二钱（6g） 紫背浮萍三钱（9g）

【用法】 水煎温服。

【功效】 疏散透达，宣肺利咽。

【适用病证】

主要症状：咽喉肿痛溃烂。

辨证要点：身热口渴，舌质红，苔薄黄，脉浮或数或正常。

可能伴随的症状：恶寒发热，或遍体酸痛，或心烦郁闷，或恶心，或呕吐，或大便干结，或小便短少等。

【解读方药】 方中用射干利咽消肿，轻马勃利咽止痛，苦桔梗宣肺利咽止痛，熟牛蒡清热利咽，连翘壳清热解毒，净蝉蜕疏利咽喉，前胡宣肺化痰利咽，粉葛根透散郁热，炙僵蚕利咽止痛，淡豆豉透散消肿，鲜竹茹清热降逆，紫背浮萍疏利清透，荆芥穗温散透达兼寒凉药凝滞，生甘草清热益气利咽。方药相互为用，以奏其效。

【配伍用药】 若郁热甚者，加大葛根、蝉蜕用量，以透散郁热；若咽喉疼痛甚者，加大射干、桔梗、牛蒡子用量，以利咽消肿止痛；若热甚者，加大连翘用量，再加金银花，以清热解毒；若不思饮食者，加生山楂、麦芽，以消食和胃等。

寒热夹杂证

麻黄升麻汤

（《伤寒杂病论》）

【导读】 麻黄升麻汤辨治扁桃体炎、咽炎、喉炎、咽喉白斑症、咽喉肿瘤，针对病变证机是既有郁热内结、损伤阴津，又有阴寒内生、损伤阳气，病变证型是寒热夹虚证，症状以咽喉肿痛或咽喉不利、手足不温、舌质红为主；麻黄升麻汤治疗作用特点是透宣郁热，化生阴津，温补阳气，疏利咽喉，益气解毒。

【组成】麻黄去节，二两半（7.5g） 升麻一两一分（3.7g） 当归一两一分（3.7g） 知母十八铢（2.2g） 黄芩十八铢（2.2g） 葳蕤十八铢（2.2g） 芍药六铢（0.8g） 天门冬去心，六铢（0.8g） 桂枝去皮，六铢（0.8g） 茯苓六铢（0.8g） 甘草炙，六铢（0.8g） 石膏碎，绵裹，六铢（0.8g） 白术六铢（0.8g） 干姜六铢（0.8g）

【用法】上十四味，以水一斗，先煮麻黄一两沸，去上沫，内诸药，煮取三升，去滓。分温三服。相去如炊三斗米顷，令尽，汗出愈。

【功效】 发越郁阳，温阳滋阴，温阳益气。

【适用病证】

主要症状：咽喉疼痛，或唾脓血，或咽喉不利。

辨证要点：口渴，手足不温，舌质淡红，苔黄白夹杂，脉沉或正常。

可能伴随的症状：喉核红肿，或声音嘶哑，或咽痛因吞咽加重，或咳嗽，或头痛，或大便溏泻等。

【解读方药】 方中重用麻黄发越郁阳，升麻升发阳气，石膏、知母、黄芩清热泻火，当归、芍药补血养血，葳蕤（玉竹）、天冬滋补阴津，白术、茯苓健脾益气，干姜、桂枝温阳散寒通脉，甘草益气和中。方药相互为用，以奏其效。

【配伍用药】 若气虚甚者，加大白术、甘草用量，再加红参，以补益中气；若寒甚者，加大桂枝、干姜用量，再加附子，以温阳散寒；若阴虚甚者，加大天冬、玉竹用量，再加麦冬，以益阴生津止渴；若血虚甚者，加大当归、芍药用量，再加阿胶，以补血养血；若咽喉肿痛者，加大甘草用量，再加桔梗、薄荷，以利咽消肿止痛等。

【诊治案例】 慢性扁桃体炎、慢性鼻炎

詹某，女，13 岁。有多年慢性扁桃体炎、扁桃体肿大、慢性鼻炎病史，近由病友介绍前来诊治。刻诊：咽痛，咽喉肿大，咽喉不利，时时咳嗽，鼻涕，夜间睡眠鼾声，手足不温，怕冷，倦怠乏力，口渴，舌红少苔，脉沉弱。辨为寒热夹虚证，治当清利咽喉，温宣鼻窍，补益中气。给予麻黄升麻汤：麻黄 15g，升麻 15g，当归 15g，知母 10g，黄芩 10g，玉竹 10g，白芍 5g，天冬 5g，桂枝 5g，茯苓 5g，石膏 5g，白术 5g，干姜 5g，炙甘草 5g。6 剂，以水 800~1 000mL，浸泡 30min，大火烧开，小火煎煮 40min，每次服用 150mL；第 2 次煎煮 15min；第 3 次煎煮若水少可酌情加水，煎煮 15min，每日 1 剂，分 3 次服。

二诊：咽痒减轻，鼻涕减少，仍口渴，以前方变石膏为 24g，6 剂。

三诊：咽痛、咽痒明显减轻，咽喉肿大略有缩小，以前方 6 剂继服。

四诊：咽痛、咽痒基本消除，仍手足不温，以前方变桂枝为 10g，6 剂。

五诊：诸症基本趋于缓解，咽喉肿大较前又有缩小，又以前方治疗 100 剂，诸症悉除；经复查扁桃体肿大消除。随访 1 年，一切正常。

用方体会：根据咽痛、咽喉肿大、手足不温辨为阳虚，再根据咽喉肿大、舌红少苔辨为阴虚，因倦怠乏力辨为虚，又因鼻涕、时时咳嗽辨为鼻窍不利，以此辨为寒热夹虚证。方以麻黄升麻汤发越郁阳，温阳滋阴，补血益气。方药相互为用，以奏其效。

六 味 汤

（《喉科指掌》）

【导读】六味汤辨治扁桃体炎、咽炎、喉炎、咽喉白斑病、咽神经紧张综合征、咽喉肿瘤，针对病变证机是寒郁咽喉、郁而化热、寒热肆虐、浸淫咽窍，病变证型是咽喉寒热夹杂证，症状以咽喉不爽、咽干不渴、苔黄白夹杂为主；六味汤治疗作用特点是疏散风寒，清利咽喉，缓急利咽。

【组成】荆芥穗三钱(9g)　薄荷三钱(9g)　炒僵蚕二钱(6g)　桔梗二钱(6g)　生粉草二钱(6g)　防风二钱（6g）

【用法】 水煎温服。

【功效】 散寒清热，疏利咽喉。

【适用病证】

主要症状：咽喉不利，咽痛或咽痒。

辨证要点：咽干不渴，舌质淡红，苔黄白夹杂，脉沉或正常。

可能伴随的症状：咽部异物感，或咳嗽，或咯痰黄白夹杂，或咽喉拘紧，或胸中痞满，或咽中肿胀，或痰涎黏稠等。

【解读方药】　方中用荆芥穗疏散偏于温燥，防风疏散偏于温润，薄荷疏利偏于清透，桔梗宣泄偏于利咽，生甘草利咽偏于益气，炒僵蚕利咽缓急、止痛止痒。方药相互为用，以散寒清热，疏利咽喉为主。

【配伍用药】　若寒甚者，加大荆芥、防风用量，再加生姜，以疏散利咽；若热甚者，加大桔梗、薄荷用量，再加牛蒡子，以清利咽喉；若不思饮食者，加生山楂、莱菔子，以消食和胃；若咳嗽者，加麻黄、石膏，以宣发清泻；若口渴者，加大生甘草用量，再加天花粉，以生津止渴等。

寒 痰 证

半夏散及汤

（《伤寒杂病论》）

【导读】　半夏散及汤辨治扁桃体炎、咽炎、喉炎、咽喉白斑病、咽神经紧张综合征、咽喉肿瘤，针对病变证机是寒郁咽喉、阻滞气机、凝结脉络、浸淫咽窍，病变证型是咽喉寒结证，症状以咽喉不爽、咽干不渴、苔白或腻为主；半夏散及汤治疗作用特点是温通散寒，降逆利咽，缓急止痛。

【组成】　半夏洗　桂枝去皮　甘草炙

【用法】　上三味，等分，各别捣筛已，合治之。白饮和，服方寸匕，日三服。若不能服散者，以水一升，煎七沸，内散两方寸匕，更煮三沸，下火，令小冷。少少咽之。半夏有毒，不当散服。

【功效】　散寒通阳，涤痰开结。

【适用病证】

主要症状：咽喉不利，咽痛或咽痒。

辨证要点：口淡不渴，舌质淡，苔白或腻，脉浮或正常。

可能伴随的症状：咽部异物感，或咽肿，或咯痰色白，或咽喉拘紧，或胸中痞满，或咽中肿胀，或痰涎黏稠等。

【解读方药】　方中用半夏利咽降逆，桂枝温通阳气，甘草益气利咽、缓急止痛。

方药相互为用，以散寒通阳，涤痰开结为主。

【配伍用药】 若寒甚者，加附子、干姜，以温阳散寒；若痰甚者，加大半夏用量，再加皂角粉，以燥湿化痰；若咽痛者，加白芍、甘草，以缓急止痛；若咳嗽者，加麻黄、杏仁，以宣利咽喉；若胸闷者，加薤白、全瓜蒌，以宽胸行气等。

【诊治案例】 慢性咽炎

谢某，男，18岁。有多年慢性咽炎病史，近由病友介绍前来诊治。刻诊：咽痛，咽喉肿大，咽喉不利，手足不温，倦怠乏力，口淡不渴，舌质淡红，苔黄白夹杂，脉沉。辨为寒郁夹热证，治当温通利咽，兼清郁热。给予半夏散及汤与桔梗汤合方：生半夏12g，桂枝12g，桔梗10g，炙甘草12g，生甘草20。6剂，以水800~1 000mL，浸泡30min，大火烧开，小火煎煮40min，每次服用150mL；第2次煎煮15min；第3次煎煮若水少可酌情加水，煎煮15min，每日1剂，分3次服。

二诊：咽痛减轻，仍咽喉不利，以前方变桔梗为20g，6剂。

三诊：咽痛减轻，咽喉不利好转，以前方6剂继服。

四诊：咽痛基本消除，咽喉不利又有好转，以前方6剂继服。

五诊：诸症基本消除，咽喉不利较前又有好转，又以前方治疗30剂，诸症悉除。随访1年，一切正常。

用方体会：根据咽痛、手足不温辨为寒，再根据倦怠乏力辨为气虚，因舌质淡红、苔黄白夹杂辨为寒夹热，以此辨为寒郁夹热证。方以半夏散及汤温通阳气，利咽止痛；以桔梗汤清利咽喉，缓急止痛。方药相互为用，以奏其效。

射干麻黄汤

(《伤寒杂病论》)

【导读】 射干麻黄汤辨治扁桃体炎、咽炎、喉炎、咽喉白斑病、咽神经紧张综合征、咽喉肿瘤，针对病变证机是寒痰阻结、壅滞气机、阻滞脉络、浸淫咽窍，病变证型是咽喉寒痰证，症状以咽喉阻塞、喉中痰声、苔白腻为主；射干麻黄汤治疗作用特点是温肺散寒，通利咽喉，辛开苦降。

【组成】 射干十三枚（39g） 麻黄四两（12g） 生姜四两（12g） 细辛 紫菀 款冬花各三两（各9g） 五味子半升（12g） 大枣七枚（7枚） 半夏大者，洗，八枚（12g）

【用法】 用水840mL，先煎麻黄去上沫，加入其余诸药，煮取药液210mL，每日分3次温服。

【功效】 温肺化饮，利咽化痰。

【适用病证】

主要症状：咽喉不利，咽中似有物阻。

辨证要点：口淡不渴，舌质淡，苔白腻，脉沉或正常。

可能伴随的症状：咽痒，或咽肿，或咯痰色白，或咽喉拘紧，或胸中胀满，或咽中憋胀，或痰涎黏稠等。

【解读方药】 方中用麻黄温化偏于宣发，细辛温化偏于化饮，生姜温化偏于宣散，款冬花温化偏于宣润，半夏降利偏于醒脾燥湿，射干降利偏于利肺消痰，紫菀降利偏于下气消痰，五味子敛肺益气，大枣益气和中。方中诸药相互为用，以奏温肺化饮，利咽化痰之效。

【配伍用药】 若寒甚者，加大生姜用量，再加干姜，以温阳散寒；若痰甚者，加大半夏、射干用量，再加皂角粉，以燥湿化痰；若咽中痰声甚者，加大射干、半夏用量，以利咽化痰；若咽肿者，加桔梗、贝母，以消肿宣利咽喉；若咽中憋胀者，加大半夏用量，再加全瓜蒌，以宽胸行气除胀等。

【诊治案例】 慢性喉炎

李某，男，48 岁。有多年慢性喉炎病史，近由病友介绍前来诊治。刻诊：声音嘶哑，咯吐白稠黏痰，喉间热痛，睡眠鼾声如雷，手足不温，口渴欲饮热水，舌质淡红，苔腻黄白夹杂，脉沉。辨为寒痰夹热证，治当温通化痰，兼清郁热。给予射干麻黄汤与桔梗汤合方：射干 40g，麻黄 12g，生姜 12g，细辛 10g，紫菀 10g，款冬花 10g，五味子 12g，大枣 7 枚，生半夏 12g，桔梗 10g，生甘草 20。6 剂，以水 800~1 000mL，浸泡 30min，大火烧开，小火煎煮 40min，每次服用 150mL；第 2 次煎煮 15min；第 3 次煎煮若水少可酌情加水，煎煮 15min，每日 1 剂，分 3 次服。

二诊：咯吐黏稠白痰减少，仍声音嘶哑，以前方变桔梗为 20g，6 剂。

三诊：咯吐黏稠白痰较前又有减少，声音嘶哑略有好转，以前方加薄荷 15g，6 剂。

四诊：咯吐黏稠白痰较前又有明显减少，声音嘶哑较前又有好转，以前方 6 剂继服。

五诊：咯吐黏稠白痰较前又有明显减少，仍手足不温，以前方加生附子 3g，以前方 6 剂继服。

六诊：诸症较前均有好转，又以前方治疗 40 剂，诸症悉除。随访 1 年，一切正常。

用方体会：根据声音嘶哑、咯吐黏稠白痰辨为寒痰，再根据睡眠鼾声如雷辨为痰阻，因舌质淡红、苔腻黄白夹杂辨为寒痰夹热，以此辨为寒痰夹热证。方以射干麻黄汤温化寒痰，兼清郁热；以桔梗汤清利咽喉，缓急止痛。方药相互为用，以奏其效。

皂 荚 丸

(《伤寒杂病论》)

【导读】皂荚丸辨治扁桃体炎、咽炎、喉炎、咽喉白斑病、咽神经紧张综合征、咽喉肿瘤，针对病变证机是寒痰胶结、壅滞气机、阻塞咽窍，病变证型是咽喉寒痰阻逆证，症状以咽喉阻塞、气息不利、苔白腻为主；皂荚丸治疗作用特点是温肺散寒，荡涤顽痰，通利咽喉，益气润燥。

【组成】皂荚刮去皮，用酥炙，八两（24g）

【功效】祛痰利肺，止咳平喘。

【用法】上一味，末之，蜜丸梧子大，以枣膏和汤，服三丸，日三夜一服。

【适用病证】

主要症状：咽喉不利，气息不利。

辨证要点：口淡不渴，舌质淡，苔白腻，脉沉或正常。

可能伴随的症状：咽痒，或咽肿，或胸中憋闷，或咽肿，或咯痰色白，或咽喉拘紧，或咽中憋胀，或痰涎黏稠等。

【解读方药】方中皂荚气轻宣散，通利气道，利咽通声，除胶结顽痰；蜜、大枣，补益肺咽，制约皂荚之峻性及毒性。

【配伍用药】若寒甚者，加干姜、附子，以温阳散寒；若痰甚者，加半夏、天南星，以燥湿化痰；若咽中痰声甚者，加射干、桔梗，以利咽化痰；若咽痒者，加桔梗、牛蒡子，以利咽止痒；若咽中憋胀者，加大皂荚用量，再加枳实、厚朴，以宽胸行气除胀等。

【诊治案例】慢性喉炎、慢性鼻炎

许某，男，58岁。有多年慢性喉炎、慢性鼻炎病史，近由病友介绍前来诊治。刻诊：声音嘶哑，咯吐白稠黏痰，喉间热痛，睡眠鼾声如雷，鼻塞，鼻涕黏稠，手足心热，盗汗，舌质淡红，苔腻黄白夹杂，脉沉。辨为寒痰夹郁热伤阴证，治当温通化痰，兼清郁热。给予皂荚丸、射干麻黄汤、百合地黄与桔梗汤合方：皂荚12g，射干40g，麻黄12g，生姜12g，细辛10g，紫菀10g，款冬花10g，五味子12g，大枣12枚，生半夏12g，百合15g，生地黄50g，桔梗10g，生甘草20。6剂，以水800~1 000mL，浸泡30min，大火烧开，小火煎煮40min，每次服用150mL；第2次煎煮15min；第3次煎煮若水少可酌情加水，煎煮15min，每日1剂，分3次服。

二诊：咯吐黏稠白痰减少，鼻塞减轻，手足心热及盗汗基本消除，以前方 6 剂继服。

三诊：咯吐黏稠白痰较前又有减少，声音嘶哑略有好转，大便溏泻，以前方变生地黄为 30g，6 剂。

四诊：咯吐黏稠白痰较前又有明显减少，声音嘶哑较前又有好转，大便正常，以前方 6 剂继服。

五诊：咯吐黏稠白痰较前又有明显减少，鼻涕黏稠基本消除，仍喉间热痛，以前方变桔梗为 15g，6 剂。

六诊：咯吐黏稠白痰较前又有明显减少，喉间热痛明显好转，以前方 6 剂继服。

七诊：诸症基本消除，又以前方治疗 40 剂，诸症悉除。随访 1 年，一切正常。

用方体会：根据声音嘶哑、咯吐黏稠白痰辨为寒痰，再根据睡眠鼾声如雷辨为痰阻，因手足心热、盗汗辨为阴虚，以此辨为寒痰夹郁热伤阴证。方以皂荚丸温化寒痰；以射干麻黄汤温化寒痰，兼清郁热；以百合地黄汤滋阴清热；以桔梗汤清利咽喉，缓急止痛。方药相互为用，以奏其效。

半夏厚朴汤

（《伤寒杂病论》）

【导读】 半夏厚朴汤辨治扁桃体炎、咽炎、喉炎、咽喉白斑病、咽神经紧张综合征、咽喉肿瘤，针对病变证机是气机不利、气不化津、津聚为痰、痰阻咽窍，病变证型是痰郁咽喉证，症状以咽喉不爽、咽中似有物阻、脉沉或滑为主；半夏厚朴汤治疗作用特点是调理气机，降逆化痰，宣利咽喉。

【组成】 半夏一升（24g） 厚朴三两（9g） 茯苓四两（12g） 生姜五两（15g） 干苏叶二两（6g）

【用法】 用水 490mL，煮取药液 280mL，每日分 4 次温服，白天分 3 次服，夜间 1 服。

【功效】 行气散结，降逆化痰。

【适用病证】

主要症状：咽喉不利，咽中如有物阻。

辨证要点：吞咽不利，舌质淡，苔白腻，脉沉滑或正常。

可能伴随的症状：吞之不下，或吐之不出，或咽喉拘紧，或咽部异物感，或胸中痞满，或咽中肿胀，或痰涩黏稠等。

【解读方药】 方中用厚朴偏于下气，苏叶偏于行散，半夏偏于降逆，生姜偏于宣散，茯苓益气渗利。方药相互为用，以行气散结，降逆化痰为主。

【配伍用药】 若郁甚者，加大厚朴、苏叶用量，再加枳实、柴胡，以调理气机；若痰甚者，加大半夏、茯苓用量，以燥湿利湿化痰；若不思饮食者，加生山楂、莱菔子，以消食和胃；若咽喉拘紧者，加桔梗、薄荷，以疏利咽喉；若呕吐者，加大半夏用量，再加陈皮，以降逆行气等。

【诊治案例】 慢性喉炎、慢性鼻窦炎

徐某，女，30岁。有多年慢性喉炎、慢性鼻窦炎病史，近由病友介绍前来诊治。刻诊：声音嘶哑，咯吐白稠黏痰，喉间热痛，睡眠鼾声较大，鼻塞，头痛，受凉加重，情绪低落，急躁易怒，舌质淡，苔腻黄白夹杂，脉沉。辨为寒郁痰夹热证，治当温通行气，化痰清热。给予半夏厚朴汤、麻黄汤、四逆散与桔梗汤合方：生半夏24g，厚朴10g，茯苓12g，紫苏叶6g，生姜15g，麻黄12g，桂枝6g，杏仁15g，柴胡12g，枳实12g，白芍12g，桔梗10g，生甘草20。6剂，以水800~1 000mL，浸泡30min，大火烧开，小火煎煮40min，每次服用150mL；第2次煎煮15min；第3次煎煮若水少可酌情加水，煎煮15min，每日1剂，分3次服。

二诊：咯吐黏稠白痰减少，鼻塞减轻，仍受凉头痛，以前方加生附子3g，6剂。

三诊：咯吐黏稠白痰较前又有减少，声音嘶哑略有好转，仍鼻塞，以前方变麻黄为15g，6剂。

四诊：咯吐黏稠白痰基本消除，声音嘶哑较前又有好转，鼻塞明显减轻，以前方6剂继服。

五诊：咯吐黏稠白痰较前又有明显减少，鼻塞基本消除，喉间热痛明显减轻，以前方6剂继服。

六诊：咯吐黏稠白痰基本消除，喉间热痛止，以前方6剂继服。

七诊：诸症明显趋于好转，又以前方治疗40余剂，诸症悉除。随访1年，一切正常。

用方体会：根据声音嘶哑、咯吐黏稠白痰辨为寒痰，再根据睡眠鼾声较大辨为痰阻，因情绪低落、急躁易怒辨为气郁，又因头痛、受凉加重辨为寒，以此辨为寒郁痰夹热证。方以半夏厚朴汤温化寒痰，行气解郁；以麻黄汤宣发清窍；以四逆散疏理气机；以桔梗汤清利咽喉，缓急止痛。方药相互为用，以奏其效。

痰 热 证

苦 酒 汤

(《伤寒杂病论》)

【导读】苦酒汤辨治扁桃体炎、咽炎、喉炎、咽喉白斑病、咽神经紧张综合征、咽喉肿瘤，针对病变证机是痰浊内生、郁而化热、痰热胶结、灼伤阴津、浸淫咽窍，病变证型是痰热伤阴证，症状以咽喉不利、似痰阻塞、口燥、舌质红、苔黄腻为主；苦酒汤治疗作用特点是燥湿化痰，清热降逆，益阴生津，疏滋咽喉。

【方药】半夏洗，碎如枣核，十四枚（5g）　鸡子去黄，内上苦酒，着鸡子壳中，一枚

【用法】上二味，内半夏，著苦酒中，以鸡子壳置刀环中，安火上，令三沸，去滓。少少含咽之。不差，更作三剂。

【功效】清热涤痰，益阴利咽。

【适用病证】

主要症状：咽喉不利，咽痛，或咽中溃烂。

辨证要点：咽中痰阻，口燥，舌质红，苔黄腻，脉数或滑或正常。

可能伴随的症状：咽痛灼热，或语言不利，或声音嘶哑，或吞咽加重，或咽部异物感，或咯吐黄痰，或口腻口苦等。

【解读方药】方中用苦酒泄热利咽，半夏燥湿利咽，鸡子壳收敛利咽，鸡子清清热利咽。方药相互为用，以清热涤痰，益阴利咽为主。

【配伍用药】若痰热甚者，加全瓜蒌、黄连，以清热燥湿化痰；若阴伤甚者，加大鸡子清用量，再加麦冬，以滋阴润咽；若咽痛甚者，加桔梗、薄荷，以清热利咽止痛；若大便干结甚者，加大黄、麻仁，以泻热通便；若痰多者，加胆南星、全瓜蒌，以清热化痰等。

【诊治案例】慢性滤泡性咽炎、慢性胃炎

郑某，女，30岁。有多年慢性咽炎，慢性胃炎病史，近由病友介绍前来诊治。刻诊：咽喉不利如有痰阻，咯痰色黄，咽痒，咳嗽，胃脘隐痛，恶心呕吐，五心烦热，盗汗，情绪低落，急躁易怒，舌红少苔，脉沉细。辨为痰热郁夹阴虚证，治当清化痰热，益阴降逆，行气解郁。给予苦酒汤、麦门冬汤、四逆散与桔梗汤合方：生半夏24g，鸡蛋清（冲服）3枚，醋30mL，麦冬170g，红参10g，粳米10g，

大枣 12 枚，柴胡 12g，枳实 12g，白芍 12g，桔梗 10g，生甘草 20。6 剂，以水 800~1 000mL，浸泡 30min，大火烧开，小火煎煮 40min，每次服用 150mL；第 2 次煎煮 15min；第 3 次煎煮若水少可酌情加水，煎煮 15min，每日 1 剂，分 3 次服。

二诊：咽中咯痰减少，五心烦热减轻，仍胃脘隐痛，以前方加白芍 24g，6 剂。

三诊：咽中咯痰较前又有减少，盗汗基本消除，大便溏泻，以前方变麦冬为 100g，6 剂。

四诊：咽中咯痰较前又有减少，胃痛缓解，大便仍溏泻，以前方变麦冬为 60g，6 剂。

五诊：咽中咯痰基本消除，咽中干燥又有明显减轻，大便正常，以前方 6 剂继服。

六诊：诸症基本趋于好转，又以前方治疗 40 余剂，诸症悉除。随访 1 年，一切正常。

用方体会：根据咽喉不利、咯痰色黄辨为痰热，再根据胃脘隐痛、五心烦热辨为阴虚，因情绪低落、急躁易怒辨为气郁，又因咽痒、咳嗽辨为浊气上逆，以此辨为痰热郁夹阴虚证。方以苦酒汤清热化痰敛阴；以麦门冬汤滋阴生津，降逆利咽，燥湿化痰；以四逆散疏理气机；以桔梗汤清利咽喉，缓急止痛。方药相互为用，以奏其效。

清气化痰丸

（《医方考》）

【导读】 清气化痰丸辨治扁桃体炎、咽炎、喉炎、咽喉白斑病、咽神经紧张综合征、咽喉肿瘤，针对病变证机是痰湿内生、郁而化热、痰热胶结、壅阻咽窍，病变证型是痰热蕴窍证，症状以咽喉不利、似痰阻塞、舌质红、苔黄腻、脉沉或滑为主；清气化痰丸治疗作用特点是燥湿化痰，清热降逆，调理气机，疏利咽喉。

【组成】 陈皮去白　杏仁去皮尖　枳实麸炒　黄芩酒炒　瓜蒌仁去油　茯苓各一两（各 30g）　胆南星　制半夏各一两半（各 45g）

【用法】 将药研为细散状，以姜汁为丸，每次服 6~9g，温水送服。用汤剂可用原方量的 1/2。

【功效】 清热化痰，理气利咽。

【适用病证】

主要症状：咽喉不利，或闷痛，或胀痛。

辨证要点：咽中痰阻，舌质红，苔黄腻，脉沉或滑或正常。

可能伴随的症状：声音不爽，或喉核肿痛，或胸咽不利，或吞咽加重，或咽部异物感，或大便不畅，或口腻口苦，或大便不畅等。

【解读方药】 方中用胆南星清热偏于涤痰，瓜蒌仁清热偏于润燥，黄芩清热偏于燥湿，半夏苦温偏于醒脾燥湿，杏仁苦温偏于润肺，枳实行气偏于降泄，陈皮行气偏于行散，茯苓健脾益气渗湿。方药相互为用，以清热化痰、理气利咽为主。

【配伍用药】 若痰热甚者，加大胆南星、全瓜蒌用量，以清热行气化痰；若气滞甚者，加大陈皮、枳实用量，厚朴，以行气降逆；若口腻口苦甚者，加大黄芩用量，再加黄连，以清热燥湿；若大便不畅甚者，加大全瓜蒌用量，再加白术，以滑润燥湿；若气虚者，加人参、白术，以健脾益气等。

贝母瓜蒌散

（《医方考》）

【导读】 贝母瓜蒌散辨治扁桃体炎、咽炎、喉炎、咽喉白斑病、咽神经紧张综合征、咽喉肿瘤，针对病变证机是燥热内生、灼津为痰、燥热伤阴、壅滞咽窍，病变证型是燥热伤阴夹痰证，症状以咽喉燥热疼痛、咯痰不利、舌质红、苔薄黄为主；贝母瓜蒌散治疗作用特点是清热润燥，宣利肺气，疏利咽喉，调理气机。

【组成】 贝母一钱五分（4.5g） 瓜蒌一钱（3g） 天花粉 茯苓 橘红 桔梗各八分（各2.4g）

【用法】 水煎服。用汤剂可在原方用量基础上加大1倍。

【功效】 润肺清热，利咽化痰。

【适用病证】

主要症状：咽喉燥热疼痛。

辨证要点：咯痰不出，舌质红，苔薄黄，脉浮或正常。

可能伴随的症状：声音不畅，或喉咽肿痛，或咳嗽，或因吞咽加重，或咽部异物感，或大便干结，或痰少而黏等。

【解读方药】 方中用瓜蒌清热利咽偏于化痰润肺，天花粉清热利咽偏于益阴化痰，贝母清热利咽偏于降肺化痰，桔梗清热利咽偏于宣降化痰，橘红理气化痰，茯苓健脾益气渗利湿浊。方药相互为用，以润肺清热，利咽化痰为主。

【配伍用药】 若燥热甚者，加大贝母、全瓜蒌用量，以清热润燥；若咯痰不利者，加大贝母、桔梗用量，以宣降浊逆；若咳嗽甚者，加大贝母用量，再加杏仁，以降泄浊逆；若大便干结者，加大全瓜蒌用量，再加麻仁，以润燥通便；

若气郁者，加柴胡、枳实，以行气解郁等。

痰 郁 证

二 陈 汤

（《太平惠民和剂局方》）

【导读】二陈汤辨治扁桃体炎、咽炎、喉炎、咽喉白斑病、咽神经紧张综合征、咽喉肿瘤，针对病变证机是痰湿内生、壅滞气机、气不化津、津聚为痰，痰壅咽窍，病变证型是痰郁气逆证，症状以咽喉不利、舌质淡、苔白腻、脉沉或滑为主；二陈汤治疗作用特点是燥湿化痰，行气降逆，通利咽喉。

【组成】 半夏汤洗七次　橘红各五两（各150g）　白茯苓三两（90g）　甘草炙，一两半（45g）

【用法】 将药研为细散状，每次服12g，用水煎时加入生姜7片、乌梅1个同煎，温热服用，可不拘时候。用汤剂可用原方量的1/10。

【功效】 燥湿化痰，理气利咽。

【适用病证】

主要症状：咽喉不利，或闷痛，或胀痛。

辨证要点：咽中痰阻，舌质淡，苔白腻，脉沉滑或正常。

可能伴随的症状：声音不畅，或喉核肿痛，或胸咽不利因吞咽加重，或咽部异物感，或大便不畅，或口腻不爽，或痰涎黏稠等。

【解读方药】 方中用半夏偏于降逆燥湿，陈皮偏于理气化湿，生姜偏于调理脾胃，茯苓偏于健脾渗湿，甘草益气和中，乌梅收敛阴津。方药相互为用，以燥湿化痰，理气利咽为主。

【配伍用药】 若痰甚者，加大半夏、陈皮用量，以行气化痰；若气滞甚者，加大陈皮用量，再加枳实，以行气降逆；若口腻不爽甚者，加大半夏用量，再加苍术，以燥湿化痰；若呕吐甚者，加大半夏、生姜用量，再加砂仁，以降逆行气；若气虚者，加大甘草用量，再加人参、白术，以健脾益气等。

瘀 郁 证

会厌逐瘀汤

(《医林改错》)

【导读】 会厌逐瘀汤辨治扁桃体炎、咽炎、喉炎、咽喉白斑病、咽神经紧张综合征、咽喉肿瘤，针对病变证机是血行不利、气不帅血、瘀血内生、瘀阻咽窍，病变证型是瘀郁血热证，症状以咽喉刺痛或咽喉不利、舌质暗红、脉沉涩为主；会厌逐瘀汤治疗作用特点是活血化瘀，行气解郁，宣利咽喉。

【组成】 桃仁炒,五钱(15g)　红花五钱(15g)　甘草三钱(9g)　桔梗三钱(9g)　生地四钱(12g)　当归二钱(6g)　玄参一钱(3g)　柴胡一钱(3g)　枳壳二钱(6g)　赤芍二钱(6g)

【用法】 水煎温服。

【功效】 活血化瘀，宣肺利咽。

【适用病证】

主要症状：咽喉干燥，或涩痛，或胀痛。

辨证要点：咽部刺痛，舌质暗红或夹瘀紫，苔黄，脉沉涩或正常。

可能伴随的症状：声音嘶哑，或喉核肿痛，或咽痛因吞咽加重，或咽部异物感，或吞咽不利，或口咽肿痛，或痰涎黏稠等。

【解读方药】 方中用桃仁破血化瘀，红花通经化瘀，当归补血活血，赤芍凉血散瘀，生地黄凉血益阴，玄参凉血利咽解毒，桔梗宣利咽喉，柴胡疏达气机，枳壳降泄气机，甘草清热益气和中。方药相互为用，以奏其效。

【配伍用药】 若瘀甚者，加大桃仁、红花用量，以活血化瘀；若郁甚者，加大柴胡、枳壳用量，以行气降逆；若血热甚者，加大生地黄、玄参用量，再加水牛角，以清热凉血；若咽痛甚者，加大桔梗用量，再加薄荷，以疏利止痛；若气虚者，加大甘草用量，再加人参，以补益中气等。

虚　　证

猪　肤　汤

（《伤寒杂病论》）

【导读】猪肤汤辨治扁桃体炎、咽炎、喉炎、咽喉白斑病、咽神经紧张综合征、咽喉肿瘤，针对病变证机是阴津不足、虚热内生、虚热肆虐、浸淫咽窍，病变证型是咽喉阴虚证，症状以咽喉涩痛或咽喉干燥、舌红少苔为主；猪肤汤治疗作用特点是滋补阴津，滋荣咽窍，缓急止痛。

【组成】　猪肤一斤（48g）

【用法】　上一味，以水一斗，煮取五升，去滓。加白蜜一升，白粉五合，熬香，和令相得，温分六服。

【功效】　滋阴润燥。

【适用病证】

主要症状：咽喉不利，咽痛或咽痒。

辨证要点：咽干口渴，舌红少苔，脉沉细或正常。

可能伴随的症状：咽部异物感，或咽肿，或痰少色黄，或痰夹血丝，或胸中痞满，或咽中肿胀等。

【解读方药】　方中用猪肤润肺滋肾，育阴润燥；白蜜滋阴清热，生津止渴；白粉（大米粉）益中气，补肾气，和津液。方药相互为用，以滋阴润燥，和利咽喉为主。

【配伍用药】　若阴虚甚者，加麦冬、玉竹，以滋补阴津；若热甚者，加牡丹皮、生地黄，以清热凉血；若咽痛者，加薄荷、牛蒡子、甘草，以清热缓急止痛；若痰夹血丝者，加生地黄、白茅根，以清热凉血止血；若咽痒者，加薄荷、射干、桔梗，以利咽止痒等。

【诊治案例】　慢性扁桃体炎、慢性胃炎

许某，男，32岁。有多年慢性扁桃体炎、慢性胃炎病史，近由病友介绍前来诊治。刻诊：咽喉不利，干涩热痛，咳嗽，胃脘隐痛，恶心呕吐，五心烦热，盗汗，口臭，口苦，舌红少苔，脉沉细。辨为阴虚夹湿热证，治当益阴生津，兼清热燥湿。给予猪肤汤、麦门冬汤、黄连粉方与桔梗汤合方：猪皮50g，蜂蜜20mL，麦冬170g，红参10g，粳米10g，大枣12枚，黄连10g，桔梗10g，生甘草 20。6 剂，以水 800~1 000mL，浸泡 30min，大火烧开，小火煎煮 40min，每次服用 150mL；第 2 次煎煮 15min；第 3 次煎煮若水少可酌情加水，煎煮 15min，每日 1 剂，分 3 次服。

二诊：咽中干涩热痛减轻，仍口臭、口苦，以前方变黄连为 15g，6 剂。

三诊：咽中干涩热痛较前又有减轻，口臭、口苦好转，大便略溏泻，以前方变麦冬为 120g，6 剂。

四诊：咽中干涩热痛及胃痛基本消除，口臭、口苦基本消除，以前方变黄连为 12g，6 剂。

五诊：诸症基本消除，又以前方治疗 30 剂，诸症悉除。随访 1 年，一切正常。

用方体会：根据咽喉干涩热痛辨为咽喉阴虚生热，再根据胃脘隐痛、五心烦热辨为胃阴虚，因口臭、口苦辨为湿热，又因咽痒、咳嗽辨为浊气上逆，以此辨为阴虚夹湿热证。方以猪肤汤益阴生津；以麦门冬汤滋阴生津，降逆利咽，燥湿化痰；以黄连粉方清热燥湿；以桔梗汤清利咽喉，缓急止痛。方药相互为用，以奏其效。

六君子汤

（《太平惠民和剂局方》）

【导读】 六君子汤辨治扁桃体炎、咽炎、喉炎、咽喉白斑病、咽神经紧张综合征、咽峡炎、咽部梅毒、咽喉肿瘤，针对病变证机是脾气虚弱、湿浊内生、气虚夹湿、壅滞咽窍，病变证型是气虚夹痰证，症状以咽喉不利、舌质淡、苔白腻、脉虚弱为主；六君子汤治疗作用特点是健脾益气，行气化痰，温养咽喉。

【组成】 人参去芦　白术　茯苓去皮　甘草炙，各三钱（各 10g）　陈皮　半夏各一钱（各 3g）

【用法】 将药研为细散状，每次服 6g，用水煎时加入大枣 2 枚，生姜 3 片，温服。

【功效】 健脾益气，理气化痰。

【适用病证】

主要症状：咽喉不利，或咽痒，咽中异物感。

辨证要点：倦怠乏力，口淡，舌质淡，苔白略腻，脉虚弱。

可能伴随的症状：咽部阻塞，或咽干不欲饮，或咳嗽痰白，或大便溏泻，或脘腹痞闷，或咽部异物感，或头昏痛，或口腻不爽，或形体消瘦等。

【解读方药】 方中用人参益气偏于大补，白术益气偏于燥湿，甘草益气偏于平补，茯苓偏于渗利，白术燥湿偏于健脾益气，陈皮燥湿偏于和胃化滞，半夏燥湿偏于醒脾降逆。方药相互为用，以健脾益气，理气降逆为主。

【配伍用药】 若气虚甚者，加大人参、白术用量，以健脾益气；若痰甚者，加大半夏、陈皮用量，以行气降逆；若咽喉不利甚者，加大半夏用量，再加桔梗，以利咽化痰；若咽痒甚者，加大半夏用量，再加薄荷、牛蒡子，以宣利咽喉；若脘腹胀满者，加大陈皮用量，再加砂仁、木香，以行气除胀等。

沙参麦冬汤

（《温病条辨》）

【导读】 沙参麦冬汤辨治扁桃体周围脓肿、急性会厌炎、会厌脓肿、咽后脓肿、咽旁脓肿、扁桃体炎、咽炎、喉炎、咽喉白斑病、咽神经紧张综合征、咽峡炎、咽部梅毒、咽喉肿瘤，针对病变证机是阴津亏损、虚热内生、损伤脉络、咽窍失荣，病变证型是阴虚夹热证，症状以咽喉不利，或一侧咽痛，或吞咽困难及加重，舌红少苔，脉沉弱为主；沙参麦冬汤治疗作用特点是滋补阴津，清透郁热，滋荣脉络。

【组成】 沙参三钱（9g）　玉竹二钱（6g）　生甘草一钱（3g）　冬桑叶　生扁豆　花粉各一钱五分（各5g）　麦冬三钱（9g）

【用法】 将上药粉碎为细粉，每次服用6g，每日分3次。

【功效】 益胃养肺，滋阴利咽。

【适用病证】

主要症状：咽喉不利，或咽痒，咽中异物感。

辨证要点：口渴，舌红少苔，脉沉弱。

可能伴随的症状：咽部干涩，或咽干不欲饮，或潮热，或大便干结，或脘腹胀闷，或咽部异物感，或头晕，或大便干结，或周身不适，或吞咽加重疼痛，或倦怠乏力等。

【解读方药】 方中用沙参益阴偏于滋养，麦冬益阴偏于清补，天花粉益阴偏于清泻，玉竹益阴偏于调中，冬桑叶辛凉清透郁热，甘草益气偏于生津，扁豆益气偏于化湿。方药相互为用，以益胃养肺，滋阴生津，润咽利喉为主。

【配伍用药】 若阴虚甚者，加大沙参、玉竹用量，以滋补阴津；若内热甚者，加大麦冬用量，再加牡丹皮、生地黄，以清热凉血；若咽喉不利甚者，加大桑叶、生甘草用量，再加桔梗，以清利咽喉；若咽痒甚者，加大桑叶用量，再加桔梗、牛蒡子，以宣利止痒；若大便干结者，加大沙参用量，再加麻仁、大黄，以泻热润燥等。

养　金　汤

(《杂病源流犀烛》)

【导读】养金汤辨治扁桃体炎、咽炎、喉炎、咽喉白斑病、咽神经紧张综合征、咽峡炎、咽部梅毒、咽喉肿瘤，针对病变证机是阴虚生热、热迫血脉、灼损脉络、咽窍失荣，病变证型是阴虚血热郁窍证，症状以咽喉不利、舌红少苔、脉沉弱为主；沙参麦冬汤治疗作用特点是滋补阴津，清透郁热，滋荣脉络。

【组成】　生地黄（24g）　阿胶（10g）　杏仁（10g）　知母（15g）　沙参（24g）　麦冬（24g）　桑白皮（30g）　白蜜（10mL）

【用法】　水煎温服。

【功效】　清热益阴，泻肺利咽。

【适用病证】

主要症状：咽喉干燥，灼热疼痛。

辨证要点：口渴，舌红少苔，脉细或细数。

可能伴随的症状：声嘶声哑，或咽部干涩，或痰中带血，或盗汗，或潮热，或大便干结，或脘腹胀闷，或唇红颧赤，或头晕等。

【解读方药】　方中用生地黄清热凉血滋阴，沙参益阴利咽，麦冬清热育阴养咽，阿胶补血化阴，知母清泻郁热，桑白皮清泻郁热，杏仁肃降利咽，白蜜养阴育咽。方药相互为用，以清热益阴，泻肺利咽为主。

【配伍用药】　若阴虚甚者，加大沙参、麦冬用量，以滋补阴津；若血热甚者，加大生地黄用量，再加牡丹皮、玄参，以清热凉血；若咽喉不利甚者，加桔梗、生甘草，以清利咽喉；若咽痒甚者，加大桑白皮用量，再加桔梗、牛蒡子，以宣利止痒；若盗汗者，加五味子、牡蛎，以敛阴止汗等。

补　肺　汤

(《永类钤方》)

【导读】补肺汤辨治嗓音功能障碍、扁桃体炎、咽炎、喉炎、咽喉白斑病、咽神经紧张综合征、咽峡炎、咽部梅毒、咽喉肿瘤，针对病变证机是气虚不固、血虚不养、郁热内生、脉络失荣、咽窍失和，病变证型是气血虚夹热证，症状以咽喉不利、声音嘶哑、脉沉弱为主；补肺汤治疗作用特点是补益肺咽，化生气血，清泻郁热。

【组成】桑白皮　熟地黄各二两(各60g)人参　紫菀　黄芪　五味子各一两(各30g)

【用法】　水煎服，每日分3次服。

【功效】　补益肺咽，清泻郁热。

【适用病证】

主要症状：咽喉不利，声音嘶哑。

辨证要点：口渴，舌质淡红，苔薄，脉沉弱。

可能伴随的症状：咽喉作痒，或音调低微，或自汗，或大便不畅，或脘腹胀闷等。

【解读方药】　方中用人参益气和咽，黄芪益气固卫，熟地黄化生阴血，五味子敛阴益气，桑白皮清泻郁热，紫菀降利咽喉。方药相互为用，以补益肺咽、清泻郁热为主。

【配伍用药】　若气虚甚者，加大人参、黄芪用量，再加白术，以健脾益气；若血虚甚者，加大熟地黄用量，再加当归、阿胶，以补血养血；若咽喉不利甚者，加桔梗、牛蒡子，以宣利咽喉；若郁热甚者，加大桑白皮用量，再加贝母，以清热利咽；若自汗者，加五味子、牡蛎，以收敛止汗等。